URGERY

现代外科健康教育丛书

现代外科健康教育

——急诊外科分册

主　审　张进祥　郑　海

主　编　汤运红　李素云

副主编　向　莉　吴改平

编　者　(以姓氏笔画为序)

王慧文　左晓艳　乐革芬　向　莉

汤运红　许晶晶　孙艳玲　李　明

李素云　杨俊玲　吴　丹　吴改平

张　琴　张慧芳　陈　婷　陈慧芬

周文娟　柯雨停　贺巧玲　袁　敏

唐　艳　彭秀琴　谭翠莲　黎雪燕

中国·武汉

内 容 简 介

本书是“现代外科健康教育丛书”之一。

本书内容包括总论、急诊创伤篇、外科急性腹痛篇三大部分，全面介绍了外科急危重症患者的诊断、治疗、护理以及新技术的运用，重点介绍了急危重症患者的急救与护理。

本书不仅可供患者及其家属参考使用，也可供临床护理工作者及教师使用。

图书在版编目(CIP)数据

现代外科健康教育.急诊外科分册/汤运红，李素云主编.—武汉 ：华中科技大学出版社，2017.11

ISBN 978-7-5680-2204-0

Ⅰ.①现… Ⅱ.①汤… ②李… Ⅲ.①外科学 ②急救-外科学 Ⅳ.①R6

中国版本图书馆 CIP 数据核字(2016)第 220107 号

现代外科健康教育——急诊外科分册　　汤运红　李素云　主编

Xiandai Waike Jiankang Jiaoyu——Jizhen Waike Fence

策划编辑：居　颖　车　巍　　　封面设计：原色设计

责任编辑：熊　彦　　　责任校对：张会军

责任监印：周治超

出版发行：华中科技大学出版社(中国·武汉)　　电　话：(027)81321913

武汉市东湖新技术开发区华工科技园　　邮　编：430223

录　排：华中科技大学惠友文印中心

印　刷：武汉华工鑫宏印务有限公司

开　本：880mm×1230mm　1/32

印　张：12.375

字　数：354 千字

版　次：2017 年 11 月第 1 版第 1 次印刷

定　价：46.00 元

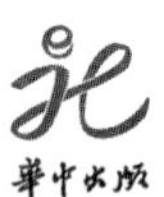

现代外科健康教育丛书

编　委　会

总主编　喻姣花　李素云

编委会成员（以姓氏笔画为序）

王培红　王曾妍　左晓艳　田　敏　史雯嘉

付　诗　乐革芬　刘志荣　刘彦林　汤运红

许妮娜　李素云　李燕君　杨荆艳　杨晓霞

张　琳　陈慧芬　周文娟　周慧敏　娄湘红

徐　芬　徐丽芬　高兴莲　喻姣花　程　芳

程湘玮　谢　芬　褚　婕　谭翠莲　熊丹莉

网络增值服务
使用说明

1. PC 端读者操作步骤

(1) 登录

a. 登录网址 http://yixue.hustp.com/index.php，完成注册后点击“登录”。输入账号、密码后，提示登录成功。

b. 完善个人信息，将个人信息补充完整后，点击保存即可。

(2) 查看图片

点击“课程”，选择相应图书，即可看到书内图片。

2. 手机端读者操作步骤

(1) 用手机扫描二维码，按提示登录；新用户先注册，然后再登录。

(2) 登录之后，按页面要求完善个人信息。

(3) 验证成功后，即可看到该二维码所对应的图片。

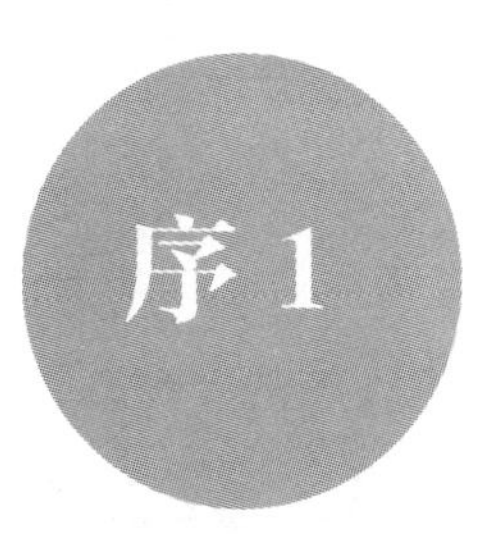

序 1

护理是诊断和处理人类对现存的或潜在的健康问题的反应。现代护理学赋予护士的根本任务是“帮助患者恢复健康，并帮助健康人提高健康水平”。根据这一任务，护理活动可以分为两大类：一类是临床护理活动，即帮助患者维持生命、减轻痛苦和促进健康的恢复；另一类则是健康教育和健康促进活动，即帮助患者获得与健康相关的知识，预防疾病发生，提高自我保健能力和建立健康相关行为。

外科手术作为一种压力源，会造成患者的心理应激，对患者的康复不利。不同专科手术护理的健康教育满足了人们对健康的关注和需要，充分体现了护理专业在人类健康领域中的重要性。开展专科护理健康教育，有助于住院手术患者及家属配合手术，可增强手术患者的适应能力，促进手术顺利实施，提高手术疗效，促进患者康复，具有深远的社会意义。

“现代外科健康教育丛书”由长期工作在外科护理工作一线的护理专家，结合多年实践经验，总结、归纳外科临床护理工作中的常见问题，并根据当前外科护理学发展的要求编撰而成。本套丛书根据外科手术科室的具体专科特点，系统地介绍了专科手术护理等健康教育工作的内容，围绕患者最担心、最关心、最需要解决的问题展开，重点介绍术前健康教育、术后健康教育和出院健康指导等内容，对住院手术患者和家属进行有

目的、有计划、有效果的健康教育，促进患者快速康复，提高患者生活质量。

值此华中科技大学同济医学院附属协和医院建院150周年之际，我谨将本套丛书推荐给广大患者！

中华医学会外科学分会常委

中华医学会外科学分会实验外科学组组长

中华医学会湖北省腔镜外科学会主任委员

中华医学会武汉市普通外科学会主任委员

华中科技大学同济医学院附属协和医院院长

华中科技大学同济医学院第一临床学院院长

医学博士　教授　主任医师　博士生导师

2016年10月26日

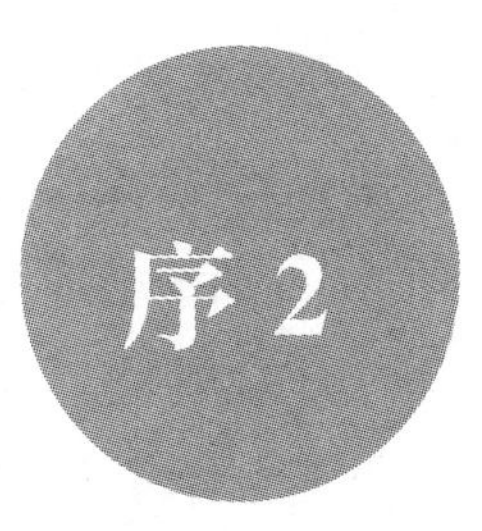

当您感觉不适去医院看病时，您会不会抱怨：看病难，与医生沟通时间太短，听不懂医生说的医学名词。您会不会疑惑：我该挂哪个科？我需要做哪些检查？我必须做手术吗？……阅读“现代外科健康教育丛书”可以帮助您解答以上问题。本套丛书使用通俗易懂的语言，采用问答的形式及清晰直观的图片，帮助您熟悉自己的身体部位、结构和功能，了解外科疾病的相关基本知识，获得必要的健康常识。

21 世纪是人类社会迈向健康文明时代的世纪，人类发展关注的是尽量避免不良的健康状况和死亡，健康促进和健康教育已经成为 21 世纪的主旋律。在我国近年来的护理工作改革中，最引人注目的转变之一就是越来越多的医院在实施责任制整体护理的过程中，开展了对患者及其家属的健康促进和健康教育工作。

“现代外科健康教育丛书”体现了国家护理工作改革的最新趋势，以及国内、外护理健康教育的先进理念，参加编写的人员均为国内三级甲等医院护理部的资深护理专家和长期从事临床专科护理工作的一线护理人员。

“现代外科健康教育丛书”配合国家护理工作改革目标，深入、持久地开展护理健康教育，对社会、医院及患者都将产生积极的影响，具有深远的社会意义。本套丛书共分为17个分册，根据专科特色，翔实地介绍了外科门诊就诊患者及住院患者亟须解决的问题。本套丛书系统性地告诉您什么时候应该去医院就诊、应该做哪些检查、怎样与医生积极配合等，更重要的是还会教您如何休息、如何合理膳食、如何适度运动，就像是一位陪伴在您身边的专业、细致的贴心“保健师”。无论您是健康者，还是外科疾病患者或是患者家属，都能从这套丛书中得到实用且通俗易懂的医学护理知识。

国家卫生标准委员会医院感染控制标准专业委员会委员兼秘书长

原卫生部护理中心主任

中国护理管理杂志社副社长　编辑部主任

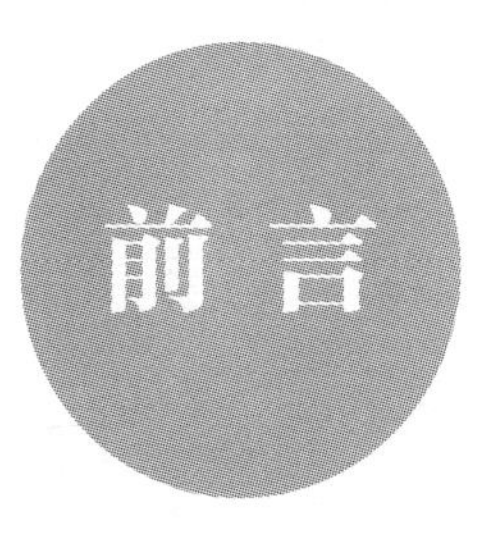

前言

随着医学的快速发展，护理知识与技能不断优化更新，人们对护理质量的要求和对健康的需求越来越高。特别在急危重症这一领域，对护士有更高的要求，护士不仅需要熟悉各种急危重症的病理生理变化，还需要掌握急救护理知识，才能准确判断，对急危重症患者实施及时、有效的救治与护理。结合外科急危重症的特点，作者参考国内外急危重症医学与护理研究成果，巧妙地将复杂、枯燥的知识点和难点以知识问答的形式呈现出来，具有新颖性和可读性，同时在介绍急救与护理方面力求全面、精练、科学、适用。相信本书对广大临床护理工作者、教师和学生以及患者具有一定的指导性和借鉴性。

全书共分为三大部分，全面介绍了外科急危重症患者的诊断、治疗、护理以及新技术的运用，重点介绍了急危重症患者的急救与护理。其中第一部分总论部分介绍了急诊分诊、心搏骤停与心肺复苏、外科休克、外科感染、创伤、外科急腹症、消化道大出血、急诊外科特殊检查和急诊患者心理护理，第二部分急诊创伤篇介绍了全身不同部位损伤患者的健康指导，第三部分外科急性腹痛篇介绍了常见外科急腹症患者的健康指导。

本书在编写过程中紧跟护理学科前沿，力求普及急诊外科护理知识，提高护理人员健康教育水平。但由于编者水平有限，书中难免有疏漏和不足之处，恳请广大读者批评指正。

编者

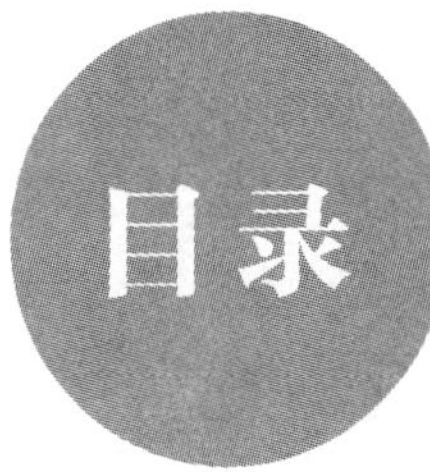

第一部分　总论

第二部分　急诊创伤篇

第三部分　外科急性腹痛篇

第一部分

总　论

第一章 急诊分诊

1 急诊科的工作内容及涉及的相关学科有哪些?

1）初步急救　即院前现场急救,由急救中心完成。如何加强急诊科与急救中心之间的联系,使危重患者能够得到更及时的救治,也是目前急诊科的一项重要任务。

2）复苏学　针对呼吸、心跳骤停患者的救治。

3）危重症医学　急诊科始终处于救治危重患者的最前线。

4）创伤学　尤其是多发伤患者,应力争尽早在现场或急诊室进行有效处理。

5）急性中毒　均需快速抢救,有时可因群体中毒而有大量患者。

6）儿科急诊　儿科急诊和危重症有其自身的特点,且变化快,应予特别关注。

7）灾难医学　地震、洪水、台风、泥石流等自然灾难和一些人为灾难,一旦发生会造成极大的危害。需要做到居安思危,有备无患。

8）急诊医疗服务体系　即及时对急、危、重症患者采取医疗措施,进行现场初步急救,然后将其安全护送到就近的医院急诊室做进一步诊治,少数危重患者需立即手术、送入监护病房或专科病室。这就需要有一个完善的急诊医疗服务体系。

2 急诊科收治哪些类型的患者?

急诊科通常把急诊患者按照病情轻重等级进行分类,常用的有四分法和五分法。

1）四分法　在分诊时将患者由重到轻分成 4 个等级。

(1) 一级(急危症)　①患者情况:生命体征不稳定,需要立即急救。如果得不到紧急救治，很快会有生命危险。如呼吸、心跳骤停和窒息、休克、剧烈胸痛、持续严重心律失常、高血压危象、严重呼吸困难、重度创伤、大出血、急性中毒及老年复合伤、严重变态反应等。②决定：进入绿色通道和复苏抢救室进行急救。③目标反应时间：即刻。每个患者都应在目标反应时间内得到治疗。

(2) 二级(急重症) ①患者情况：病情较重，有潜在危及生命的可能，病情有可能急剧变化。如心、脑血管意外，严重骨折、突发剧烈头痛、严重急腹症、哮喘、开放性创伤、高热等。②决定：安排于各专科诊室优先就诊。③目标反应时间：少于 15 min，即在 15 min 内给予处理，能在目标反应时间内处理 95%患者。

(3) 三级(急症) ①患者情况：生命体征相对稳定，急性症状持续不能缓解的患者。如寒战、高热、呕吐、轻度外伤、轻度腹痛、闭合性骨折、阴道出血但生命体征平稳的非怀孕者等。②决定：各诊室候诊。③目标反应时间：少于 30 min。能在目标反应时间内处理 90%患者。

(4) 四级(非急症) ①患者情况：病情轻、无生命危险、慢性疾病无急性发作的患者，如感冒、低热、咽喉痛、小面积烧伤感染、轻度变态反应等。②决定：可在急诊科候诊或去门诊候诊。③目标反应时间：少于 180 min。能在目标反应时间内处理 90%患者。

2) 五分法 根据急诊患者病情的轻重缓急分为五大类。

(1) 急需心肺复苏或生命垂危患者(fatal patient)要刻不容缓地立即抢救。

(2) 有致命危险的危重患者(critical patient)应在 5～10 min 内接受病情评估和急救措施。

(3) 暂无生命危险的急症患者(acute patient)应在 30 min 内给予急诊处理。

(4) 普通急诊患者(emergency patient)可在 30 min 到 1 h 内给予急诊处理。

(5) 非急诊患者(non-emergency patient)可根据当时急诊抢救情况，适当延时给予诊治。

3 急诊科工作区域内设置的科室有哪些?

1) 急诊室 作为医院的应急救治场所，应是独立区域，急诊科应有单独的办公楼，与其他科室入口不重叠，直接临街，急救车可直接到达急诊科入口。

2）预检分诊台和挂号处　进入大门后是分诊台和登记挂号处，普通急诊患者在分诊台经过初步分诊后到挂号处进行登记、挂号、缴费和办理急诊住院等手续。如患者病情较重，或由救护车送来，可先入重症病区及抢救室，然后由护士补充完成分诊和挂号。

3）通道　急诊科应有多条通道与各相关主大楼相通，方便转运患者。

4）布局　急诊所有诊室都应设在一个平面，急诊科内设有临床检验科及放射科。抢救室应备有床边 X 线机，无须搬动患者就可直接拍 X 线片。

5）抢救室与急诊重症监护室　抢救室应尽量设在靠近急诊科入口处，以尽量节省运送危重患者的时间。重症病区与抢救室之间应设有快捷运送通道，以便安全快速转运危重患者。抢救室内护士台应设在显眼处，患者均在医护人员的视野内，患者病情如有变化，可随时进行处理。

6）普通急诊区　普通急诊区与重症病区及抢救室是分开的，综合医院通常设有内科、外科、妇科、儿科、眼科、耳鼻喉科、口腔科、皮肤科等专科诊室，并配备有清创室、骨科石膏室和急诊手术室。

7）急诊留观室　急诊留观室的留观患者通常是病情未达到住院指征而病情需动态观察者。留观室可与抢救室在不同的楼层，但仍应方便转运。留观患者应生命体征相对稳定，且留观时间不应超过 72 h。

8）急诊病区　拥有独立的急诊病区，对急诊科的专科建设及急诊专科医护人员的自身发展也是极为有益的。

4 什么是急诊绿色通道？

急诊绿色通道是指医院为急危重症患者提供的高效、快捷的服务系统，包括在分诊、接诊、检查、治疗、手术及住院等环节上，实施“先抢救，后付费”的快速、有序、安全、有效的急救服务。

5 急诊绿色通道应该为哪些患者开通？

急诊绿色通道的救治范围包括各种急危重症需紧急处理的患

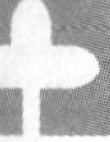

者，包括但不限于以下急诊患者。

（1）需要进入急诊绿色通道的患者是指在短时间内发病，所患疾病可能在短时间内（小于 6 h）危及生命。这些疾病包括但不限于休克、昏迷、心搏骤停、严重心律失常、急性严重脏器功能衰竭的生命垂危者。

（2）各种危重症需立即抢救的“三无”人员（无姓名、无家属、无经费）。

（3）批量患者，如外伤、中毒等。

（4）受托外国人，即通过正常渠道进入我国境内的外籍人员。

6 急诊绿色通道是如何实施的？

急诊绿色通道的就诊流程如下。

（1）绿卡由当班主治医生根据患者病情决定是否使用。使用绿卡前，需向总值班或医务处详细说明并备案，并和当班护士共同在绿卡上双签名，详细登记患者家属、警察或陪同人员联系方式后方可使用。

（2）开启急诊绿色通道后，急诊科护士在抢救、治疗、用药、检查等方面应实行“先抢救，后付费”的原则，保证急诊患者得到及时救治。

（3）进入急诊绿色通道后的患者，急诊科工作人员必须予以全程护送。

（4）急诊医生必须及时到位，采取抢救措施，并有权通知 ICU、手术室及病房做好接收准备。

（5）收费处、药房、放射科、检验科等科室收到附有绿卡相关住院通知单、处方单、会诊单、检查单等，必须优先从速处理，不得延误。

（6）绿卡使用后，当班医生及护士应详细交接，尽快联系患者家属，特殊情况由相关部门共同解决。

7 急诊患者在急诊科应该如何就诊？

（1）患者到达急诊科后，由分诊护士接收患者。

（2）分诊护士为患者测量生命体征，并按照急诊分级标准将患者进行分级：①将一级、二级患者立刻送入抢救室按照急救原则予以处理。②三级、四级患者转至候诊区，等候分诊人员安排就诊。

(3) 急诊医生根据主诉、病史及体格检查对患者加以诊治。

(4) 根据诊察结果，进行实验室检查、医学影像学检查和治疗。

(5) 根据初步诊疗结果，决定患者去向（住院、留观、手术、准许出院等）（图 1-1）。

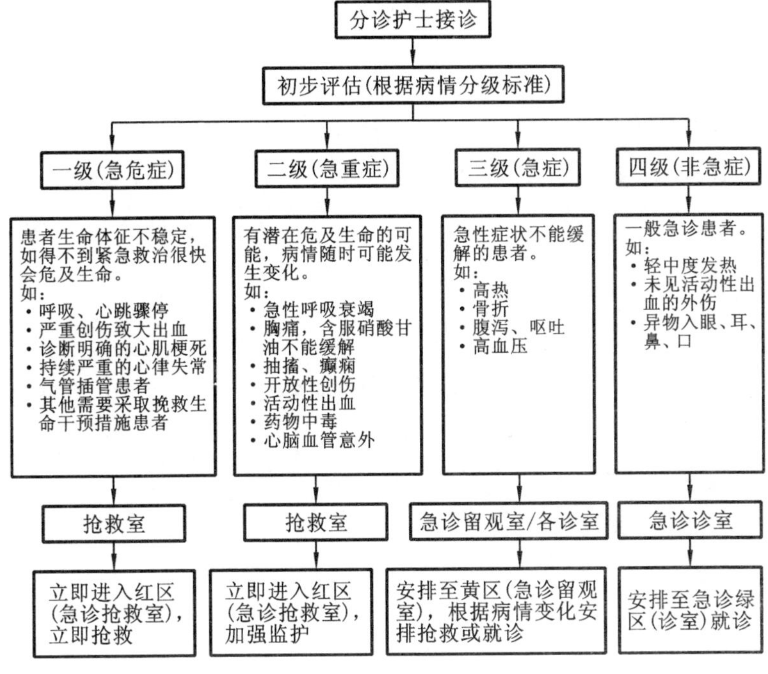

图 1-1 急诊就诊流程

8 急诊科分诊护士是如何为急诊患者分诊的？

1) 概念 急诊分诊是根据患者的主诉、主要症状和体征进行初步判断，分清疾病的轻、重、缓、急及隶属专科，及时安排救治程序及指导专科就诊，使急诊患者尽快得到诊治。即评估病情、分出疾病的类别（级别）和明确疾病专科。

2) 原则 根据病情轻、重、缓、急合理安排患者就诊，一级急诊患者优先，对需抢救的危重患者开放急诊绿色通道，并立即通知有关医生进行急救处理，病情稳定后再行挂号、付费。

3）分诊程序

（1）接诊患者到达急诊科后，护士应立即查看病情，提供轮椅或推床，根据患者病情的轻、重、缓、急安排到不同的就诊区域，行进一步处理。对救护车送来的患者或其他严重疾病的患者，分诊护士应主动到急诊大门口迎接。在就诊过程中护士要做到主动迅速，忙而不乱，对病重紧急的患者及时通知相关医生和护士参与抢救，对候诊的患者做好耐心解释工作，并在候诊过程中密切观察病情变化。

（2）病情评估要求突出重点、紧急评估和快速分类。分诊护士应询问患者或陪伴者，并运用护理体格检查方法（望、触、叩、听、嗅），尽可能多收集有关病情资料，并注意不可忽视的潜在危险因素。体格检查时注意“三清”，即听清患者或陪伴者的主诉；问清与发病或创伤有关的细节；看清与主诉相符合的症状及体征。

（3）分诊经过必要的护理评估，初步判断疾病的类别和病情的轻、重、缓、急，并采取相应的救治程序或转至相应的专科就诊，发现传染病患者应立即隔离或转到传染病专科医院。

9 急诊科批量伤员应急预案是怎样进行的？

具体见图 1-2。

10 急诊患者经过救治后分流到何处？

具体见图 1-3。

11 急诊患者安全转运的规范有哪些？

急诊患者院内转运包括手术室、住院部和各种特殊诊断检查室。在转运过程中，应当遵循下列转运规范。

（1）以安全到达为最高原则。

（2）接收患者的诊疗科室必须具有急救设备和药品，医护人员必须有急救培训经历。

（3）转运与接收科室之间必须提前联系，双方科室做好准备工作。

（4）转运人员应接受过基础生命支持（BLS）相关的急救培训。

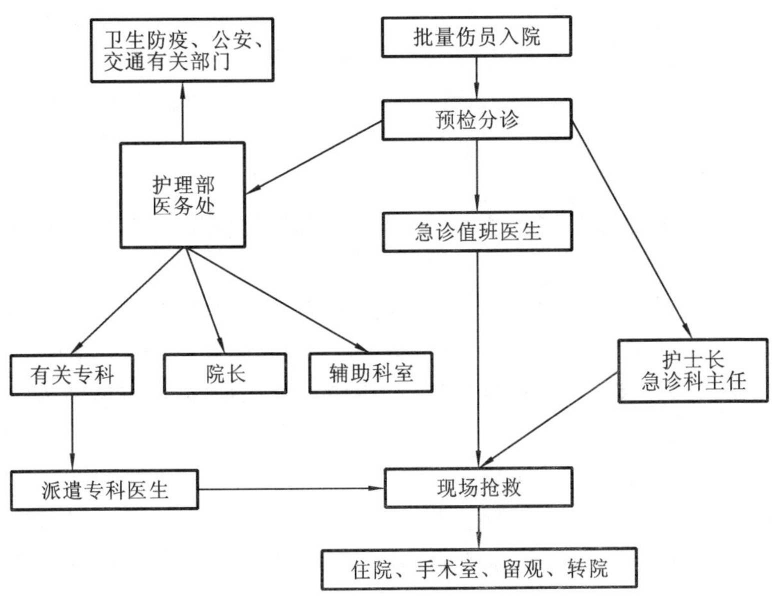

图 1-2　批量伤员应急预案

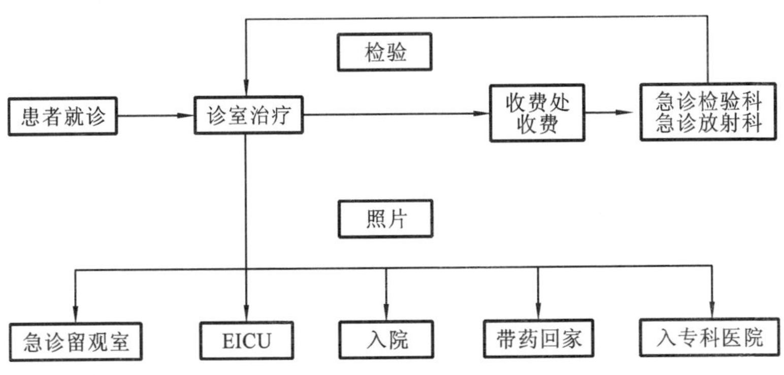

图 1-3　急诊患者的分流

12 急诊患者院内转运的流程是什么?

（1）确认患者转运到达的接收科室的具体位置、转运路线和护送医护人员。还包括电梯的提前准备，物业人员的协助，转运人员的确认，急诊护理人员、急诊医生或是专门的急诊患者转运人员。

（2）转运前评估患者病情：包括意识、生命体征、呼吸道管理、输液管理等。

（3）评估患者转运过程中可能使用的医疗仪器与设备，并确认其功能状态。详细填写转运交接本和交接单。

（4）在转运途中，转运人员应随时注意下列情况：患者是否有病情变化，如意识、活动度、肤色等；静脉点滴情况；管道是否通畅；携带的医疗仪器运作情况；氧气的供应是否充足；防止患者意外损伤，如跌倒、坠床等。

（5）与接收科室交接内容包括转运目的、患者的生命体征、目前的治疗措施、在急诊科使用的特殊药物、需要密切监测和持续观察的病情，患者医疗记录资料，包括病历、X 线片、CT 片、ECG 报告、检验报告等。

（6）急诊科和接收科室双方人员对交接内容双签字进行确认后，转运人员方可携带转运相关物品返回急诊科。

（向莉　贺巧玲）

第二章 心搏骤停与心肺复苏

1 什么是心搏骤停?

心搏骤停(cardiac arrest,CA)是指患者在心脏相对正常或无全身性严重致命性疾病的情况下,在未能估计到的时间内,心搏突然停止,导致有效的射血功能和有效循环突然停止的一种状态。心搏骤停是临床上最严重的急症,意味着"临床死亡"的开始。

2 心搏骤停的原因是什么?

1)心源性原因　冠状动脉粥样硬化性心脏病是最主要原因,其次是各种心肌病,严重缓慢性心律失常、主动脉疾病等。

2)非心源性原因　各种原因所致呼吸停止,严重电解质紊乱与酸碱平衡失调,药物中毒或过敏,严重创伤、电击伤、麻醉和手术意外及其他原因。

3 心搏骤停的类型有哪几种?

1)心室颤动(ventricular fibrillation,VF),最常见。

2)无脉性室性心动过速(pulseless ventricular tachycardia,PVT)。

3)心室停搏(ventricular asystole)。

4)无脉性电活动(pulseless electrical activity,PEA)

4 如何识别心室颤动的心电波?

心室颤动心电图表现为QRS波群完全消失,代之以大小不等、形态各异、极不均匀的颤动波,频率可达200～400次/分,是极严重的心律失常。若颤动波波幅高、快(图2-1),较容易复律;反之颤动波波幅低、慢(图2-2),复律可能性小。

5 心搏骤停的临床表现是怎样的?

(1)意识突然丧失,可伴有短暂抽搐和大小便失禁。

(2)大动脉(颈动脉)搏动消失。

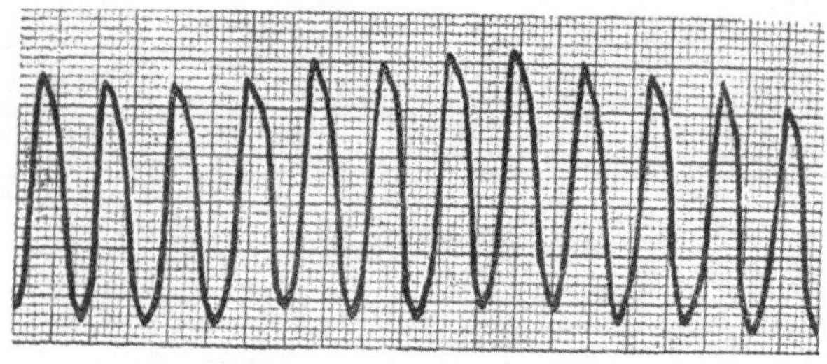

图 2-1 心室颤动(粗颤)

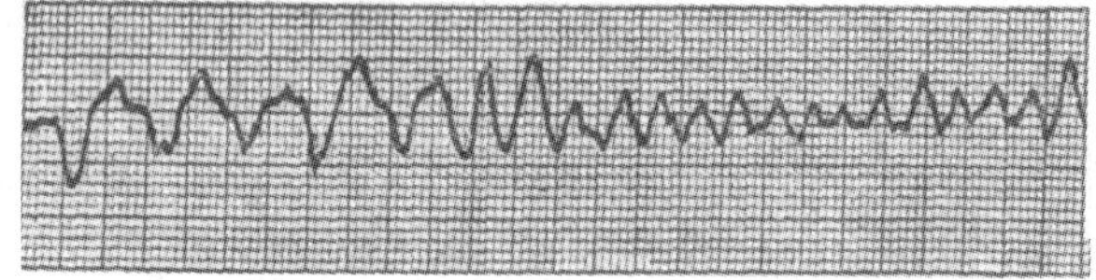

图 2-2 心室颤动(细颤)

(3) 心音消失,血压测不到。

(4) 呼吸停止或先叹气样(或抽气样)呼吸,随之呼吸停止。

(5) 双侧瞳孔散大。

(6) 面色苍白或发绀。

6 什么是心肺复苏?

心肺复苏,简称 CPR(cardiopulmonary resuscitation),是针对心跳呼吸停止所采取的抢救措施,即应用胸外按压形式暂时以人工循环并恢复心脏自主搏动和血液循环,用人工通气代替自主呼吸并恢复自主呼吸,达到促进苏醒和挽救生命的目的。

7 心肺复苏的机制是什么?

1)"心泵机制" 在胸外按压时,心脏在胸骨和脊柱之间被挤压,使左、右心室受压而泵出血液,放松后心室舒张,血液回流到心脏。但近年临床观察发现人工循环的动力不单是心泵机制,主要还是来自胸腔内压增减的变化。

2)"胸泵机制" 心搏骤停患者的胸廓仍具有一定的弹性,胸骨和肋骨交界处可因按压下陷。因此,当按压胸部时,由于胸腔内压力的普遍增加,导致胸膜腔内压(胸内压)＞颈动脉压＞头动脉压＞颈静脉压。而正是这个压力差使血液流向颈动脉,流向头部,最后又回流到颈静脉。不论是“心泵机制”还是“胸泵机制”，均可建立有效的人工循环。

8 什么是成人生命链，生命链的内容是什么？

根据《国际CPR和ECC指南》，成人生命链是指对突然发生心搏骤停的成年患者通过遵循一系列有序的步骤所采取的规范有效的救护措施，将这些抢救序列以环链形式连接起来，就构成一个挽救生命的“生命链”。生命链包括：早期呼救，早期心肺复苏，早期除颤，早期有效高级生命支持和综合的心搏骤停后治疗。

9 2017版心肺复苏术操作流程是如何进行的？

(1) 在确定现场环境安全后，一手扶患者颈部，一手轻拍患者肩部，并大声呼叫，确认患者意识丧失，同时判断患者没有呼吸或不能正常呼吸(仅仅是喘息)，立即计时、呼救、准备除颤仪和急救车。

(2) 摆正患者肢体，去枕，判断患者是否卧于硬板床，放平床头、床尾，暴露胸部，松裤带。

(3) 判断颈动脉搏动，计时小于10 s(方法：右手食指和中指并拢，沿患者的气管纵向滑行至喉结处，在喉结旁开2～3 cm处停顿，触摸搏动处)。

(4) 立即行胸外按压30次。

按压部位：胸骨下端，胸廓正中，两乳头连线的中点。

按压方法：两手重叠，以手掌根与胸廓接触，肘关节垂直，利用身体重力垂直下压，使胸廓下陷大于5 cm，不超过6 cm，频率大于100次/分，按压与放松次数比例为1∶1。

(5) 开放气道方法：仰头抬颏法。

(6) 用简易呼吸器面罩通气(给氧流量为10 L/min)或口对口人工呼吸2次，同时观察胸廓有无起伏。

(7) 人工呼吸和胸外按压配合，按压比例为2∶30 。

(8) 除颤仪送达时，立即用除颤仪示波，如为室颤或无脉性室速立即除颤，除颤后立即胸外按压。

(9) 5个循环后，再次判断患者颈动脉搏动情况，并交换职责。

(10) 抢救成功。判断标准为患者颈动脉搏动恢复，继续评估患者的血压、神志、呼吸情况，保持稳定的呼吸、循环。

(11) 安置患者。摆复苏体位，整理床单位，安慰患者，继续高级生命支持。

(12) 洗手，记录。

10 触摸颈动脉搏动时，如何进行颈动脉定位？

右手的中指和食指并拢，触摸气管正中，男性可先触及喉结，然后向一侧滑动 2～3 cm，至胸锁乳突肌内侧缘凹陷处，告之无搏动(按 1001、1002、1003、1004、1005 的顺序数下去，判断 5～10 s)(图 2-3)。

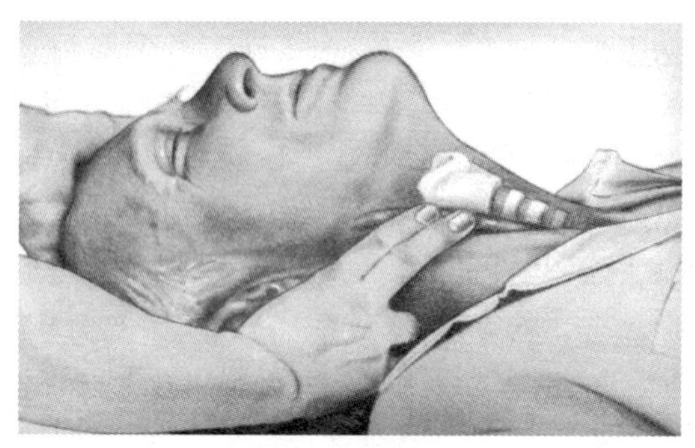

图 2-3　触摸颈动脉手法

11 胸外心脏按压如何定位？

(1) 两乳头连线的中点(图 2-4)。

(2) 剑突上两横指：沿肋缘触摸到剑突，剑突上两横指即为按压部位(图 2-5)。

12 胸外心脏按压的要点是什么？

1) 手法　一只手掌根部放于按压部位，另一只手平行重叠于该手手背上，手指并拢、翘起，只以手掌根部接触按压部位(图 2-6、图 2-7)，按压时上半身前倾，腕、肘、肩关节伸直，以髋关节为轴，垂直向下用力，借助上半身的体重和肩臂部肌肉的力量进行按压，双臂位于患者胸骨的正上方。

2) 力度　使胸廓下陷至少 5 cm，不超过 6 cm。

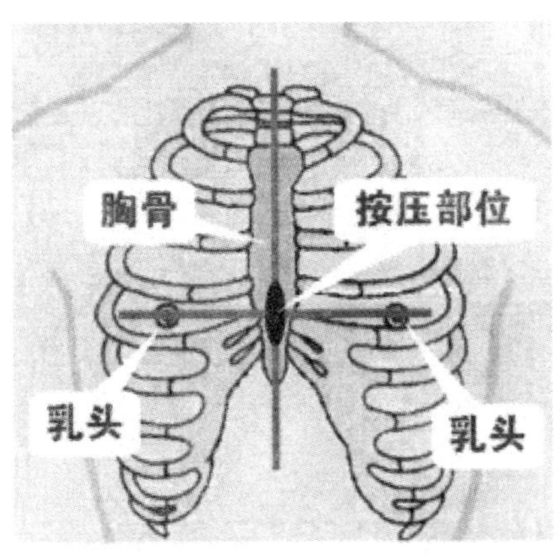

图 2-4　胸外心脏按压定位法

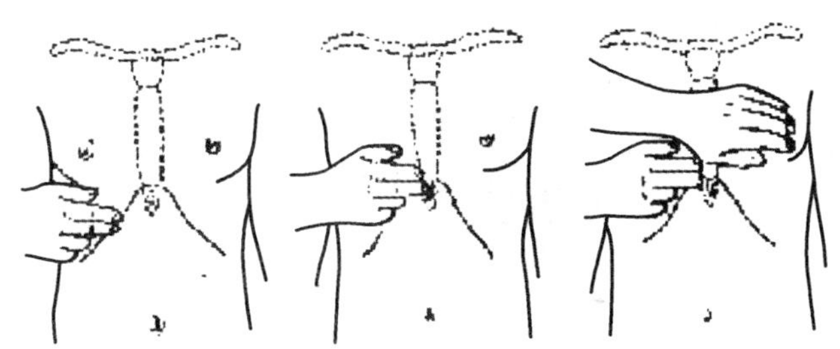

图 2-5　胸外心脏按压手摆放的位置

3）频率　频率高于 100 次/分，低于 120 次/分，频率要均衡，切忌忽快忽慢。

4）要领　保证胸廓充分回弹；胸廓回弹时，手掌根部不能离开按压部位；按压间隙施救者身体不可倚靠患者胸部（图 2-8）；减少按压中断次数，按压中断时间不应超过 10 s。

13 开放气道的方法有哪些?

1）仰头抬颏法　将一只手小鱼际置于患者前额部，用力使头部后仰，另一只手置于下颌骨骨性部位向上抬颏（图 2-9）。使下颌尖、耳垂连线与地面垂直。

2）托颌法　将肘部支撑在患者所处的平面上，双手放置在患者头部两侧并握紧下颌角，同时用力向上托起下颌。如果需要进行

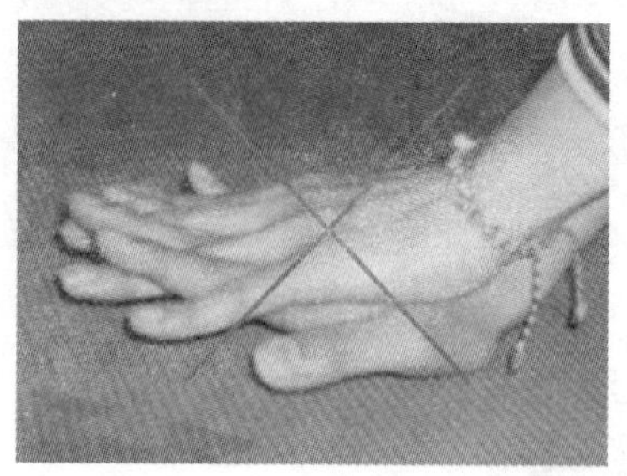

图 2-6　胸外心脏按压错误手法

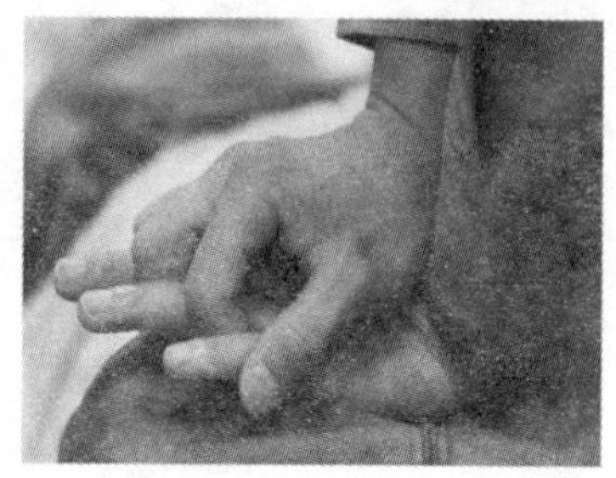

图 2-7　胸外心脏按压正确手法

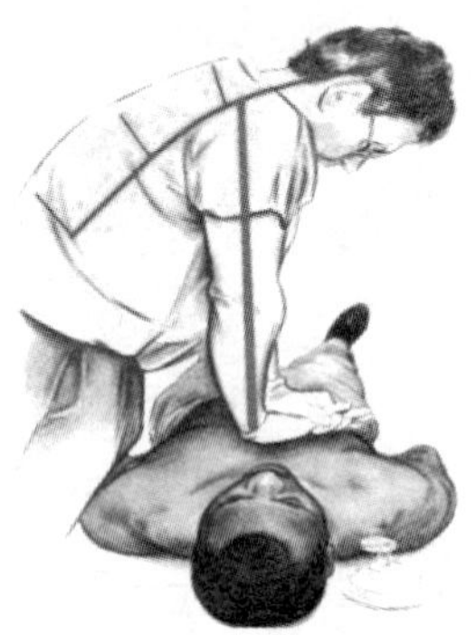

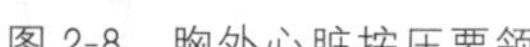

图 2-8　胸外心脏按压要领

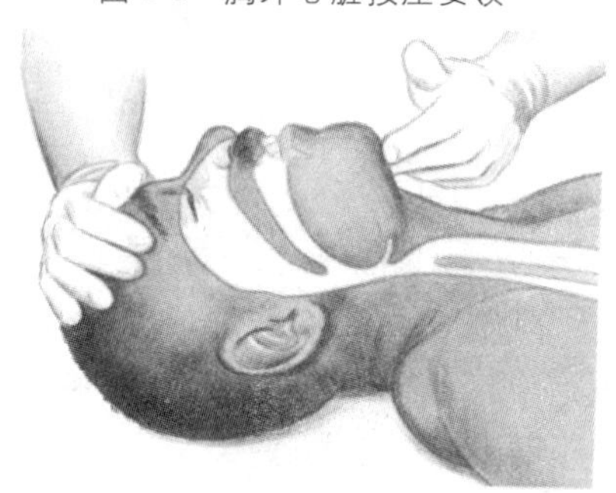

图 2-9　仰头抬颏法开放气道

人工呼吸，则将下颌持续上托，用拇指把口唇分开（图 2-10），用面颊贴紧患者的鼻孔进行口对口人工呼吸。托颌法因其难以掌握和实施，常常不能有效开放气道，还可能导致脊髓损伤，因而不建议基础救助者采用。

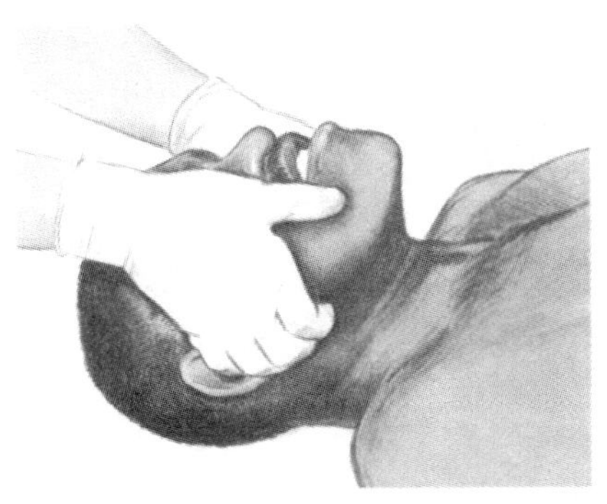

图 2-10 托颌法开放气道

14 如何实施口对口人工呼吸?

开放气道后,捏住患者鼻子,施救者正常吸气后,用自己的嘴巴包住患者口部(图 2-11),缓慢吹气(1 s 以上),使患者胸廓明显抬起,8～10 次/分,然后松口、松鼻,使患者气体呼出、胸廓回落。

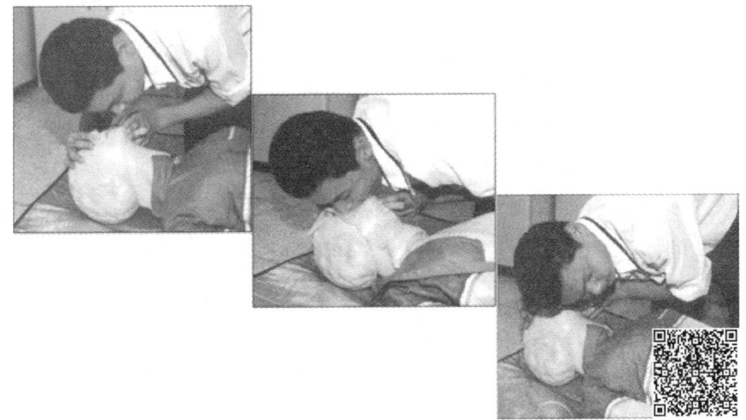

图 2-11 口对口人工呼吸

15 使用呼吸气囊行人工通气时,单人和双人 EC 手法分别是如何进行的?

1) 体位 仰卧,头后仰体位,抢救者位于患者头顶端。

2) 手法 EC 手法固定面罩。

(1) C 法——一只手拇指和食指将面罩紧扣于患者口鼻部,固定面罩，保持面罩密闭无漏气。

(2) E法——中指、无名指和小指放在患者下颌角处，向前上托起下颌，保持气道通畅。

(3) 用另一只手挤压气囊(图 2-12)，1 L的气囊挤压球体的1/2～2/3，超过1 s，使患者胸廓扩张。

若为双人操作，则分开，一人负责固定面罩，另一人挤压气囊(图 2-13)。

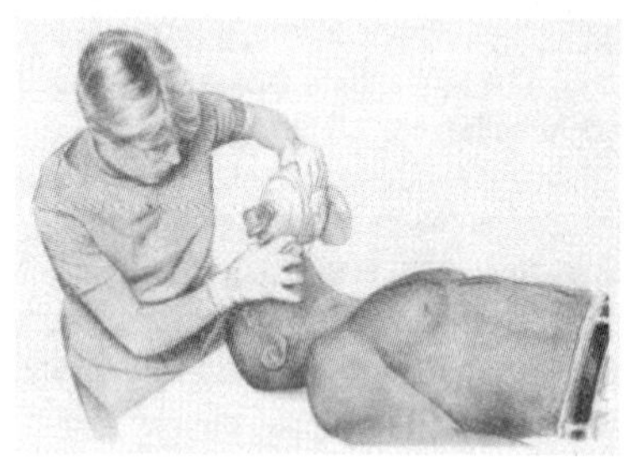

图 2-12　单人 EC 手法

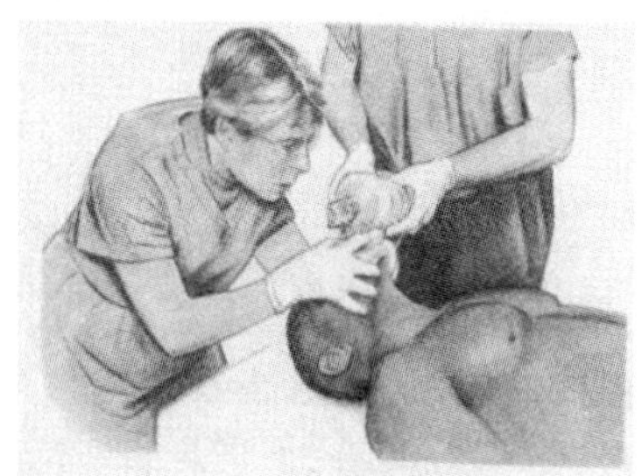

图 2-13　双人 EC 手法

16 什么是电除颤?

心脏电除颤(electric defibrillation)是用高功率与短时限电脉冲通过胸壁或直接通过心脏，在短时间内使全部心肌细胞瞬间同时除极，中断折返通路，消除异位兴奋灶，使窦房结重新控制心律，转复为正常心律的方法。

17 电除颤的适应证有哪些?

(1) 非同步除颤用于室颤、室扑。

(2) 同步除颤用于房颤、房扑、室上速、室速。

18 电除颤的禁忌证有哪些?

(1) 洋地黄中毒所致心律失常。

(2) 电解质紊乱，尤其是低钾血症者。

(3) 风湿活动及感染性心内膜炎者。

(4) 病态窦房结综合征合并心律失常者。

(5) 房扑、房颤或室上性心律失常伴高度及完全性房室传导阻滞者。

（6）心脏明显扩大及心功能不全者。

（7）高龄房颤者，高血压性或动脉粥样硬化性心脏病长期持续房颤者，心室率特别缓慢者。

（8）慢性心脏瓣膜病，房颤已持续一年以上者。

（9）风湿性心脏病术后，一个月以内的房颤及甲亢症状未控制的房颤。

（10）最近发生过栓塞者。

19 电除颤的操作流程是如何进行的？

（1）在准备电除颤的同时，做好心电监护以确诊室颤。

（2）接电源。

（3）评估患者胸壁皮肤情况：有无破损、潮湿，有无伤口敷料，有无植入性起搏器。

（4）电能的选择。成人双相波首次电击，可选用 200 J，若失败，可重复电击，并可提高电击能量，但最大不超过 360 J。

（5）电极板涂好导电糊后将其放在患者心尖部和心底部。

（6）充电。

（7）嘱其他人离开患者床边，操作者两臂伸直固定电极板，使自己的身体离开床沿，然后双手同时按下放电按钮，进行除颤。（图 2-14）

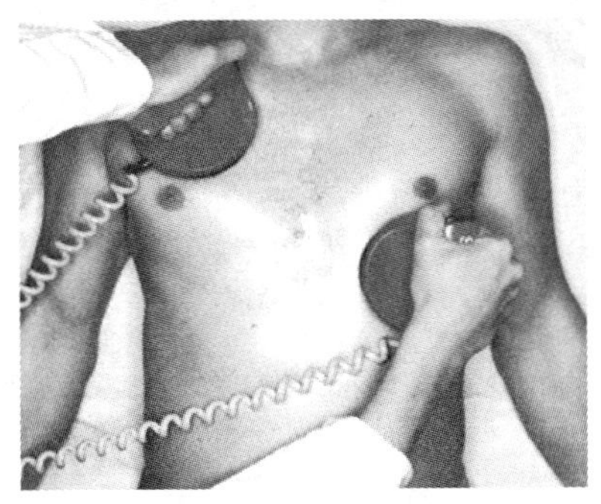

图 2-14　电除颤

（7）放电后立即观察心电图，了解除颤效果。

（8）用盐水纱布清洁电极板，将电极板置于合适处。

20 电除颤的注意事项有哪些?

(1) 快速证实心搏骤停:意识丧失,颈动脉和股动脉搏动消失,呼吸断续或停止,皮肤发绀,心音消失,血压测不出,瞳孔散大、心电图呈直线。

(2) 除颤果断、迅速、争分夺秒。

(3) 心肺复苏中除颤,因每次除颤而中止胸外心脏按压的时间要尽可能短,要在呼气末放电除颤,以减少跨胸电阻抗。

(4) 体重和心脏大小决定选择的电能大小。

(5) 电极板和局部阻抗:电极板小、和胸壁接触不严密、电极板位置过近、电极板之间形成短路,电流不能通过心脏。

(6) 除颤的同时,用药纠正酸碱平衡失调和电解质紊乱,利于除颤成功。

21 如何判断心肺复苏是否有效?

(1) 可触及颈动脉搏动。

(2) 患者口唇、颜面部转红。

(3) 瞳孔由大变小,反射恢复;睫毛反射恢复。

(4) 自主呼吸开始出现。

(5) 患者有肢体抽动或肌张力增加。

(6) 血压可测到,收缩压大于 80 mmHg(1 mmHg≈133.322 Pa)。

22 高级生命支持的具体内容是什么?

高级生命支持 ABCD 四步法:

1) A(airway)　确定初次开放气道的技术和通气是否适当,必要时,气管内插管。

2) B(breathing)　评估气管内插管后通气是否充分,经气管内导管做正压通气。

3) C(circulation)　连接心电监护,开放静脉通道,给予抗心律失常药。

4) D(differential diagnosis)　识别心搏骤停的可能原因,并做鉴别诊断。

23 延续生命支持的基本内容是什么?

(1) 评估病情和采取救治措施。

(2) 脑复苏是重点和关键。

(3) 全身支持疗法,防治多器官功能障碍。

24 何时终止心肺复苏?

(1) 被救者已经恢复自主呼吸和心跳。

(2) 有 120 专业医护人员接替抢救。

(3) 医护人员确定被救者死亡且抢救时间超过 30 min。

(向莉　贺巧玲)

第三章 外科休克

(一) 休克的基础知识

1 什么是休克?

休克是指在各种强烈致病因素作用下,引起有效循环血量急剧减少,导致以机体组织血流灌注不足为特征的循环衰竭状态。休克发病急骤,进展快,若未能及时发现和治疗,则可发展至不可逆阶段而引起死亡。

2 引起休克的病因有哪些?

1) 血容量不足　大量出血(内出血或外出血)、失液(呕吐、腹泻、过度利尿等)、失血浆(烧伤、腹膜炎、创伤、炎症)等原因,血容量突然减少。

2) 感染　常继发于以释放内毒素为主的革兰阴性杆菌感染,如急性化脓性腹膜炎、急性梗阻性化脓性胆管炎、败血症等。

3) 过敏　常由接触、进食或注射某些致敏物质,如油漆、花粉、药物(青霉素)、血清制剂或疫苗、异体蛋白等而引起。

4) 心源性因素　常继发于急性心肌梗死、心包填塞、心肌炎和严重的心律失常等。

5) 神经源性因素　剧痛、脑脊髓损伤、麻醉意外等刺激,引起反射性周围血管扩张,有效血容量相对减少。

3 休克如何分类?

根据休克的病因分类,可分为低血容量性休克、感染性休克、过敏性休克、心源性休克、神经源性休克五大类。

4 外科最常见的休克是什么?

低血容量性休克和感染性休克在外科中最常见,其中低血容量性休克包括失血性休克和创伤性休克。

5 什么是失血性休克?

失血性休克指由于大血管破裂和脏器(肝、脾)破裂出血所致机体失血量过大,超过机体代偿功能,不能提供足够的组织灌注及氧供。临床上最常见的就是急性发作的失血性休克。

6 什么是创伤性休克?

机体遭受严重创伤后,发生了重要器官损伤、严重出血等情况,使患者有效循环血量锐减,微循环灌注不足,以及创伤后剧烈疼痛、恐惧等多种因素综合形成的机体代偿失调的临床综合征。其严重程度与创伤的性质、程度、失血量等情况有关。

7 什么是感染性休克?

各种病原微生物及其毒素侵入人体,导致全身性感染,同时伴有低血压和组织灌注不足,且经充分扩容后低血压和组织灌注不足状态仍持续存在,或必须应用血管活性药物才能维持血压正常,此种情况称为感染性休克。感染性休克是全身性感染的特殊类型。

8 如何区分"冷休克"与"暖休克"?

"冷休克"属于低动力型休克,亦称低排高阻型休克,其血流动力学特点是心脏排血量低,外周血管阻力高,由于皮肤血管收缩,血流量减少,使皮肤温度降低。此型休克在临床上最为常见,低血容量性休克、心源性休克、创伤性休克和大多数感染性休克均属此类。

"暖休克"属于高动力型休克,亦称高排低阻型休克,其血流动力学特点是总外周血管阻力低,心脏排血量高。由于皮肤血管扩张,血流量增多,使皮肤温度升高。部分感染性休克属此类。

9 休克导致的病理生理变化是什么?

有效循环血量锐减和组织灌注不足,以及由此引起微循环障碍、代谢改变及内脏器官的继发损害是各类休克的共同病理生理变化。

10 休克有哪些临床表现?

休克的发病原因不同,临床表现各异,但其共同的病程演变过程为休克前期、休克期和休克晚期。

1）休克前期　失血量低于20%。此期是机体的代偿期，患者中枢神经系统兴奋性增高，患者表现为精神紧张、烦躁不安；面色苍白、四肢湿冷；脉搏、呼吸增快，血压变化不大，但脉压减小（<30 mmHg）；尿量正常或减少（25～30 mL/h）。若处理及时得当，休克可很快得到纠正。否则病情继续发展，很快进入休克期。

2）休克期　失血量达20%～40%。此期患者表情淡漠、反应迟钝；皮肤黏膜发绀、四肢湿冷；脉搏细速（大于120次/分），呼吸浅促，血压进行性下降；尿量减少；浅静脉萎陷、毛细血管充盈时间延长；出现代谢性酸中毒的症状。

3）休克晚期　失血量超过40%。患者意识模糊或昏迷；全身皮肤、黏膜明显发绀，甚至出现淤点、淤斑，四肢厥冷；脉搏微弱、血压测不出、呼吸微弱或不规则、体温不升；无尿；若皮肤黏膜出现淤斑或消化道出血，提示病情已发展到DIC阶段。若出现进行性呼吸困难、烦躁、发绀，吸氧不能改善时，提示并发急性呼吸窘迫综合征。此期患者多继发多器官功能衰竭而死亡。

11 如何诊断休克？

有典型的临床表现，结合收缩压降低至90 mmHg以下，多数在70～80 mmHg甚至更低，脉压小于20 mmHg，即可诊断为休克。对高血压患者，若血压下降过多表明有休克状态存在。需要注意的是低血压不一定是休克，休克必须有微循环障碍和组织灌注不足的表现。

12 低血压常见有哪几种情况？

（1）急性低血压指血压由正常或较高水平突然显著下降，见于休克、晕厥和急性运动性血管麻痹。

（2）慢性低血压指血压处于持续性低水平状态。

（3）体位性低血压（直立性低血压）指在卧位时血压正常或增高，而当患者突然取直立位时，立即出现显著的血压下降。

13 休克的辅助检查的意义是什么？

1）实验室检查

（1）血常规　红细胞计数、血红蛋白值降低可提示失血，反之提示失液。

(2) 血生化检查　了解患者是否合并多器官功能衰竭、细胞缺氧及酸碱平衡失调的程度等。

(3) 凝血功能　当血小板计数低于 80×10^9/L,凝血因子Ⅰ小于1.5 g/L,凝血酶原时间较正常延长 3 s 以上时应考虑 DIC 的发生。

(4) 血气分析　$PaCO_2$ 高于 60 mmHg(8 kPa)、吸入纯氧后仍无改善,提示有 ARDS。

2) 影像学检查　可以查明有无骨骼、内脏或颅脑的损伤。

3) B 超检查　有助于发现原发病灶。

4) 血流动力学检查　包括①中心静脉压(CVP):CVP 降低表示血容量不足,CVP 增高提示有心功能不全。②肺毛细血管楔压(PCWP):降低提示血容量不足,增高提示肺循环阻力增加。③心排血量(CO)和心排血指数(CI):休克时,多见 CO 降低,但某些感染性休克患者可见增高。

5) 后穹窿穿刺　可抽出不凝固血液,有助于诊断。

14 如何第一时间判断休克?

休克指数法:用于粗略估计失血量及休克程度分期,快速判断病情,提高诊疗效果。

休克指数＝脉率/收缩压,正常值为 0.5 左右。休克指数≥1.0,轻度休克,血容量减少 10%～30%;休克指数≥1.5,中度休克,血容量减少 30%～50%;休克指数≥2.0,重度休克,血容量减少 50%～70%。

(二) 休克的救护

15 休克患者如何急救?

(1) 休克患者原则上应就地抢救,避免过多搬运和远距离的转运。

(2) 体位:最适宜的体位是抬高头和躯干 20°～30°,抬高下肢 15°～20°。以增加回心血量及改善呼吸困难(图 3-1)。休克伴昏迷

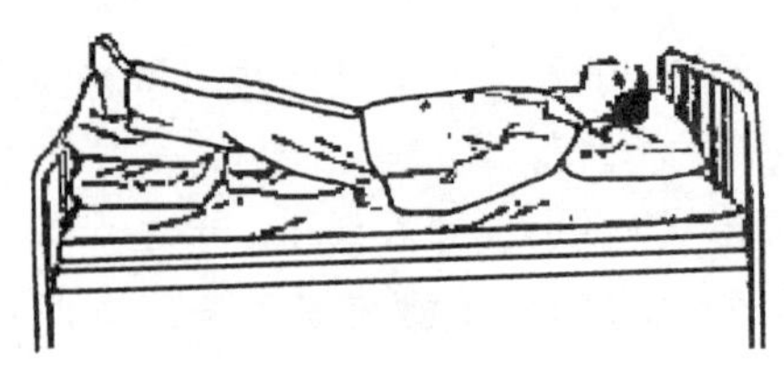

图 3-1　休克卧位示意图

患者取平卧位，头偏向一侧。

(3) 吸氧：给氧前应注意清除呼吸道分泌物和异物，保持呼吸道通畅，以达到有效供氧。一般采用鼻导管给氧，氧流量为 4～6 L/min，缺氧严重者通过面罩给氧，必要时机械通气支持增加供氧。

(4) 迅速建立静脉通道：立即建立 2 条或以上静脉通道，目前多主张进行深静脉插管，保证输液途径通畅。静脉输液可迅速补充有效血容量，是纠正休克的最根本措施。

(5) 遵医嘱准确、及时使用抗休克药物，如多巴胺、去甲肾上腺素、肾上腺素等。

(6) 及时采集血标本送检，查血型及进行交叉配血等。

(7) 留置导尿管，观察每小时尿量，监测肾功能。

(8) 必要时放置 CVP 导管监测 CVP；心电图检查有无严重心律失常、心肌梗死等。

(9) 保暖，对面色苍白、四肢湿冷、出冷汗者应及时加被保温，调节室温为 22～28 ℃。对伴有高热的感染性休克患者应予以降温。

(10) 凡有活动性出血时，如腹腔脏器破裂出血时，可在快速扩容的同时做好术前准备积极进行手术止血。

16 休克患者怎样合理补液?

(1) 补充血容量、及时恢复血流灌注，是抗休克的基本措施。及时补充血容量，时间较短的休克，特别是低血容量性休克，可较快地纠正。原则上失血补血，失液补液，丢失多少补多少。补液种类一般为先快速输入一定量的晶体液，如生理盐水、平衡盐溶液等，以增加回心血量和心搏出量。后输入胶体液，如全血、血浆和低分子右旋糖酐等，以减少晶体液渗入血管外第三间隙。低分子右旋糖酐可改善微循环，能吸附于红细胞、血小板表面及其血管内壁，预防和治疗弥散性血管内凝血。治疗之初一般主张不用或少用等渗或高渗葡萄糖溶液。

（2）休克时补充的晶体液量和胶体液量很大，不仅要补充已丢失的血容量，还要满足毛细血管床扩大的需要。休克时间越长，症状越严重，需要补充的液体越多。因此，在扩容过程中应根据心、肺功能、失血量、失液量、血压及 CVP 值随时调整输液量和速度。若 CVP 和血压均低，提示血容量不足，应快速大量补液；若血压降低而 CVP 升高，提示右心功能不全或血容量超负荷，应减慢速度，限制补液量，以防肺水肿及心力衰竭。

17 休克患者的病情变化如何监测?

1）意识和表情　意识和表情的变化能反映中枢神经系统血流灌注情况。脑组织灌注不足、缺氧，表现为烦躁、淡漠、意识模糊或昏迷等。严重休克时细胞免疫反应降低，患者由兴奋转为抑制，表示脑缺氧加重，病情恶化。

2）生命体征

①血压和脉压：早期由于代偿性血管收缩，血压可能保持或接近正常。若血压逐渐下降甚至测不到，且脉压减少，则说明病情加重。②脉搏：休克早期脉搏加快，随病情加重，脉搏会变细弱，甚至摸不到。③呼吸：呼吸次数及节律，有无呼吸急促、变浅、不规则；呼吸大于 30 次/分或小于 8 次/分表明病情危重。④体温：患者体温是否偏低或高热。多数患者体温偏低，感染性休克患者有高热，若体温突然升至 40 ℃或骤降至36 ℃，提示病情危重。

3）皮肤色泽及温度　患者皮肤和口唇黏膜有无苍白、发绀、呈花斑状、四肢湿冷或干燥、潮红、手足温暖。补充血容量后，四肢有无转暖、皮肤是否变干燥。

4）尿量　尿量是反映肾血流灌注情况的重要指标之一。若患者尿量少于 25 mL/h，表明血容量不足；尿量大于 30 mL/h 时，表明休克有改善。应在护理的过程中记录每小时尿量，有利于病情判断。

18 休克并发症如何观察?

休克肺、急性肾功能衰竭、心功能不全及DIC是引起休克死亡的常见并发症。

1）休克肺　注意观察有无进行性呼吸困难、呼吸频率加快；有无进行性严重缺氧，经一般氧疗不能纠正，PaO_2＜70 mmHg并有进行性下降的趋势。如有上述表现应立即报告医生，及时处理。

2）急性肾功能衰竭　如血容量已补足，血压已正常或接近正常，而尿量仍小于20 mL/h，并对利尿剂无效者，应警惕急性肾功能衰竭的发生。

3）心功能不全　如血容量已补足，CVP高于12 cmH_2O，无酸中毒存在，患者血压不升，提示心功能不全。

4）DIC　休克时间较长的患者，若患者皮肤有淤点、淤斑或血尿、便血等，应考虑DIC的发生。

19 休克时血气分析有何意义?

休克的发展及严重程度常与动脉血气改变一致。通过血气分析有助于了解酸碱平衡情况，对掌握患者病情发展有重要的参考意义。休克时，因缺氧，可出现pH值和PaO_2降低，而$PaCO_2$明显升高。若$PaCO_2$超过6.6 kPa(50 mmHg)而通气良好，提示严重肺功能不全。$PaCO_2$高于8 kPa(60 mmHg)、吸入纯氧后仍无改善，提示有急性呼吸窘迫综合征。

20 抗休克的血管活性药物有哪些?

血管活性药物是休克治疗时常用的药物，常用的血管活性药物分为以下两大类。

1）血管扩张药　在补足血容量的情况下应用。①多巴胺：能增加心肌收缩力，增加心排血量，选择性地扩张内脏血管，特别是肾脏血管，提高肾小球滤过率，并使皮肤及黏膜血管收缩，使血压稳定在一定水平；②阿托品、山莨菪碱等抗胆碱药：可解除平滑肌痉挛、舒张血管、改善微循环，常用于感染性休克的治疗。

2）血管收缩剂　常用去甲肾上腺素和阿拉明(间羟胺)，均使小血管收缩，提高血压。应用血管收缩剂以小剂量、低浓度、短时间为宜。去甲肾上腺素对肾动脉收缩作用较强；阿拉明较去甲肾上腺素作用缓和、持久，对肾血管收缩作用较轻。

21 使用血管活性药物时应注意什么？

1）浓度和速度　血管活性药物静脉输注时应从低浓度、慢速度开始，先慢后快，调整滴注速度使收缩压维持在 90 mmHg。

2）动态调整　每 5～10 min 测 1 次血压，血压平稳后每 15～30 min 测 1 次。根据血压测定值动态调整药物浓度和滴注速度，以免血压骤升或骤降引起不良后果。

3）皮肤的观察　严防药液外渗，如发现输注部位红肿、疼痛，应立即更换输注部位，并用 0.25%普鲁卡因封闭穿刺处，以免发生皮下组织坏死。注射血管活性药物时宜选择中心静脉通道。

4）停药　当血压稳定 6～8 h 或 8 h 以上，便可在观察下逐渐减慢滴注速度，降低药物浓度，最后缓慢停药。

22 休克好转的指征是什么？

（1）意识由淡漠逐渐变清楚。

（2）四肢逐渐转暖、末梢循环充盈良好。

（3）尿量大于 30 mL/h 或每天大于 500 mL。

（4）生命体征逐渐恢复正常。

23 休克患者如何进行心理护理？

患者休克时，抢救措施繁多且紧急，容易给患者带来病情危重与面临死亡的感受，产生恐惧、焦虑、紧张、烦躁不安的负性情绪，如亲属的承受能力、应变能力也随之下降，就会影响医护人员救治工作的开展。因此，做好患者及家属的心理安抚尤为重要。

（1）护士应积极、认真、准确无误地执行医嘱，赢得患者及家属的信任。

（2）工作中应保持镇静、有条不紊地开展抢救工作，避免慌张、大喊大叫等增加患者的恐惧感。

（3）病情允许的情况下，讲解疾病的进展及治疗经过，指导患者如何配合治疗及护理，使患者树立战胜疾病的信心。

（4）劝导患者家属不要在患者面前表现出情绪激动而干扰患者，应营造安静、舒适的环境。

（汤运红 吴改平）

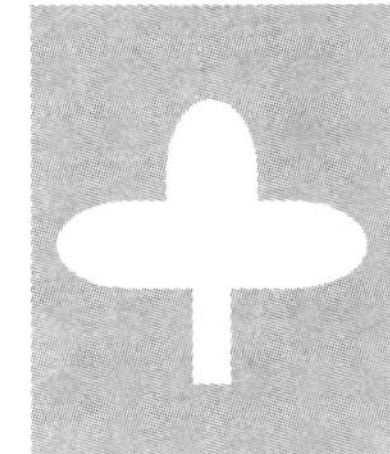

第四章 外科感染

（一）外科感染的基本知识

1 何谓外科感染？

外科感染是指需要通过外科手术治疗的感染，包括外科感染性疾病、烧烫伤、急性创伤或外科手术后的感染。1/3～1/2 的外科疾病会出现外科感染。外科感染病原菌构成复杂，多为数种细菌引起的混合感染。

2 外科感染的分类及临床表现是什么？

（1）按致病菌种类分类。

非特异性感染：多见于急性化脓性感染，局部可出现红、肿、热、痛的急性期炎性症状，若疾病进一步发展，局部会形成脓肿。常见致病菌有金黄色葡萄球菌、大肠杆菌、铜绿假单胞杆菌等。因非特异性致病菌造成的感染，常见有体表感染性疾病，如疖、痈、急性淋巴结炎等，体腔内感染通常见于急性阑尾炎等。

特异性感染：通常是局部感染特殊细菌后，继发造成的全身感染，致病菌有结核杆菌、破伤风杆菌、粗大杆菌、念珠菌等，特异性感染疾病的临床表现都有自身的特点。

（2）按感染性疾病病程长短分类。

急性感染：病程在 3 周之内。

亚急性感染：病程大于 3 周，小于 2 个月。

慢性感染：病程超过 2 个月。

（3）按致病菌侵入途径与时间分类。

原发性感染：病原菌直接污染伤口造成的感染。

继发性感染：在伤口愈合过程中，致病菌大量复制增殖造成的感染。

外源性感染:经由机体外环境或体表侵入,将病原体带入体内造成的感染。

内源性感染:空腔脏器中的正常菌群,由于疾病原因(穿孔、梗阻等)到达体腔内造成的感染。常见疾病有消化道穿孔、胆道梗阻、化脓性阑尾炎等。

(4) 按感染的发生条件分类。

条件性(机会性)感染、二重感染、院内获得性感染等。

3 外科感染与微生物有何关系?

(1) 正常情况下,一定数量及种类的微生物广泛存在于我们身边,身体的完整皮肤屏障和免疫力对微生物的入侵起到了隔离和保护作用。但在微生物异常增殖、严重超过正常数量时,微生物的毒性增加,会穿透身体屏障,引发炎症反应;在皮肤完整性受损或有插管等侵入性操作时,微生物会通过身体薄弱处侵入,造成感染。

(2) 感染实质上是微生物入侵而引起的炎症反应。身体会启动防御功能,对病原微生物产生吞噬等免疫反应,引起局部化脓性感染等炎症表现,促使炎症局限。在身体抵抗力显著下降时,正常数量的微生物也会造成条件性感染,甚至感染继续加重,引发全身性感染或发展成脓毒血症。

4 外科感染的常见致病菌有哪些?

1) 葡萄球菌　革兰染色阳性。常存在于人体体表,鼻、咽部黏膜和皮肤及其附属的腺体。金黄色葡萄球菌的致病力甚强,主要产生溶血素、杀白细胞素和血浆凝固酶等,造成许多种感染、如疖、痈、脓肿、急性骨髓炎、伤口感染等。金黄色葡萄球菌感染的特点是局限性组织坏死,脓液稠厚、黄色、不臭。金黄色葡萄球菌也能引起全身性感染,由于局限化的特性,常伴有转移性脓肿。

2) 链球菌　革兰染色阳性。存在于口、鼻、咽和肠腔内。链球菌的种类很多,溶血性链球菌、绿色链球菌和粪链球菌(肠球菌)是三种常见的致病菌。一些厌氧链球菌和微量嗜氧链球菌也能致病。溶血性链球菌能产生溶血素和多种酶,如透明质酸酶、链激酶等,能溶解细胞间质的透明质酸、纤维蛋白和其他蛋白质，破坏纤维所形成的脓肿壁，使感染容易扩散而缺乏局限化的倾向。脓液的特点是比较稀薄，呈淡红色，量较多。典型的感染是急性蜂窝织炎、丹毒、淋巴管炎等。也易引起败血症，但一般不并发转移性脓肿。绿色链球菌是一些胆道感染和亚急性心内膜炎的致病菌。粪链球菌则是肠道和阑尾穿孔引起急性腹膜炎的混合致病菌之一，也常引起泌尿道的感染。

3）大肠埃希菌（大肠杆菌）　革兰染色阴性。大量存在于肠道内，每克粪便内约有 108 个大肠杆菌。对维生素 K 的合成有重要作用。它的单独致病力并不大。纯大肠杆菌感染产生的脓液并无臭味，但因常和其他致病菌一起造成混合感染，如阑尾炎脓肿、急性胆囊炎等，产生的脓液稠厚，有恶臭或粪臭。

4）铜绿假单胞菌　革兰染色阴性。常存在于肠道内和皮肤上。它对大多数抗生素不敏感，故成为继发感染的重要致病菌，特别是大面积烧伤的创面感染。有时能引起严重的败血症。脓液的特点是淡绿色，有特殊的甜腥臭。

5）变形杆菌　革兰染色阴性。存在于肠道和前尿道，为尿路感染、急性腹膜炎和大机种烧伤感染的致病菌之一。变形杆菌对大多数抗生素有耐药性，故在抗生素治疗后，原来的混合感染可以变为单纯的变形杆菌感染，脓液具有特殊的恶臭。

6）克雷伯菌　肠杆菌、沙雷菌：革兰染色阴性。存在于肠道内，常为医院内感染的致病菌。往往和葡萄球菌、大肠杆菌或铜绿假单胞菌等一起造成混合感染，甚至形成败血症。

（二）全身性感染的健康指导

5 何谓全身性感染？

由于各种因素严重侵袭导致身体内炎症介质大量释放而引起体温、循环、呼吸、血液白细胞计数异常等全身性改变。发生严重烧伤、创伤、缺血再灌注损伤造成组织变性坏死，可以激活炎症细胞产生炎症反应。当局部感染未能控制，致病菌或条件致病菌侵入血液循环，并在血中生长繁殖，产生毒素而发生急性全身性感染，造成败血症。若侵入血流的细菌被人体防御机能所清除，无明显毒血症症状时则称为菌血症。败血症伴有多发性脓肿而病程较长者称为脓毒症。全身性感染可造成器官功能障碍、休克甚至死亡。

6 何谓脓毒症和菌血症?

机体发生体温、呼吸、循环等明显改变，并伴有全身性炎症反应的外科感染，统称为脓毒症。脓毒症患者血培养检出致病菌时，称为菌血症。

7 全身性感染的临床表现有哪些?

在与病原菌相互作用中，由于机体的免疫功能低下，不能将病原菌局限于局部组织或器官，以致病原菌及其毒素经淋巴道或直接侵入血流，向周围扩散，引起全身性感染。全身性感染发病特点有起病急、病情重、发展快。其临床表现如下。

1）症状　患者突发寒战、高热（体温 40～41 ℃）或体温不升。神经系统症状：头痛、头晕。消化系统症状：恶心、呕吐、腹胀、腹泻。微循环障碍：面色苍白或潮红、出冷汗等症状。

2）体征　神经系统：患者意识淡漠或烦躁不安、谵妄，甚至昏迷。循环系统：心率加快、脉搏细速。呼吸系统：呼吸急促或呼吸困难。其他：严重者可有肝脾肿大、黄疸、皮下出血或淤斑等。

3）并发症　并发感染性休克，多器官功能障碍，严重者会导致重要器官功能衰竭。

4）原发感染灶　伴随有感染涉及相应组织和部位的症状和体征。

8 全身性感染有哪些辅助检查，检查结果会有哪些变化?

1）血常规检查　血细胞分类计数，白细胞计数异常增高或降低，中性粒细胞核左移、出现中毒颗粒等。

2）血生化检查　肝功能异常，肾功能损害、电解质紊乱、代谢性酸中毒等。

3）尿常规检查　可发现尿蛋白、红细胞或酮体等。

4）病原学检查　血培养可发现有细菌，或真菌培养可发现致病菌。

9 全身性感染的治疗原则是什么?

1）找出病因，处理原发感染灶　及时寻找引起感染的原因，去除诱因；处理原发感染灶，包括清除异物和坏死组织、消灭死腔（无效腔）、脓肿切开引流、拔除静脉留置导管等。

2）抗感染治疗　根据细菌培养结果或药敏试验结果全身应用抗生素；但对真菌感染引起的脓毒症，应停用广谱抗生素，改用针对性强的窄谱抗生素，同时全身应用抗真菌药物。

3）支持治疗　根据疾病需求给予肠内和肠外营养，保证各种营养素和能量摄入，增强机体抵抗力。

4）对症处理　患者高热时行物理降温，防止高热惊厥。体温低于正常时，注意保暖，以改善局部血液循环和组织灌注不良。

10 全身性感染如何治疗及护理?

1）病因治疗，处理原发感染灶　如浅部感染形成脓肿，可以行局部切开引流，或通过手术清创，清除感染灶；机体内脏感染，需要手术治疗者，应提前做好术前准备，术后做好相关护理。

2）抗感染　遵医嘱全身使用抗生素，使用抗生素前，应做过敏试验，多种药物联合应用时，应注意配伍禁忌。对感染严重的患者使用抗生素。应早期、足量、联合、有效地使用抗生素，一般应限于两种药物的联合使用。重症患者给药必须静脉滴注，为维持血药浓度，应将用药总量分批分次注入，并保证及时给药。密切观察抗生素的过敏反应和毒性反应。

3）支持疗法　输液治疗：遵医嘱输液、补充血容量，输入电解质紊乱及碱性药物，纠正水、电解质紊乱及酸碱平衡失调。饮食护理：给予高蛋白质、高维生素、高热量、易消化饮食，鼓励患者多饮水。进食不足者，遵医嘱给予肠内或肠外营养，必要时输注白蛋白、血浆等。可少量多次输新鲜血浆、白蛋白。维持水、电解质及酸碱平衡，供给足量维生素和热量。

4）对症护理　患者高热时给予物理降温，或遵医嘱给予药物降温；疼痛严重者，遵医嘱给予镇静止痛药物。

5）病情观察　生命体征：观察患者的意识、体温、脉搏、呼吸、血压。体液观察:24 h 出入液量。微循环观察:面色、末梢循环、皮温等。

6）辅助检查　细菌培养:遵医嘱进行病灶分泌物、血液细菌培养及药敏试验,以指导抗生素的使用。对于长期大量使用抗生素的患者,注意观察有无二重感染征象。实验室检查:复查血常规、血生化、尿常规等,及时观察疾病发展及转归,为下一步治疗提供依据。

(三) 浅表软组织化脓性感染的健康指导

11 疖是什么?

疖是常位于毛囊和皮脂腺丰富的部位,由单个毛囊及其所属皮脂腺发生的急性化脓性感染。多由金黄色葡萄球菌引起。以头面部、颈后和背部最为常见。

12 疖的临床表现有哪些?

初起局部出现红、肿、热、痛的小结节,逐渐增大,结节中央因组织坏死而变软,出现黄白色小脓栓,后脓栓破溃,脓液流出,炎症逐渐愈合(图 4-1)。面部“危险三角区”内的疖,如受挤压可引起颅内化脓性海绵状静脉窦炎,严重者可危及生命。

13 疖如何治疗?

(1) 感染早期,促进炎症局限。局部用 0.5%的碘溶液涂擦患处,每天 1～2 次;外敷鱼石脂软膏或桐油石膏。

(2) 有脓头出现时,用粗针头或尖刀片挑开脓头,使脓液流出,并清除脓栓。

(3) 感染加重,皮下有波动时及时切开引流。

(4) 必要时遵医嘱全身使用抗生素。

14 痈是什么?

痈是多个相邻的毛囊及其所属皮脂腺或汗腺的急性化脓性感染,多由金黄色葡萄球菌引起。常发生在颈背部。

15 痈的临床表现有哪些?

局部红肿浸润,呈片状隆起,质地坚韧,边界不清,中央有多个脓栓,破溃后呈蜂窝状,皮肤红肿明显,并出现浸润性水肿(图 4-2)。

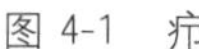

图 4-1　疖

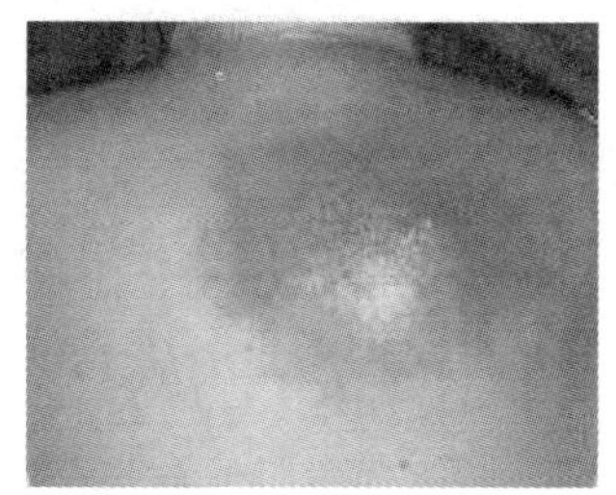

图 4-2　痈

患者疼痛明显，可有全身症状。

16 痈如何治疗？

（1）局部出现脓头，有脓液流出时，行切开排脓手术，可行十字形切口，使脓液充分引流。

（2）手术后伤口换药，清除坏死组织。填塞纱条引流。

（3）应用抗生素控制感染。

（4）治疗原发病，例如糖尿病的患者必须控制血糖。

17 什么是急性蜂窝织炎？

急性蜂窝织炎是皮下、筋膜下或深部疏松结缔组织的急性弥漫性化脓性感染，致病菌主要为化脓性链球菌。

18 急性蜂窝织炎的临床表现有哪些？

表浅的急性蜂窝织炎局部症状明显，表现为局部皮肤组织肿胀、疼痛（图 4-3）；深在的急性蜂窝织炎皮肤红肿不明显，但有深压痛，全身症状明显；口底、颌下及颈部的急性蜂窝织炎，可发生喉头水肿和压迫气管，引起呼吸困难，甚至窒息。

19 急性蜂窝织炎如何治疗？

（1）保证休息和睡眠，生活起居有规律。

（2）局部治疗：外敷药物，局限炎症。

（3）患侧肢体抬高制动，减轻组织水肿。

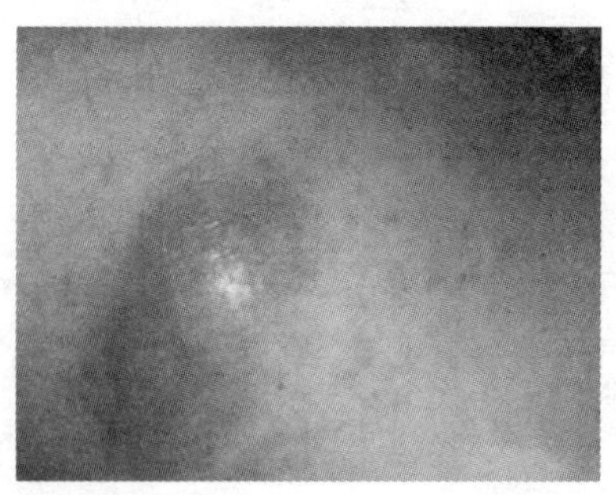

图 4-3　急性蜂窝织炎

(4) 遵医嘱全身应用抗生素。

(5) 皮下组织有明显波动感，或有脓液流出，判断脓肿形成后切开引流。

20 浅表组织化脓性感染如何护理?

(1) 日常护理:保持患处及周围皮肤清洁、干燥，清洗患处时动作轻柔，以免损伤皮肤完整性。

(2) 局限炎症:局部使用鱼石脂软膏或桐油石膏外敷，促进炎症局限。

(3) 伤口护理:行脓肿切开引流术后，伤口每天清洗换药，观察伤口情况，动态调整伤口敷料和伤口换药频率。

(4) 遵医嘱用药:根据医嘱及时使用抗生素。

(5) 保证休息，合理摄入营养，忌辛辣刺激性食物。

(6) 面部感染者禁止挤压，防止感染扩散引起颅内化脓性海绵状静脉窦炎。

(7) 疼痛管理:减少患处活动，肢体部位的感染尽量避免下垂，减轻肿胀。必要时使用药物止痛。

(8) 头颈及面部感染的患者，注意观察其呼吸情况，发现异常状况应立即通知医生，并做好气管切开的准备。

21 什么是丹毒?

丹毒是皮肤及其网状淋巴管的急性炎症，常见致病菌为溶血性链球菌。好发于下肢。

22 丹毒的临床表现有哪些?

全身反应会出现畏寒、高热等症状,局部皮肤鲜红,压之褪色,随即恢复。下肢丹毒(图 4-4)反复发作,可引起象皮肿。

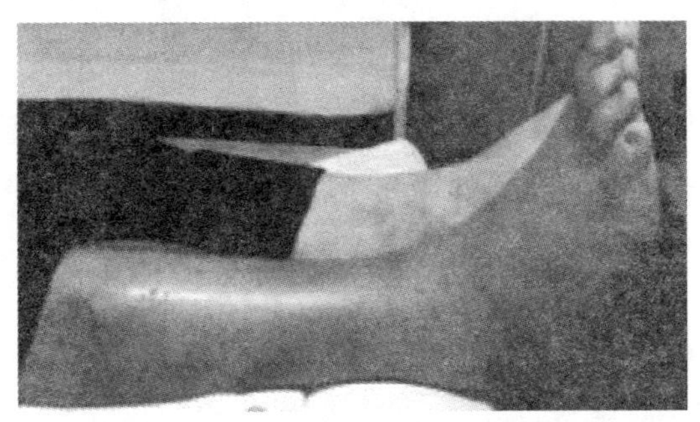

图 4-4 丹毒

23 丹毒如何治疗?

(1) 注意休息,避免劳累。

(2) 抬高患肢,减轻肢体肿胀。

(3) 应用抗生素,首选青霉素类抗生素。

(4) 局部外敷,使用 50% 硫酸镁溶液湿敷或桐油石膏持续外敷。

(5) 该病有传染性,应注意隔离。

24 什么是急性淋巴管炎和淋巴结炎?

多由溶血性链球菌引起,源于口咽炎症,足部真菌感染,皮肤损伤以及皮肤、皮下化脓性感染。其主要病理变化为淋巴管壁和周围组织充血、水肿、增厚,淋巴管腔内充满细菌,凝固的淋巴液及脱落的内皮细胞。细菌由原发病灶进入淋巴管,引起淋巴管炎,再扩散到淋巴结,引起淋巴结炎。

25 急性淋巴管炎和淋巴结炎的临床表现有哪些?

浅表淋巴管炎(图 4-5)可有硬而压痛的红线,深层淋巴结炎无红线,患肢肿胀、压痛。急性淋巴结炎可触及肿大的淋巴结、局部有压痛,严重者出现畏寒、发热、头痛、乏力等全身症状。

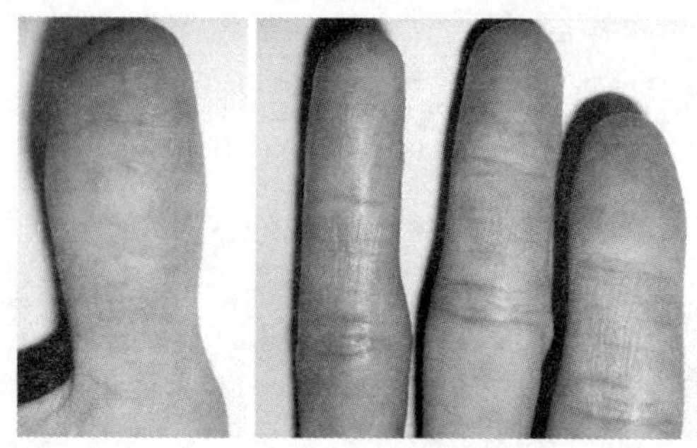

图 4-5 急性淋巴管炎

26 急性淋巴管炎和淋巴结炎如何治疗?

(1) 应用抗生素。

(2) 患肢减少活动,并适当抬高。

(3) 脓肿形成应切开引流。

(四) 手部急性化脓性感染的健康指导

27 手部常见急性化脓性感染有哪些? 如何治疗?

1) 脓性指头炎(图 4-6)

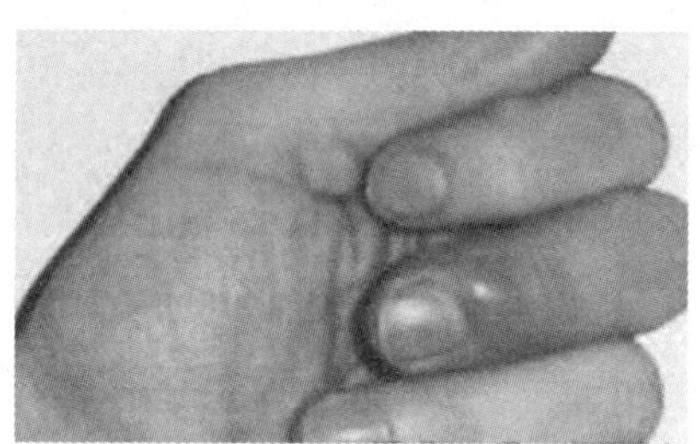

图 4-6 脓性指头炎

(1) 脓性指头炎是手指末节掌面皮下组织的急性化脓性感染,多由于指头被尖锐物体刺伤引起。初起有微痛。致病菌为金黄色葡萄球菌,炎症发病进展较快,因局部张力逐渐变大,局部肿胀,呈蛇头状,疼痛明显,患指随脉搏跳痛、红肿,并伴全身症状。严重者可因循环障碍发生坏死和骨髓炎。

(2) 早期治疗,注意休息,减少患指手部活动,保持局部清洁、干燥,外敷抗生素软膏或桐油石膏,或遵医嘱口服抗生素。若病情进行性发展,感染加重,应尽快切开引流。

2) 甲沟炎(图 4-7)

甲沟炎常见于甲沟及其附近组织刺伤、擦伤、修甲过短、嵌甲或拔"倒皮刺"后造成。发病初期,在甲后皱襞部一侧红肿,可逐渐扩散至全甲沟并形成脓肿。如侵入指甲下方即形成甲下脓肿。致病菌主要是金黄色葡萄球菌。

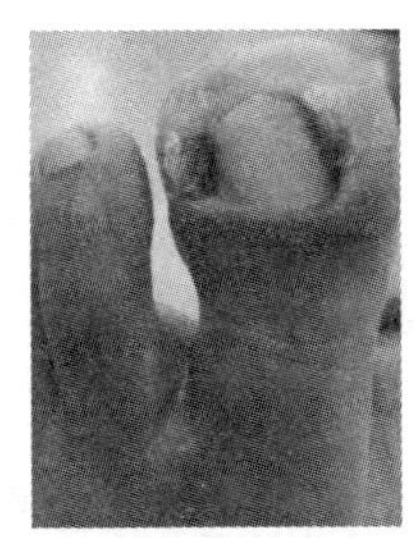

图 4-7　甲沟炎

(1) 临床表现　初起时一侧甲沟发生红肿、疼痛,短时间内可化脓感染,可扩散至指甲根部和对侧甲沟,形成指甲周围炎,也可扩散至甲下形成甲下脓肿。此时疼痛加剧,肿胀明显,在指甲下方可见到黄白色脓液将指甲漂起,如不及时处置可发展成脓性指头炎甚至引起指骨骨髓炎,也可变为慢性甲沟炎、经久不愈的甲沟炎或甲下脓肿,因感染较表浅,故全身症状往往不明显。

(2) 治疗　早期可用外敷桐油石膏促进炎症局限,或局部用 0.5%碘溶液浸泡患指,每天 1～2 次。已经有脓液流出者,感染已累及指甲基部皮下周围时,行局部切开引流术,可在两侧甲沟各做纵形切口,将甲根上皮片翻起,切除指甲根部,置一小片凡士林纱布或乳胶片引流。拔甲手术时,如甲床下已积脓,接触感染组织的指甲必须一次切除,或将脓腔上的指甲剪去,以达到彻底引流。

3) 急性化脓性腱鞘炎和化脓性滑囊炎　因深部组织损伤造成手的屈指肌腱鞘感染,或邻近组织蔓延感染而引起,造成化脓性腱鞘炎。致病菌多为金黄色葡萄球菌。

(1) 临床表现　典型的化脓性腱鞘炎表现为患肢呈明显均匀性肿胀、半屈曲状、沿腱鞘有明显压痛、伸指时剧痛;化脓性滑囊炎表现为患指屈伸障碍、肿胀等。滑囊炎临床表现为手掌部红、肿、压痛,炎症范围常波及腕及前臂。桡侧滑囊感染常有拇指的肿胀、红肿,大鱼际处肿胀,其炎症范围较小;尺侧滑囊感染范围较大,主要集中在手掌的尺侧,小指肿痛明显。

(2) 治疗　一经确诊,即应在使用大量抗生素治疗的同时切开引流,以免发生肌腱缺血、坏死。

4) 手掌深部间隙感染　手掌深部间隙感染分为掌中间隙与鱼际间隙的感染。掌中间隙感染多是中指和无名指的腱鞘炎蔓延而引起;鱼际间隙感染则因食指腱鞘感染后引起。也可因直接刺伤而发生感染。致病菌多为金黄色葡萄球菌。

(1) 临床表现　所在间隙部位肿胀、疼痛,患侧手指功能障碍,伴全身症状。

(2) 治疗原则　抬高患肢,休息、制动、止痛,早期可做理疗,全身应用抗生素。如短期内无好转,应及早切开引流。

28 手部化脓性感染如何护理?

1) 止痛　患肢抬高制动,促进静脉血液回流,减轻局部炎性充血、水肿。

2) 伤口护理　换药时动作轻柔,选用防粘连的敷料,揭除敷料时先用生理盐水湿润,待敷料软化后再清除,以免加重疼痛和组织损伤。观察引流物的颜色、性状和量的变化,及时调整换药方案。

3) 观察体温变化,高热时使用物理降温。

4) 遵医嘱及时、合理使用抗生素。

5) 保持手部清洁,减少手部损伤。指甲不宜剪得过短,干燥皮肤经常涂润肤霜保湿。重视手部的微小伤口,及时清洁、消毒并包扎,减少感染机会。

(杨俊玲　李素云)

(五) 破伤风患者的健康教育

29 何谓破伤风?

破伤风是破伤风梭菌侵入人体伤口、生长繁殖、产生毒素引起的一种急性特异性感染。破伤风是一种历史较悠久的梭状芽孢杆菌感染,破伤风梭菌(图 4-8)侵入人体伤口、生长繁殖、产生毒素可引起的一种急性特异性感染。破伤风梭菌及其毒素不能侵入正常的皮肤和黏膜，故破伤风都发生在创伤后。一切开放性损伤，均有发生破伤风的可能。

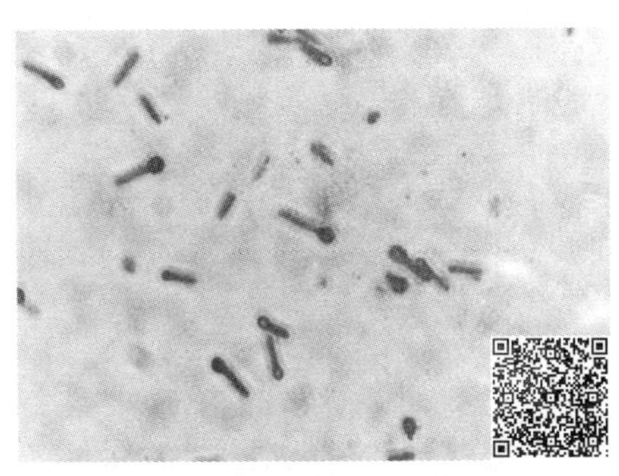

图 4-8 破伤风梭菌

30 破伤风的发病原因是什么?

破伤风是常和创伤相关联的一种特异性感染。除了可能发生在各种创伤后，还可能发生于不洁条件下分娩的产妇和新生儿。致病菌是破伤风梭菌，为专性厌氧菌，革兰染色阳性。平时存在于人畜的肠道中，随粪便排出体外，以芽孢状态分布于自然界，尤以土壤中为常见。创伤伤口的污染率很高，战场中污染率可达 25%～80%。但破伤风发病率只占污染者的 1%～2%，提示发病必须具有其他因素，主要因素就是缺氧环境。创伤时，破伤风梭菌可污染深部组织(如盲管外伤、深部刺伤等)。如果伤口外口较小，伤口内有坏死组织、血块填塞，或填塞过紧、局部缺血等，就形成了一个适合该菌生长繁殖的缺氧环境。如果同时存在需氧菌感染，后者将消耗伤口内残留的氧气，使本病更易于发生。

31 发生破伤风会有哪些临床表现?

1) 潜伏期　一般为 6～12 天，个别患者可于创伤后 1～2 天发病，最长可达数月。潜伏期越短，预后越差。

2) 前驱期　无特异性表现，患者感到全身乏力、头晕、头痛、咀嚼肌紧张、烦躁不安、打呵欠等，常持续 12～24 h。

3) 发作期　咬肌(咀嚼不便)→面肌(苦笑面容)→颈项肌(颈项强直)→背腹肌(角弓反张)→四肢肌(屈曲)→膈肌、肋间肌(呼吸困难、窒息)(图 4-9、图 4-10)。

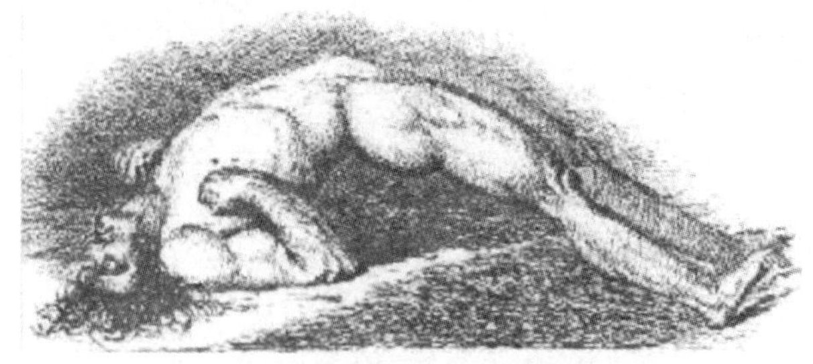

图 4-9 破伤风角弓反张

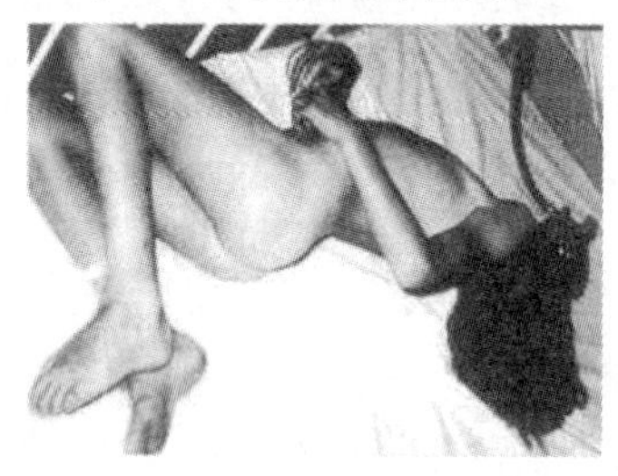

图 4-10 破伤风的发作期临床表现

32 破伤风的处理原则是什么?

1) 清除毒素来源 首先要清除破伤风的毒素来源。

2) 中和游离毒素 ①注射破伤风抗毒素(TAT,1 万～6 万 U);②注射破伤风人体免疫球蛋白(3000～6000 U,只用 1 次)。

3) 控制并解除肌痉挛 是治疗的重要环节。目的是使患者镇静,降低其对外界刺激的敏感性,控制或减轻痉挛。

(1)可根据病情交替使用镇静及解痉药,以减少患者的痉挛和痛苦。

(2)痉挛发作频繁且不易控制者,可用 2.5%硫喷妥钠 0.25～0.5 g 缓慢静脉滴注,但需警惕喉头痉挛和呼吸抑制的发生。

(3)肌松剂:如氯化琥珀胆碱等经静脉给药,解痉效果显著,但由于同时可引起呼吸肌麻痹,在气管插管、切开和用机械控制呼吸时应用比较安全。

4) 防治并发症

(1)防治呼吸道感染并发症。

(2)防治水、电解质紊乱和营养不良。

(3)防治感染。

33 破伤风如何预防?

加强宣传教育,积极预防。预防措施如下。

1) 主动免疫法　注射破伤风类毒素。小儿可经计划免疫,即百白破混合疫苗注射而获得免疫。

2) 被动免疫法　对未接受过自动免疫的受伤者,注射破伤风抗毒素(牛或马血清)及破伤风人体免疫球蛋白。

3) 联合免疫　对受伤前未接受过自动免疫或虽已接受自动免疫但超过 6 年的受伤者,可同时注射破伤风抗毒血清和类毒素,达到联合免疫。

34 破伤风的常见并发症有哪些?

除可发生骨折、尿潴留和呼吸停止外,尚可发生以下并发症。

1) 窒息　喉头呼吸肌持续性痉挛和黏痰堵塞气管所致。

2) 肺部感染　喉头痉挛、呼吸道不畅、支气管分泌物蓄积、不能经常翻身等都是导致肺不张的原因。

3) 酸中毒　呼吸不畅、换气不足而致呼吸性酸中毒,肌肉强烈收缩、禁食后体内脂肪分解不完全,使酸性代谢产物增加,造成代谢性酸中毒。

4) 循环衰竭　由于缺氧、中毒,可发生心动过速,时间过长后可形成心力衰竭,甚至发生休克或心搏骤停。这些并发症往往是造成患者死亡的重要原因,应加强防治。

35 如何做好破伤风患者术前的心理护理?

评估患者恐惧的程度及因素,向患者及家属介绍引起抽搐的原因,如声、光、触动患者等,并做好如下护理。

(1) 患者所住房间应有窗帘,避免强光刺激,有条件者可用红外线理疗灯泡。

(2) 走路轻、说话轻,避免粗鲁地帮患者翻身和频繁地触动患者。

(3) 电动吸引器尽量远离患者,保持室内安静。

(4) 护理工作应有计划性,避免不必要的检查。治疗、护理、检查等操作应集中进行,尽量在用镇静剂后进行。

(5) 必要时可加大镇静剂的用量,减轻患者对刺激的反应。

36 破伤风患者的休养环境有何要求?

(1) 将患者置于单人隔离病室(房),保持安静、室内避光。

(2) 避免各类干扰。减少探视,医护人员说话轻、走路轻,使用器具时避免发出噪声。

(3) 合理、集中安排各项治疗和护理操作,尽量在使用镇静剂后 30 min 内完成,以免刺激患者引起抽搐。

37 破伤风患者如何保持呼吸道通畅?

1) 急救准备　床旁常规备好气管切开包及氧气吸入装置,急救药品和物品准备齐全,保证急救所需。

2) 有效清除呼吸道分泌物　对频繁抽搐、无法咳嗽者,必要时采取吸引器吸出呼吸道分泌物。对频繁抽搐不易控制者,应尽早行气管切开并供氧,及时清除呼吸道分泌物,必要时进行人工辅助呼吸。痉挛发作被控制后,应协助患者翻身、叩背,以利于排痰,必要时行雾化吸入。

3) 饮食　对于频繁抽搐患者,禁止经口进食,以防误吸。

4) 加强观察　详细记录抽搐发作的症状、持续时间和间隔时间等。注意痉挛发作前的征兆,以便及时调整药量,控制痉挛发作。

38 破伤风患者如何做好防护,避免意外损伤的发生?

(1) 患者发生抽搐时,应用合适的牙垫防止舌咬伤。

(2) 使用床栏,必要时加用约束带固定患者,防止痉挛发作时坠床或自我伤害。

(3) 关节部位放置软垫保护,防止肌腱断裂或骨折。

39 破伤风患者如何做好排尿及导尿管的护理?

对有尿潴留的患者,及时导尿并留置导尿管,保持尿液引流通畅,同时做好尿道口和会阴部的护理,防止感染。

40 破伤风患者如何保证营养素的摄入?

对因病情严重不能经口进食者,予以鼻饲或静脉输液,必要时予以 TPN 治疗。对能经口进食者，给予高热量、高蛋白和高维生素的流质或半流质饮食，少食多餐，避免呛咳或误吸。

41 破伤风患者如何做好消毒隔离避免交叉感染?

破伤风梭菌具有传染性，应严格执行接触隔离措施，防止播散。护理人员接触患者时应穿隔离衣、戴帽子、口罩和手套等，身体有伤口者不能参与护理。所有器械及敷料均须专用，使用后予以灭菌处理，用后的敷料必须焚烧。患者的用品和排泄物均应严格消毒，防止交叉感染，严格执行无菌技术，预防继发感染。

42 破伤风患者的预后如何?

破伤风如经早期确诊和恰当治疗，一般预后较好。仅在恢复期明显消瘦，或全身肌肉发僵而活动不便，一般需经两至三个月才能逐渐恢复，不留任何后遗症。新生儿及老年患者，重型破伤风患者，病死率较高，为 10%～40%，平均约为 20%。病死率还与受伤的部位及处理是否及时恰当、潜伏期及初痉期长短，以及医生的经验有密切关系。如在有经验的医生指导下进行监护治疗，及时彻底地处理伤口，可明显降低本病的病死率。

43 破伤风患者的出院指导包括什么?

(1) 宣传破伤风的发病原因和预防知识，指导公众增强自我保护的意识，避免创伤；普及科学接生；按期接受破伤风主动免疫的预防注射等。

(2) 伤后必须及时、正确地处理伤口，及时就诊。

(陈慧芬　周文娟)

(六) 气性坏疽患者的健康教育

44 何谓气性坏疽?

气性坏疽是由梭状芽孢杆菌所引起的一种严重急性特异性感染。以局部剧痛、水肿、胀气、组织迅速坏死、分泌物恶臭，并伴有全身毒血症为特征的急性感染。

45 气性坏疽的发病原因有哪些?

梭状芽孢杆菌广泛存在于泥土和人畜粪便中,所以易进入伤口,但并不一定致病。气性坏疽的发生,并不单纯地取决于气性坏疽梭状芽孢杆菌的存在,还要取决于人体抵抗力和伤口的情况,即需要一个利于气性坏疽梭状芽孢杆菌生长繁殖的缺氧环境。因此,失液、大量失血或休克,而又有伤口,大片组织坏死、深层肌肉损毁,尤其是大腿和臀部损伤,弹片存留、开放性骨折或伴有主要血管损伤,使用止血带时间过长等情况,容易发生气性坏疽。

46 气性坏疽会有哪些表现?

1)局部表现　患者自觉患部沉重,有包扎过紧感。以后,突然出现患部"胀裂样"剧痛,不能用一般止痛剂缓解。患部肿胀明显,压痛剧烈。伤口周围皮肤水肿、紧张、苍白、发亮,很快变为紫红色,进而变为紫黑色,并出现大小不等的水疱。伤口内肌肉由于坏死,呈暗红色或土灰色,失去弹性,刀割时不收缩,也不出血,犹如煮熟的肉。伤口周围常扪及捻发音,表示组织间有气体存在。轻轻挤压患部,常有气泡从伤口逸出,并有稀薄、恶臭的浆液样血性分泌物流出(图 4-11)。

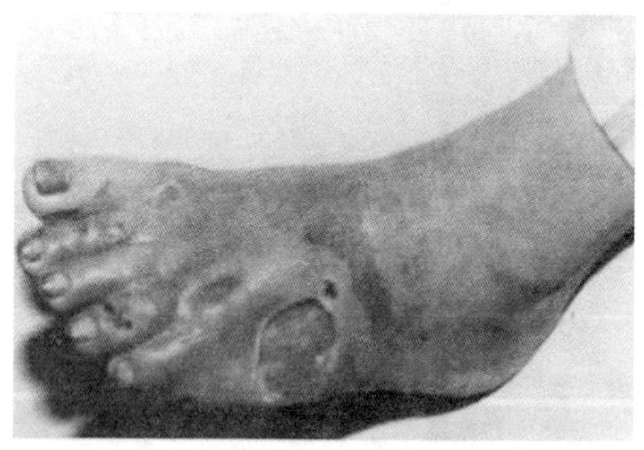

图 4-11　气性坏疽的局部表现

注:图中气性坏疽的感染已侵犯肌肉组织,形成蜂窝织炎。窦道形成,并与足底贯通,但肌腱尚未被破坏。

2）全身症状　早期患者表情淡漠，有头晕、头痛、恶心、呕吐、出冷汗、烦躁不安、高热、脉搏快速（100～120 次/分）等表现，呼吸急促，并有进行性贫血。晚期有严重中毒症状，血压下降，最后出现黄疸、谵妄和昏迷。

47 气性坏疽会引起什么严重后果？

气性坏疽如不及时诊治，患者可丧失肢体或危及患者生命，病死率可达 20%～50%。气性坏疽的防治包括早期彻底清创，敞开伤口，预防其发生。一旦发生，应早诊断，及时治疗，避免残废或死亡。

48 气性坏疽患者该采取哪些措施护理？

发现患者是气性坏疽的患者时，应做好以下措施。

（1）置患者于单间。

（2）房间外应有醒目的隔离标志，房间内备有隔离基本用物，如洗手消毒液、器械浸泡盆、隔离衣等。

（3）进入室内穿隔离衣，戴口罩、帽子、手套，并尽量集中治疗和护理、销毁医疗废物和生活垃圾。

（4）凡接触患者及伤口污物后彻底洗刷、消毒双手。

（5）手部有伤口的医护人员不得参与护理。

（6）固定专用治疗、护理用具于房间内，如听诊器、血压计、体温表、输液用物等。

（7）用过的敷料一律焚烧。

（8）谢绝探视。

（9）隔离区每天用消毒液擦洗，并用消毒机消毒，每天 2 次，每次 30 min。

（10）解除隔离或出院后病房严格终末消毒。

49 气性坏疽患者要做哪些检查？

早诊断和及时治疗是保存患肢和挽救生命的关键。诊断主要依据临床表现、伤口分泌物检查和 X 线检查，如损伤或手术后，伤口出现不寻常的疼痛，局部肿胀迅速加剧，伤口周围皮肤可扪及捻发音，并有严重的全身中毒症状，如脉搏加速、烦躁不安、进行性贫血，即应考虑有气性坏疽的可能；伤口内的分泌物涂片检查有大量革兰阳性杆菌，X线检查示伤口肌群间有气体，这些都是诊断气性坏疽的重要依据。

50 气性坏疽患者是否都需要做手术？

一旦发现患者是气性坏疽须紧急进行局部手术处理。在病变区做广泛、多处切开（包括伤口及其周围水肿或皮下气肿区），切除已无活力的肌肉组织。

51 气性坏疽有哪些治疗方法？

1）紧急手术处理　在抢救严重休克或其他严重并发症的同时，须紧急进行局部手术处理，敞开伤口，用大量3%过氧化氢溶液或1∶4000高锰酸钾溶液反复冲洗。术后保持伤口开放，用过氧化氢溶液湿敷，每天更换敷料数次。

2）高压氧疗法　在3个大气压纯氧下，以物理状态溶解在血内的氧比平时增加20倍左右，可提高组织的含氧量，抑制气性坏疽梭状芽孢杆菌的生长繁殖，并使其停止产生毒素。一般在3天内进行7次治疗，1次/2 h，间隔6～8 h。其中第1天做3次，第2、3天各2次，在第1次治疗后，检查伤口，并将已坏死的组织切除，但不做广泛的清创或切除。以后，根据病情需要，可重复进行清创。通过这种治疗方法，不少患肢的功能可得以保留。

3）使用抗生素　大剂量使用青霉素，可控制化脓性感染，减少伤处因其他细菌繁殖消耗氧气所造成的缺氧环境。

4）全身支持疗法　少量多次输血，纠正水、电解质紊乱，给予高蛋白质、高热量饮食，止痛、镇静、退热等。

52 气性坏疽患者的心理活动及其指导有哪些？

气性坏疽患者病情发展快，病情重。部分患者还会面临截肢的风险，故患者心理压力大，会有焦虑、恐惧等心理。护士应以同情、关心、热情的态度，耐心解释各项治疗的意义，给予生活护理。对于需要截肢者，应说明手术的重要性和必要性，使患者理解和接受手术，配合治疗。鼓励患者正确对待残疾，树立重新生活的信心，并协助患者联系制作义肢。

53 术前休息与活动有何要求?

气性坏疽患者应注意休息,减少活动。冬天注意保暖,预防感冒。指导患者练习床上大小便,避免因排便习惯改变而引起便秘。卧床患者,指导患肢做踝泵运动、肌肉等长收缩运动、关节屈曲运动,促进血液循环,防止肌肉萎缩、关节僵硬。

54 术前饮食要求有哪些?

(1)进高蛋白质、高热量、高维生素的食物,如牛奶、豆制品、鸡蛋、鱼、瘦猪肉等,多吃新鲜蔬菜、水果等。以增强免疫力并保证营养供给。忌烟、酒。

(2)术前6 h禁食,4 h禁饮,以减轻胃肠道负担,防止手术过程中呕吐或误吸。术前戒烟、酒,不吃辛辣刺激性食物,以免引起咳嗽。

55 气性坏疽患者术后护理的要点有哪些?

1)生命体征的观察　按时测量生命体征,重点观察体温的变化,通过体温曲线观察发热情况。高热患者应采用药物或物理降温。使用退热剂时应密切观察病情变化,一般应用剂量不宜过大,以防虚脱。

2)预防感染　使用大量抗生素除了应注意观察药物不良反应外,还要警惕发生双重感染。

3)观察患肢伤口变化　尤其是已行截肢的患者。如发现渗出物较多时应报告医生并立即更换敷料,避免加重感染或出血。为防止突然发生的大出血,床边应常规备止血带、止血钳等。

4)保肢患者　应观察患肢末梢血液循环的变化,包括患肢颜色、温度、动脉搏动情况。

5)及时止痛,适当给予必要的镇静剂、镇痛剂　做好心理护理,解除患者对疾病的紧张心理,树立战胜疾病的信心。

6)局部冲洗引流护理

(1)密切观察引流物的性状、量及颜色,并及时记录。严格交接班,保持出入液量的平衡。

(2)及时更换冲洗液,及时倾倒引流液。严格执行无菌操作,引流袋每天更换,避免发生逆行感染。

(3)如发现滴入不畅或引流物流出困难,应立即检查是否有血块堵塞或管道受压扭曲,及时排除故障。

(4)避免引流管扭曲、受压。输入管的输液瓶应高于患肢60～70 cm,引流管宜与一次性负压引流袋相连,并保持负压状态。引流袋位置应低于患肢50 cm。

56 气性坏疽术后的并发症有哪些?有哪些防范措施?

1)出血　截肢患者有发生大出血的危险。故应严密观察患肢伤口情况及引流状况,发现异常及时报告医生。床边常规备止血带、止血钳等。

2)伤口感染　术后大剂量使用青霉素,可控制化脓性感染。同时观察患者体温变化及伤口情况,避免感染的发生。

3)肢体坏死　是气性坏疽比较严重的并发症,患者需要进行截肢手术。早期广泛彻底清创是预防肢体坏死的关键。

57 气性坏疽术后康复锻炼方法有哪些?

(1)保留肢体的患者术后可做患肢肌肉收缩运动及健肢的活动;头部的左右旋转,耸肩及肩关节各个方向的运动;手指可以用力握拳或屈伸,以及脚趾的屈伸运动等。

(2)截肢手术后的患者应特别注重残肢和全身的功能锻炼。功能锻炼可以促进局部及全身的血液循环,促进残肢肿胀的消退;可以减少肌肉废用性萎缩和关节粘连僵硬,促进残肢和全身运动功能的恢复,避免各种废用综合征的发生。功能锻炼应尽早开始,一般手术后第一天即应在床上进行健肢运动,三四天开始残肢的主动运动。上肢截肢时应强调尽早起床活动,下肢截肢时应尽早在步行器或平行杠内练习单腿步行或扶拐步行。

(3)残肢角质化训练:截肢患者可用毛巾、牙刷等摩擦残肢皮肤,或按摩残肢皮肤,可以增强残肢皮肤耐磨性,缓解患者的幻肢痛等。

(4)关节活动手法:截肢术后,由于长期制动、关节骨折、瘢痕挛缩等原因可能导致残肢关节挛缩。故应加强关节的锻炼,避免关节挛缩。

58 气性坏疽术后出院指导有哪些?

1）休息 禁止剧烈活动，鼓励患者有意识地使用患肢完成日常活动，但不宜用力提或拖拉重物，避免投掷等挥动手臂的动作，以免加重损伤。

2）饮食 加强营养，给予高热量、高蛋白质、高钙、高维生素食物，如牛奶、豆制品、鸡蛋、鱼、瘦猪肉等，多吃新鲜蔬菜、水果等富含膳食纤维食物，增强机体抵抗力。

3）锻炼 坚持患肢的功能锻炼，特别是截肢的患者要加强患肢残端的锻炼，促进康复，以便于早日安装义肢。

4）用药 出院带药患者，应遵医嘱按时服药。注意观察药物反应，一旦出现不良反应立即停药并到医院就诊。

5）复查 患者出院后应注意观察伤口情况，如有异常应及时到医院就诊。遵医嘱定期复查。

（王慧文 周文娟）

第五章 创　伤

1 何谓创伤?

创伤有广义和狭义之分,广义的创伤也称损伤,指机械、物理、化学或生物等因素造成的机体损伤;狭义的创伤,指机械性致伤因素作用于机体造成的组织结构完整性破坏或功能障碍。

2 创伤是如何分类的?

1）按致伤因素分类　可分为烧伤、冻伤、挤压伤、刀器伤、火器伤、冲击伤、爆震伤及多种因素所致的复合伤等。

2）按受伤部位分类　一般可分为颅脑损伤、颌面部伤、颈部伤、胸背部伤等,诊治时需进一步明确受伤的组织和器官,如软组织或骨关节损伤、内脏损伤等。

3）按伤后皮肤完整性分类　可分为皮肤黏膜完整无开放性伤口的闭合性损伤,如扭伤、挤压伤、震荡伤、关节脱位、闭合性骨折和闭合性内脏伤等;皮肤有破损者为开放性损伤,如擦伤、撕裂伤、切割伤、砍伤和刺伤等。

4）按伤情轻重分类　可分为轻、中等、重伤。轻伤主要是局部软组织伤,无生命危险或只需小手术;中等伤主要是广泛软组织损伤、上下肢开放性骨折、肢体挤压伤、创伤性截肢及一般的腹腔脏器伤等,需手术,但一般无生命危险;重伤指危及生命或治愈后有严重残疾者。

3 机体发生创伤后的病理生理过程是怎样的?

在致伤因素的作用下,机体迅速产生各种局部炎症反应和全身性防御反应,目的是维持机体自身内环境的稳定。局部反应和全身反应往往同时存在,但不同的创伤,机体的反应也不同。

1）局部反应　创伤性局部炎症反应是创伤的病理基础,是由于组织结构破坏或细胞变性坏死、微循环障碍或病原微生物入侵及异物残留等所致。局部炎症反应的基本病理过程与一般炎症相同。创伤性局部炎症反应是一种非特异性的保护性防御反应，有利于清除坏死组织、杀灭细菌及组织修复。

2）全身反应　是指致伤因素作用于人体后引起的一系列神经内分泌活动增强并由此而引发的各种功能和代谢改变的过程，是一种非特异性应激反应。

4 创伤修复的过程分为几个阶段?

修复过程大致可分为三个阶段。

(1) 纤维蛋白充填(炎症期)　伤后立即发生，常可持续 3～5 天。主要是血管和细胞反应，免疫应答，血液凝固和纤维蛋白的溶解，目的在于清除损伤或坏死的组织，为组织再生和修复奠定基础。

(2) 细胞增殖(增殖期)　是细胞增殖分化和肉芽组织形成阶段，浅表的损伤一般通过上皮细胞的增殖、迁移，可覆盖创面而修复；大多数软组织损伤需通过肉芽组织的形成而修复。

(3) 组织塑形(塑造期)　主要包括胶原纤维交联增加，强度增加；多余物质的降解，过度丰富的毛细血管网消退和伤口的黏蛋白及水分减少等。

5 伤口愈合有哪几种类型?

1）一期愈合　又称原发愈合，伤口修复以原来的组织细胞修复为主，仅含少量纤维组织，局部无感染、血肿或坏死组织，修复过程迅速，结构和功能修复良好。多见于损伤程度轻、范围小、无感染的伤口或创面。

2）二期愈合　又称瘢痕愈合，以纤维组织修复为主，修复时间长，不同程度地影响结构和功能恢复。多见于损伤程度重，范围大，坏死组织多，且常伴有感染而未经合理的早期外科处理的伤口。

6 影响创伤修复的因素包括哪些?

1）局部因素　主要有伤口特点、感染，异物残留，局部血液循环障碍及治疗措施不当等，其中伤口感染最常见。

2）全身因素　主要有年龄、营养不良、慢性疾病、大量使用细胞增殖抑制剂、免疫功能低下及全身性严重并发症等。

7 创伤有哪些常见的临床表现?

1）局部症状　疼痛、局部肿胀、功能障碍及有创口或创面。

2）全身症状

(1) 发热　创伤性炎症反应所致的发热,体温一般不超过38.5 ℃。

(2) 生命体征变化　包括心率加快,血压稍高或偏低,呼吸深快等。

(3) 其他　因失血、失液,可出现口渴、尿少、食欲缺乏、疲倦等。

8 伤口包括哪几种类型?

按伤口清洁度可分为三类。

1）清洁伤口　指无菌手术切口。

2）污染伤口　指被异物或细菌沾染、但未发生感染的伤口,一般指伤后 8 h 内经处理的伤口。对其处理的主要方法是清创术,使之尽量转化为清洁伤口。

3）感染伤口　指已发生感染的伤口,这类伤口多需换药治疗。

9 Ⅰ期缝合和Ⅱ期缝合是如何区分的?

1）Ⅰ期缝合　又称初期缝合,是指对已清创的伤口及时按组织层次缝合。

2）Ⅱ期缝合　又称延期缝合,指对伤后时间较长、污染较重的伤口,清创术后不予缝合或只缝合深层组织,观察 2～3 天无感染征象后的缝合。

10 什么是清创术?

清创术是指限时处理一般性污染伤口,使之转变为清洁伤口。应在局部浸润或全身麻醉下实施。

11 什么是敷料交换?

敷料交换,又称换药,是处理感染伤口的基本措施。其目的是引流分泌物,除去坏死组织,控制感染,促进肉芽组织生长,使伤口尽快愈合或为植皮做好准备。

12 如何对创伤患者进行伤情评估?

1）危及生命的伤情评估

（1）气道(呼吸道)情况　有无气道不畅或阻塞。

（2）呼吸情况　是否有通气不良、有无鼻翼翕动、胸廓运动是否对称、呼吸音是否减弱。

（3）循环情况　了解出血量多少,观察血压和脉搏,以判断是否休克。

（4）中枢神经系统情况　意识状态、瞳孔大小、对光反射、有无偏瘫或截瘫。

2）全身情况评估　详细采集病史,了解受伤原因和经过,并进行心脏、呼吸、腹部、脊髓、头颅、骨盆、四肢、动脉、神经系统的评估。

13 如何对创伤患者进行现场救护?

（1）对于创伤患者,首先使患者脱离危险环境,边评估边救治。

（2）保持呼吸道通畅、通气和充分给氧。

（3）控制出血,对于体表活动性出血,采用适当的方法止血,需要手术止血者,尽快送入院安排手术。

（4）迅速建立静脉通道,必要时建立 2～3 条通道,保证输液、输血,扩充血容量等抗休克治疗。

（5）包扎、封闭体腔伤口。

（6）有效固定骨折、脱位。

（7）监测心率和血压,及时发现和处理并发症,准确用药。

14 常用创伤评分系统有哪些?

目前较流行的创伤评分系统是损伤严重程度评分(injury severity score,ISS)和修正创伤评分(revised trauma score,TS)。ISS 主要从解剖学方面来评估创伤的严重程度,RTS 则采用一些生理学指标,如血压、呼吸频率等来评估。

1）损伤严重程度评分　损伤严重程度评分(ISS)是 1974 年根据简化损伤评分(AIS)发展而来的(表 5-1)。将损伤最严重的三个部位的 AIS 分值的平方相加,得出的就是 ISS 的分值,在 1～75 分之间。当某一部位 AIS 是 6 分时,则 ISS 直接为 75 分。

表 5-1 简化损伤评分(AIS)

AIS	定义	AIS	定义
0	无损伤	4	重度损伤(有生命危险)
1	轻微损伤	5	严重损伤(生存希望小)
2	中等损伤	6	致命的,无法挽救的损伤
3	重度损伤(无生命危险)		

在 ISS 中未考虑年龄因素。同样的创伤对于不同年龄的患者,其预后是不一样的。研究发现,当严重创伤 ISS 超过 50 分时,年龄的影响变得很小,可以忽略。ISS 的缺点是仅适用于钝器伤,且其数值是不连续的。

2) 修正创伤评分 修正创伤评分(RTS)(表 5-2)可用于院前,着重患者的去向和现场处理。当患者创伤评分在 11 分以下时,应及时送往创伤中心救治。RTS 评分越低伤情越重。

表 5-2 修正创伤评分(RTS)

呼吸频率/(次/分)	收缩压/mmHg	GCS 分值	分值
10～29	789	13～15	4
729	76～89	9～12	3
6～9	50～75	6～8	2
1～5	＜50	4～5	1
0	0	3	0

15 常用的止血方法有哪些?

1) 指压动脉止血法 适用于头部和四肢某些部位的大出血,是一种不需要任何器械、简便有效的止血方法。操作方法是用手指压迫伤口近心端动脉,将动脉压向深部的骨头,阻断血液流通。但因为止血时间短暂,常需要与其他方法结合进行(图 5-1、图 5-2、图 5-3、图 5-4)。

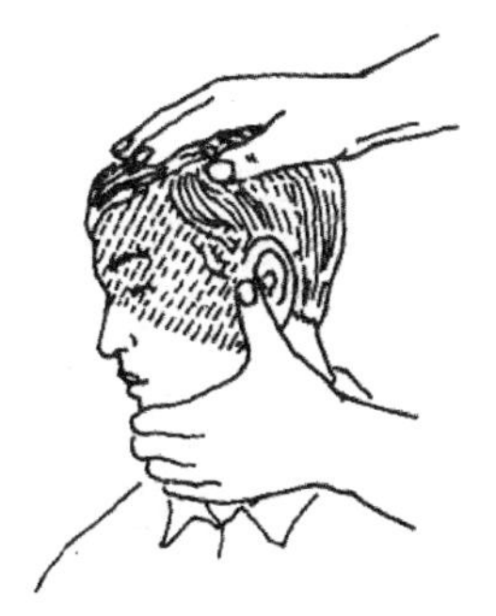

图 5-1　指压颞浅动脉止血法

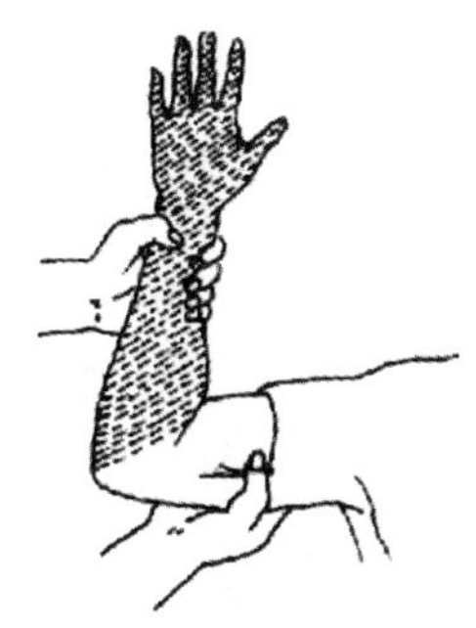

图 5-2　指压肱动脉止血法

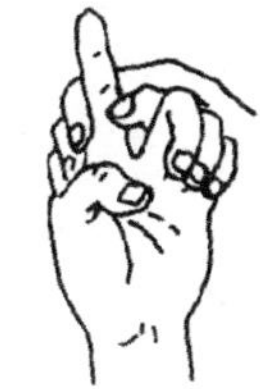

图 5-3　手指出血止血法

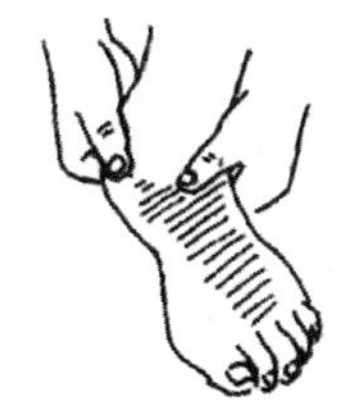

图 5-4　指压胫前后动脉止血法

2）直接压迫止血法（图 5-5）　适用于较小伤口的出血。操作方法是用无菌纱布直接压迫伤口处，压迫时间约为 10 min。

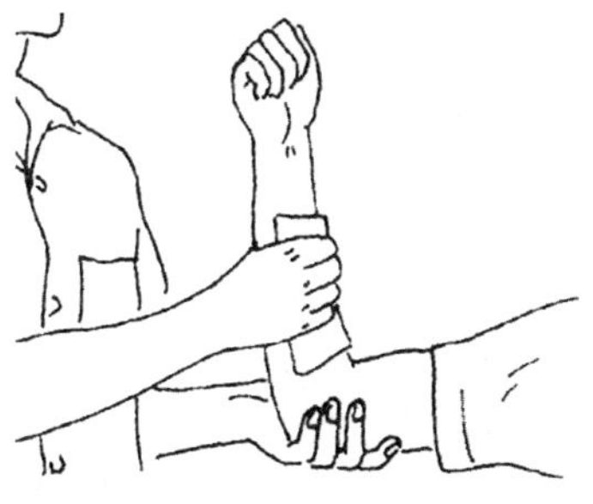

图 5-5　直接压迫止血法

3）加压包扎止血法（图 5-6）　用消毒纱布或干净的毛巾、布块折叠成比伤口稍大的“布垫”盖住伤口，再用绷带或三角巾紧紧包扎，其松紧度以能达到止血目的为宜。此种止血方法，多用于静脉出血和毛细血管出血。这是目前最常用的一种止血方法。

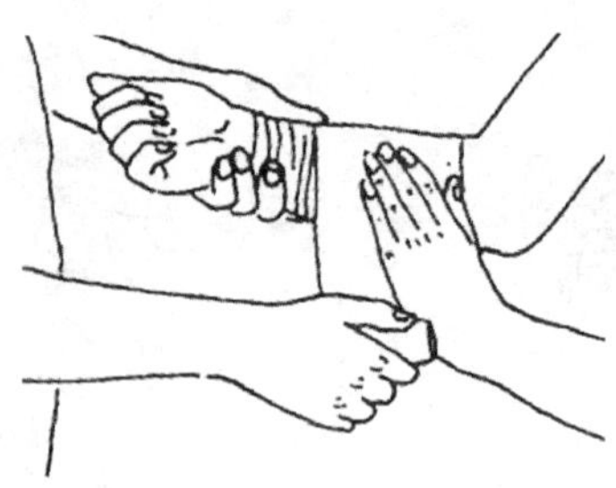

图 5-6　加压包扎止血法

4）填塞止血法（图 5-7）　适用于颈部和臀部较大而深的伤口。操作方法是先用镊子夹住无菌纱布塞入伤口内，如一块纱布止不住出血，可再加纱布，最后用绷带或三角巾绕颈部至对侧手臂根部包扎固定。

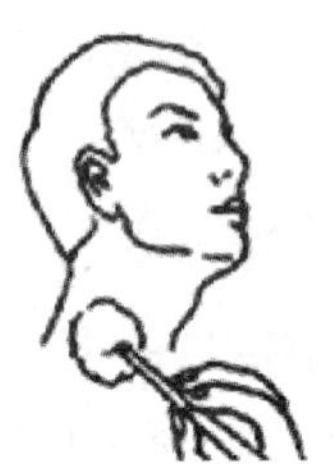
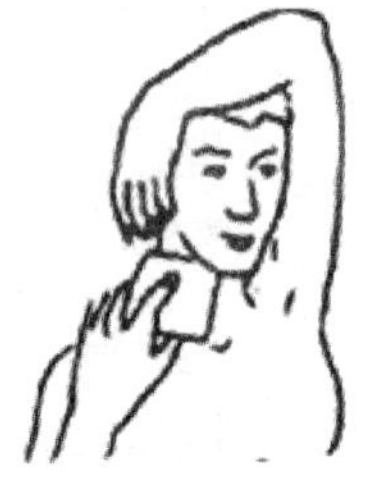
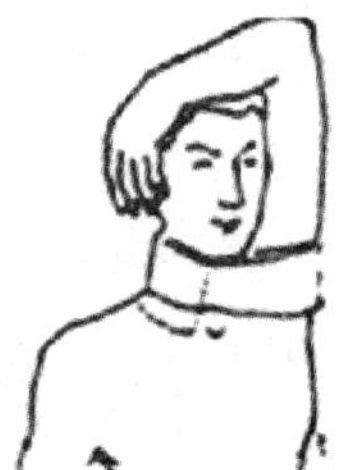

图 5-7　填塞止血法

5）止血带止血法　止血带止血法只适用于四肢大出血，当其他止血法不能止血时才用此法。常用的有橡皮止血带、气压止血带及布制止血带。

（1）橡皮止血带　左手在离止血带末端约 10 cm 处由拇指、食指和中指紧握，使手背向下放在扎止血带的部位，右手持止血带中段绕患肢一圈半，然后把止血带塞入左手的食指与中指之间，左手的食指与中指紧夹一段止血带向下牵拉，使之成为一个活结，外观呈“A”字形（图 5-8）。

（2）气压止血带　上气压止血带前在皮肤表面垫一个薄棉垫，宽度宜超过止血带的两侧各 1 cm，止血带扎好后外层用绷带固定。压力范围：一般上肢为 250～300 mmHg，下肢为 300～500 mmHg。

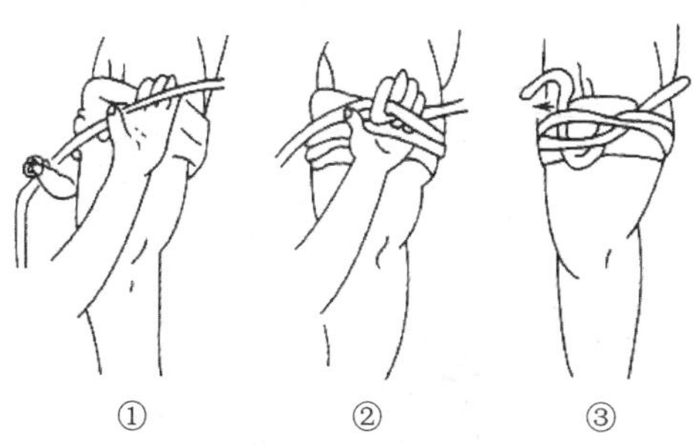

图 5-8　橡皮止血带止血法

充气后记录时间，每隔 0.5～1 h 放松 1 次，每次放松 2～3 min，放松期间需要采用其他方法临时止血，每 15～30 min 应检查压力指数 1 次(图 5-9)。

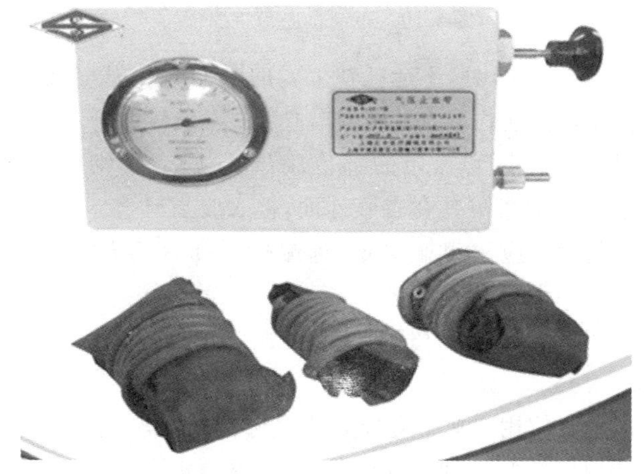

图 5-9　气压止血带止血法

(3) 布制止血带　将三角巾折成带状或将其他布带绕伤口一圈，打个蝴蝶结；取一根小棒穿在布带圈内，提起小棒拉紧，将小棒依顺时针方向绞紧，将绞棒一端插入蝴蝶结环内，最后拉紧活结并与另一头打结固定(图 5-10)。

16 使用止血带止血的注意事项有哪些?

1) 部位　上臂外伤大出血应扎在上臂上 1/3 处，前臂或手大出

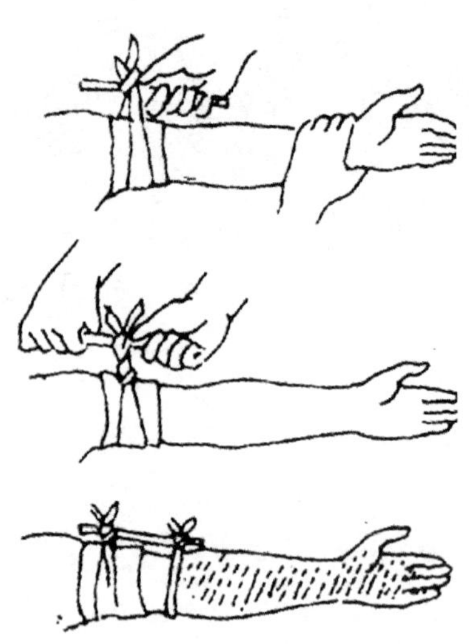

图 5-10　布制止血带止血法

血应扎在上臂下 1/3 处，不能扎在上臂的中 1/3 处，因该处神经走行贴近肱骨，易被损伤。下肢外伤大出血应扎在股骨中下 1/3 交界处。

2）衬垫　使用止血带的部位应该有衬垫，否则会损伤皮肤。特殊情况下，止血带可扎在衣服外面，把衣服当衬垫。

3）松紧度　应以出血停止、远端摸不到脉搏为宜。过松达不到止血目的，过紧会损伤组织。

4）时间　一般不应超过 5 h，原则上每小时要放松 1 次，放松时间为 1～2 min。

5）标记　使用止血带者应有明显标记贴在前额或胸前易发现部位，写明时间。如立即送往医院，可以不做标记，但必须当面向值班人员说明扎止血带的时间和部位。

17 包扎的目的是什么？

包扎在急救中应用范围较广，其目的是保护创面、固定敷料、防止污染和压迫止血、止痛，固定敷料、夹板，利于伤口早期愈合。

18 常用的包扎方法有哪些？

1）三角巾包扎法

（1）头顶部包扎法（图 5-11）。

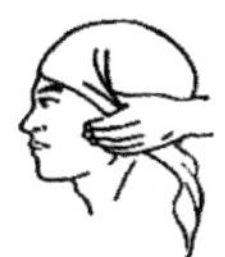
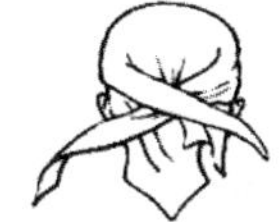
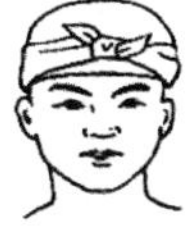
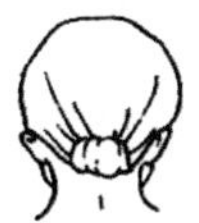

图 5-11　头顶部包扎法

(2) 头部风帽式包扎法(图 5-12)。

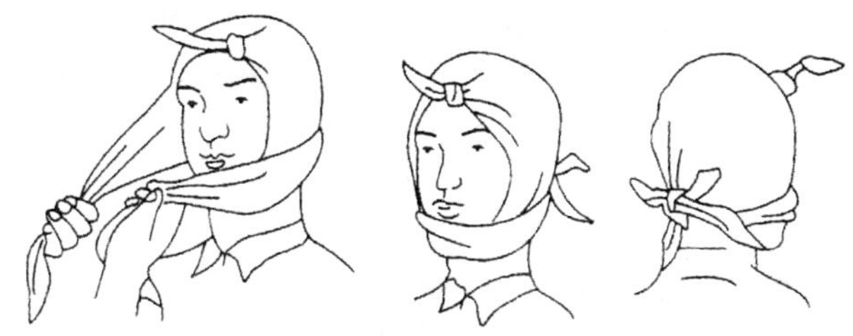

图 5-12　头部风帽式包扎法

(3) 眼部包扎法(图 5-13)。

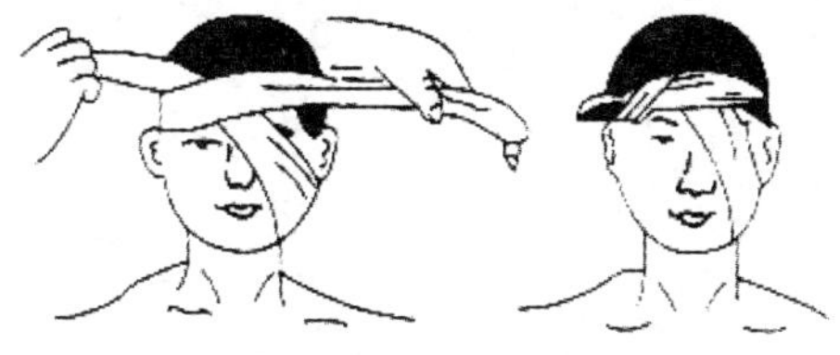

图 5-13　眼部包扎法

(4) 胸部包扎法(图 5-14)。

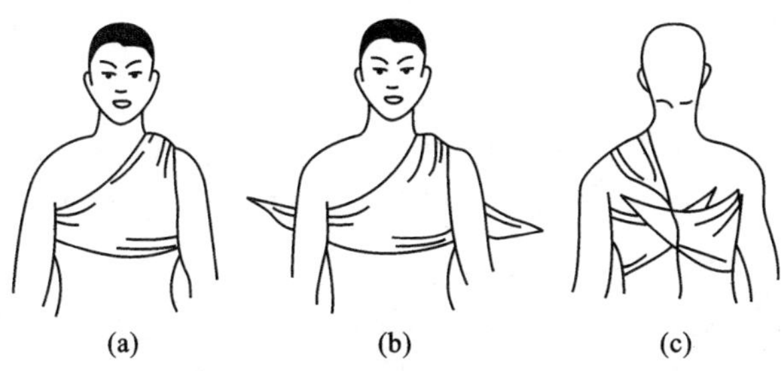

图 5-14　胸部包扎法

（5）上肢悬吊包扎法（图 5-15）。

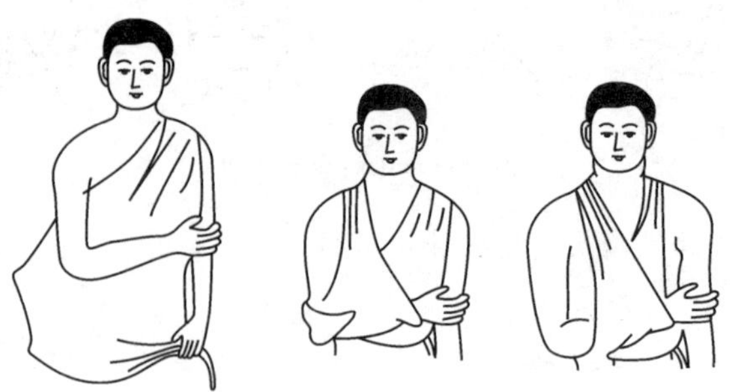

图 5-15　上肢悬吊包扎法

（6）手、足部包扎法（图 5-16）。

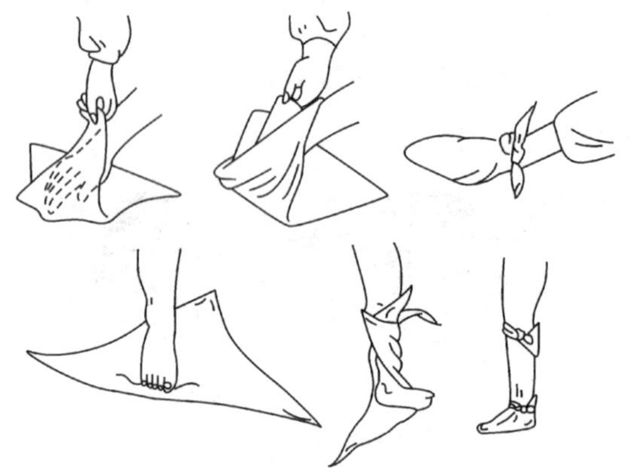

图 5-16　手、足部包扎法

（7）臀部包扎法（图 5-17）。

2）绷带包扎法（图 5-18）

3）弹性绷带包扎法　主要用于外科包扎护理（图 5-19）。弹性绷带可广泛用于身体各个部位外用包扎（图 5-20）。它使用方便，弹性大，关节部位使用后活动不受限制，压力适宜，不会妨碍血液循环或使关节部位移位，透气性好，不易感染，利于伤口快速愈合，包扎迅速，无过敏现象，不影响患者的日常生活。

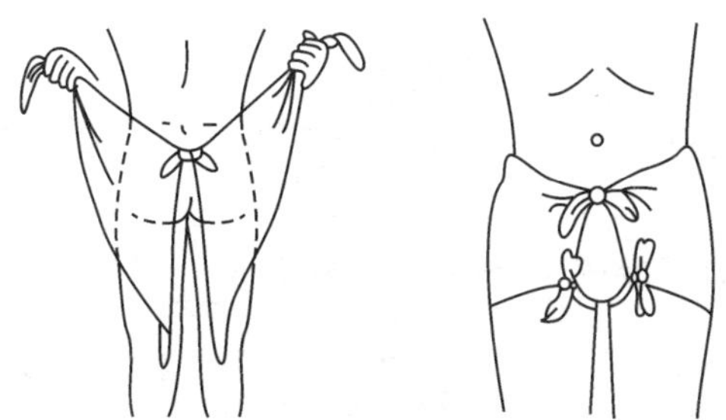

图 5-17　臀部包扎法

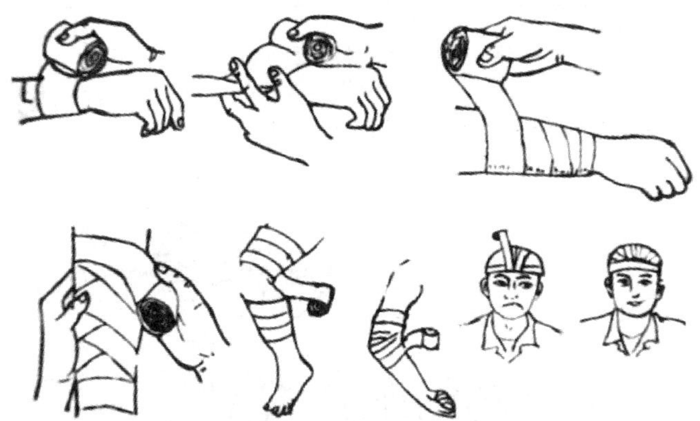

图 5-18　绷带包扎法

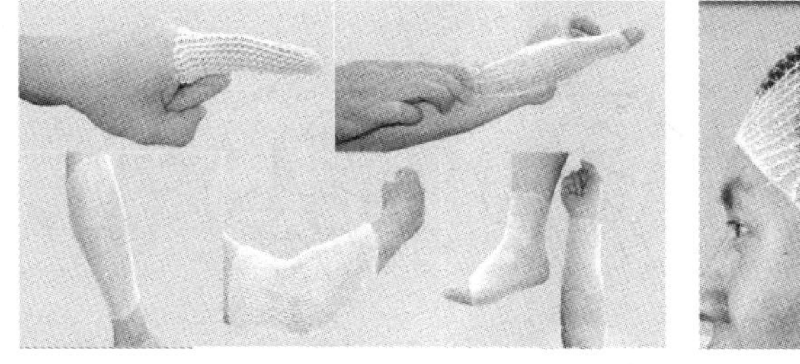

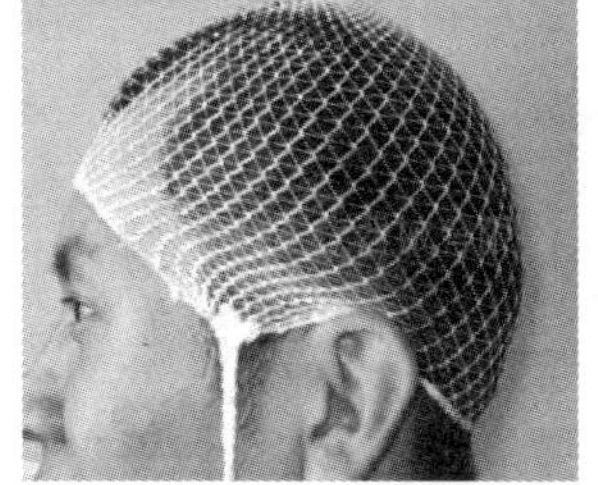

图 5-19　弹性绷带包扎法(1)

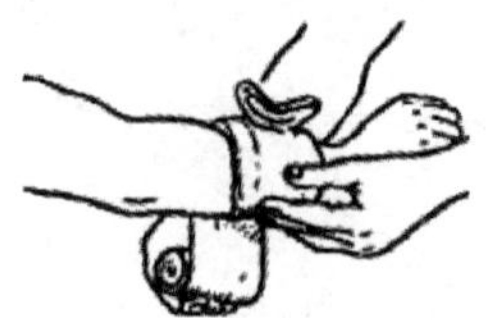

(a)敷料置于伤口

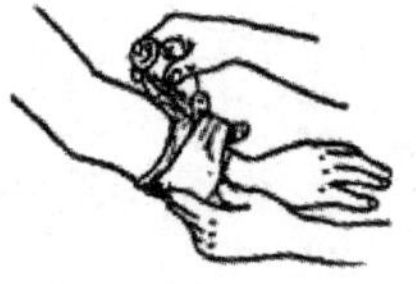

(b)弹性绷带夹紧卡上面有“V”形切口

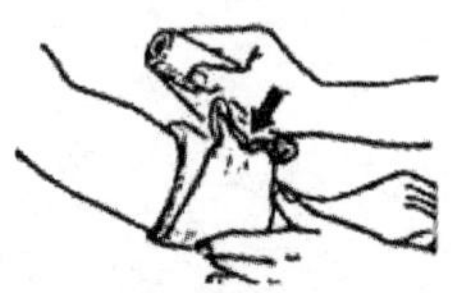

(c)拉紧弹性绷带

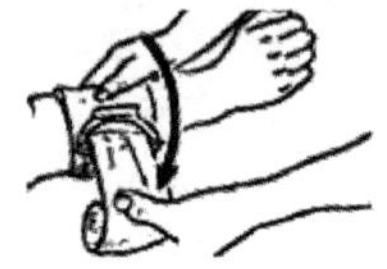

(d)反向拉紧弹性绷带

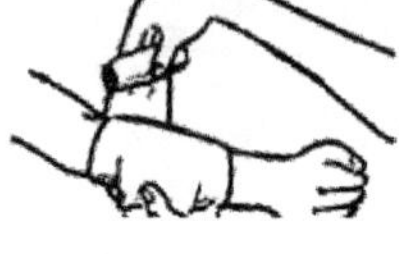

(e)继续缠绕弹性绷带

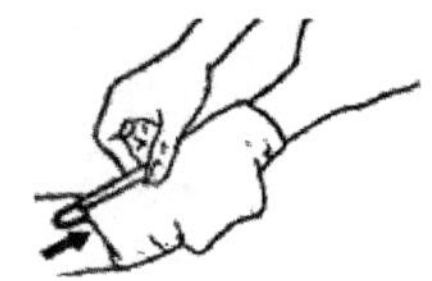

(f)安全钩扣住弹性绷带

图 5-20 弹性绷带包扎法(2)

4）特殊部位包扎法(图 5-21、图 5-22)

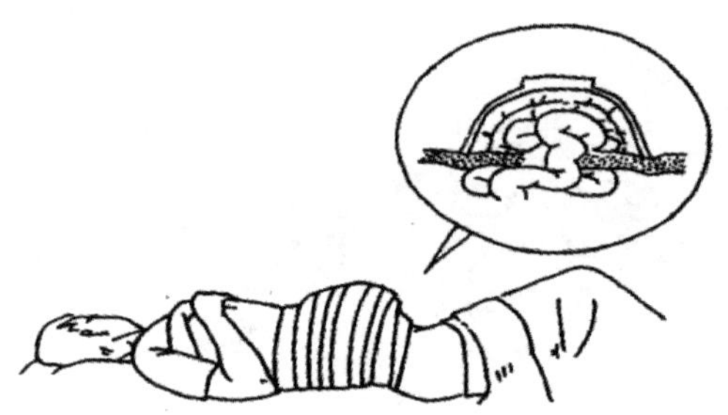

图 5-21 腹腔脏器脱出包扎法

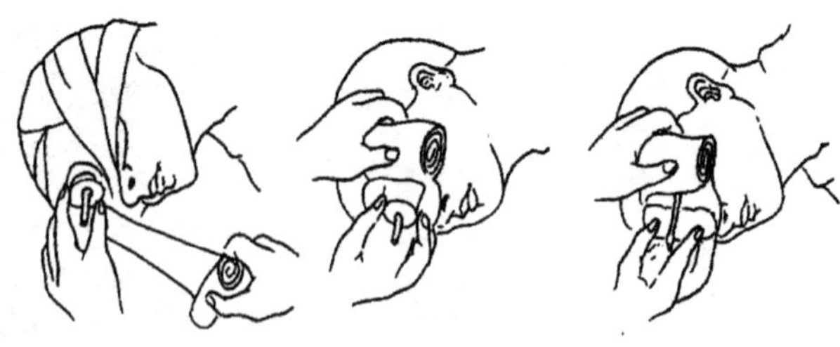

图 5-22 异物入眼包扎法

19 包扎的注意事项有哪些?

(1) 向伤者解释要做的程序,置伤者于舒适姿势(坐、躺下)并承托伤处。

(2) 先盖再包(干净敷料),包扎松紧程度适中。

(3) 确保打平结,便于解开;切勿在骨突、关节、伤处、肢体内侧打结;固定下肢时,平结应放在未受伤一侧的前方。

(4) 肢体处包扎尽可能露出肢体末端,每隔 10 min 需要检查一下血液循环情况。

20 骨折固定的目的是什么?

(1) 制动:骨、关节损伤时必须固定制动。

(2) 减轻疼痛:减少出血和肿胀,预防疼痛引起休克。

(3) 避免加重创伤。

(4) 便于搬运伤员。

21 常用的固定方法有哪些?

1) 前臂、上臂骨折固定　前臂骨折固定时,把两块夹板分别置于前臂的掌侧和背侧,可在伤员患侧掌心放一团棉花,让伤员握住掌侧夹板的一端,使腕关节稍背屈,然后固定,再用三角巾将前臂悬吊于胸前。上臂骨折固定,可用一块夹板,夹板置于上臂外侧;若用两块夹板,则分别置于上臂的后外侧和前内侧,然后用两条带子在骨折的上、下端固定。使肘关节屈曲 90°,用上肢悬吊包扎法将患肢悬吊于胸前(图 5-23)。

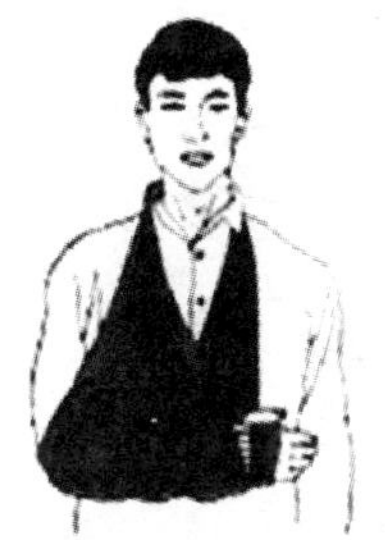

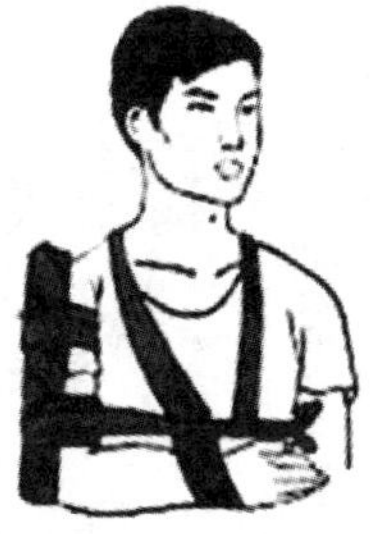

图 5-23　前臂、上臂骨折固定

2）小腿骨折固定　将两块夹板置于小腿内、外侧，其长度应从大腿根部至足跟，在膝、踝关节处垫布料后用绷带分段固定，再将两下肢并拢上、下固定，并在脚部用“8”字形绷带固定，使脚掌与小腿成直角（图 5-24）。

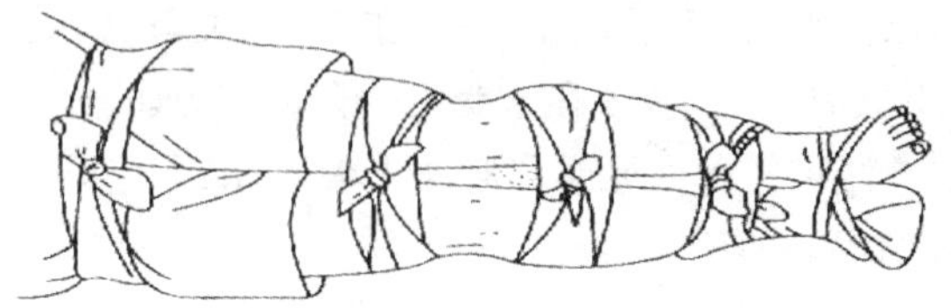

图 5-24　小腿骨折固定

3）大腿骨折固定　将两块夹板分别置于患肢内侧和外侧（图 5-25），长夹板长度应从腋下至脚跟，短夹板长度自大腿根部至足跟，两下肢并列对齐，用敷料垫好膝、踝关节后用绷带分段固定。用“8”字形绷带固定脚部，使脚掌与小腿成直角。无夹板时也可用健肢固定法。

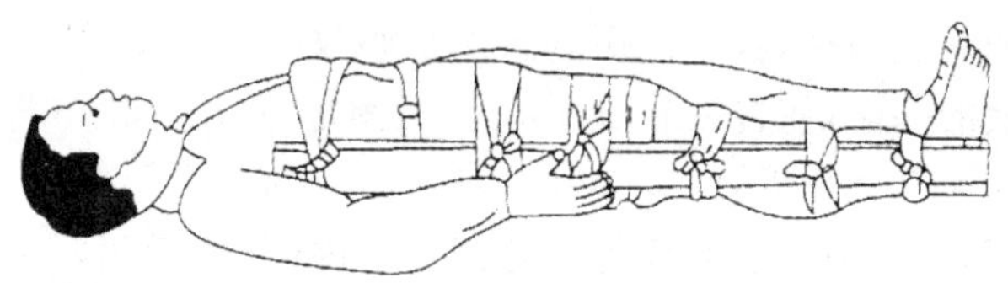

图 5-25　大腿骨折固定

4）锁骨骨折固定（图 5-26）

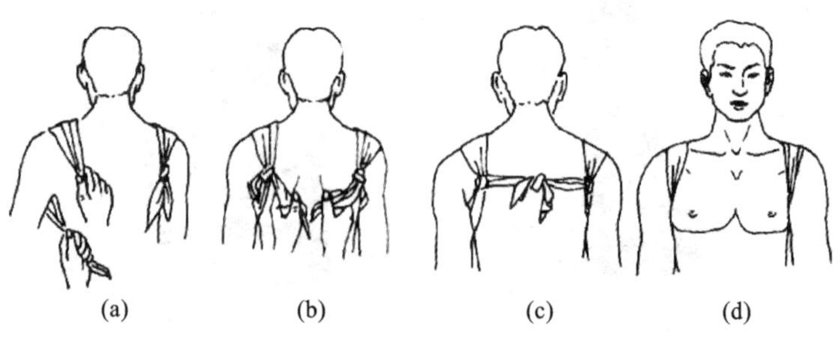

图 5-26　锁骨骨折固定

5）骨盆固定（图 5-27）

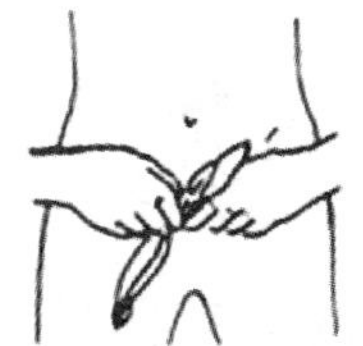
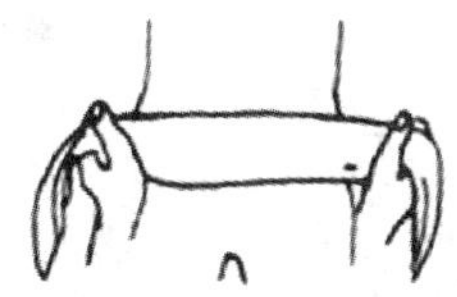
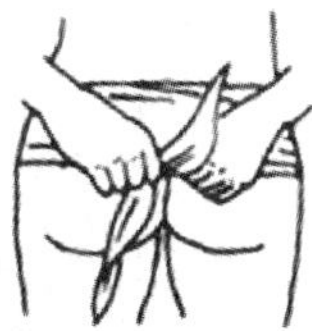

图 5-27　骨盆固定

22 骨折固定的注意事项有哪些？

（1）实施骨折固定先要注意伤员的全身状况，如心搏骤停要先进行心肺复苏处理；如有休克要先抗休克或同时处理休克；如有大出血要先止血包扎，然后固定。

（2）固定的目的不是让骨折复位，而是防止骨折断端的移位，所以伤口的骨折断端不应该送回。

（3）关节固定应使肢体处于功能位。

（4）固定时动作要轻巧，固定要牢靠，松紧要适度，皮肤与夹板之间要垫适量的软物，尤其是夹板两端骨突出处和空隙部位更要注意，以防局部受压引起缺血坏死。

23 常用的搬运方法有哪些？

1）单人搬运法　用搀扶、背、扛、抱等方法（图 5-28）。

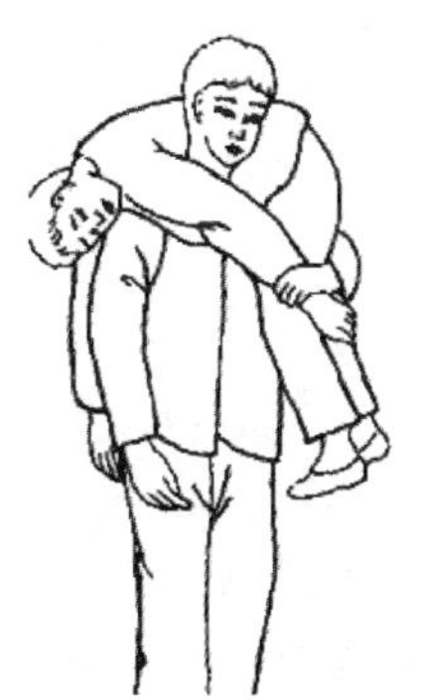
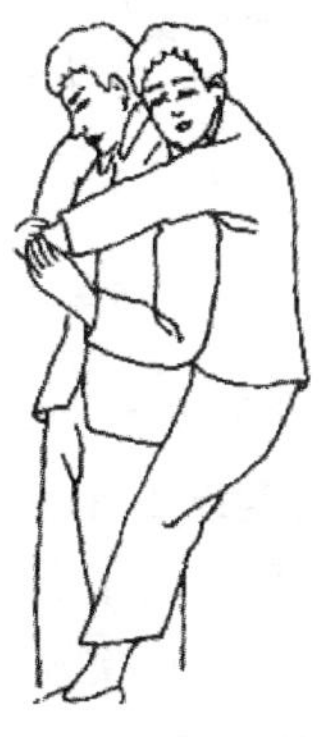
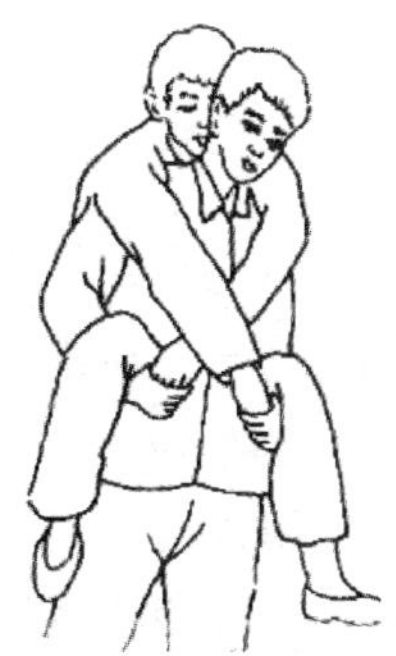

图 5-28　单人搬运法

2）双人搬运法　用双人椅式、平托式、拉车式等方法（图5-29）。

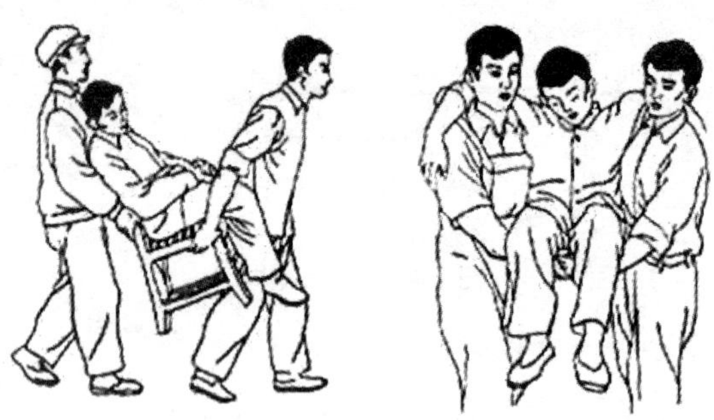

图 5-29　双人搬运法

3）脊柱骨折四人搬运法　一人在伤员的头部，双手掌位于头部两侧，轴向牵引颈部；另外三人在伤员的同一侧，手掌向上平伸到伤员肩背部、腰臀部、膝踝部的对侧，单膝跪地，一人喊口号“一、二、三”，一起抬起伤员（图 5-30）。

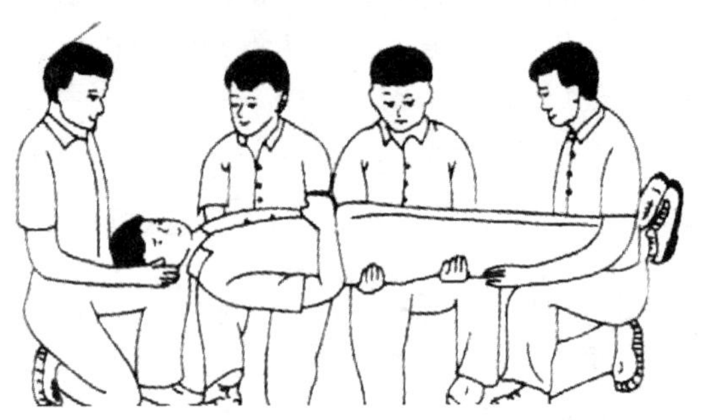

图 5-30　脊柱骨折四人搬运法

24 创伤患者进行转运的途中有哪些要求？

转运创伤患者应尽量做到以下几点。

（1）用快速运载工具送至已联系好的医院或急救中心。

（2）搬运和转运途中应防止再次损伤和医源性损伤。

（3）在救护车内，创伤患者应足向车头，头向车尾平卧。适当使用镇静剂，稳定患者情绪。

25 创伤常见并发症有哪些?

1）局部并发症

（1）出血　指受伤后 48 h 内继发性出血，也可发生在修复期任何时段。需严密观察伤口敷料和引流管中引流液的颜色和性状。

（2）伤口感染　多见于开放性外伤患者，可表现为体温升高、脉速；伤口红、肿、热、痛更明显，脓性分泌物增加；实验室检查表现为血常规升高。

（3）伤口裂开　指伤口未愈合，皮肤或皮下各层分离。

2）全身并发症　创伤多伴有组织的严重损伤，存在大量坏死组织，可造成机体严重而持久的炎症反应，加之休克、应激、免疫功能紊乱及在全身因素的作用下，容易并发急性肾功能衰竭、急性呼吸窘迫综合征等严重脏器损伤。

（向莉　贺巧玲）

第六章 外科急腹症

(一) 急腹症的基础知识

1 什么是急腹症?

急腹症是一类以急性腹痛为主要表现的腹部疾病,其中部分需要急诊手术,是临床最常见的急症。它的特点是必须早期诊断和紧急处理,发病急、病情重、进展快,变化多,有一定死亡率。急腹症在男、女、老、幼皆可发生,涉及内、外、妇、儿多个专科,是一个广阔、复杂且病例众多的领域。

2 急腹症的常见病因有哪些?

急腹症的病因众多,常由外科、妇产科和内科等部分疾病引起。

1) 感染性疾病　外科疾病,如腹腔脏器病变导致的穿孔、急性感染和腹膜炎;妇产科疾病,如急性盆腔炎;内科疾病,如急性胃肠炎等。

2) 穿孔性疾病　外科疾病,如胃穿孔、十二指肠球部溃疡穿孔等。

3) 出血性疾病　外科疾病,如腹腔内脏破裂出血;妇产科疾病,如异位妊娠破裂出血等。

4) 空腔脏器梗阻　外科疾病,如肠、胆道和泌尿系统梗阻。

5) 缺血性疾病　外科疾病,如肠系膜动脉栓塞和静脉血栓形成;妇产科疾病,如卵巢囊肿蒂扭转等。

3 腹痛产生的机制及特征是什么?

急腹症时来自腹部的生理性和病理性刺激,经交感、副交感和腹膜壁层的躯体神经传至大脑感觉中枢,产生疼痛感觉。

1) 内脏痛　指病理性刺激完全由内脏传入纤维传至中枢神经

系统并产生内脏疼痛感觉。其特点为疼痛定位不精确；对来自外界的强烈刺激反应迟钝，但对压力和张力性刺激极为敏感；常伴反射性恶心、呕吐。

2）腹壁痛　壁腹膜受脊髓神经支配，当其受到腹腔内炎性或化学性渗出物刺激后即可产生躯体疼痛，感觉敏锐，定位准确。

3）牵涉痛　是指在内脏痛的同时体表的某一部位也出现疼痛感觉，是由于内脏痛觉传入冲动经脊髓汇聚后反射性引起与该脏器同一或相邻节段的体神经感觉兴奋，致使中枢神经误判，如十二指肠球部溃疡时感到后背、右肩及肩胛下区疼痛便属牵涉痛。

4）转移痛　指随着病情发展出现从内脏痛向腹壁痛转移的现象。如急性阑尾炎，早期炎症多表现为脐周痛，随着病情发展，炎症累及阑尾全层，并出现阑尾周围炎时，腹痛转为右下腹痛，还可出现局限性腹肌紧张和压痛、反跳痛。

4 急腹症的主要临床表现是什么?

腹痛是急腹症的主要临床症状，常同时伴随恶心、呕吐、腹胀等消化道症状或发热。腹痛的临床表现、特点和程度随病因或诱因、发生时间、始发部位、性质、转归的不同而不同。

5 如何诊断急腹症?

引起急性腹痛的疾病较多，但大多数急腹症是由于消化道和妇产科疾病引起，应进行全面而有重点的病史询问、细心的体格检查、结合相关的辅助检查，合理综合分析，以明确诊断。

1）病史

（1）明确腹痛出现的时间　空腹时出现腹痛还是饱餐后、白天时出现腹痛还是晚上。

（2）腹痛出现的部位　腹痛的起始部位在哪；位置是否固定；疼痛的范围有没有扩大。

（3）腹痛的性质　是阵发性的还是持续性的疼痛；像刀割样的疼痛还是胀痛、绞痛、隐痛或钝痛；疼痛越来越严重还是减轻或者没有变化。

（4）既往史　既往有无发作过类似的疼痛？疼痛缓解的原因

是什么?

(5) 腹痛的伴随症状　有无呕吐、有无腹泻、有无发热、有无腹胀。

2) 体格检查

(1) 全身情况　包括意识、表情、面色、体温、心率、呼吸、血压等。

(2) 腹部体征　腹部是平坦还是膨隆,有无包块;腹肌是否紧张,有无压痛、反跳痛;腹痛的程度和范围如何;有无移动性浊音;肠鸣音是亢进、减弱还是消失,有无高亢金属音。

(3) 直肠指检　有无指套染血或触及肿块等。

(4) 诊断性腹腔穿刺(图 6-1)　根据腹痛的特征,于腹部不同部位进行穿刺。若抽出不凝固血液,多提示腹腔内脏出血;若是浑浊液体或脓液,多为消化道穿孔或腹腔内感染;若为胆汁性液体,常是胆囊穿孔;若穿刺液的淀粉酶测定结果呈阳性即为急性胰腺炎。

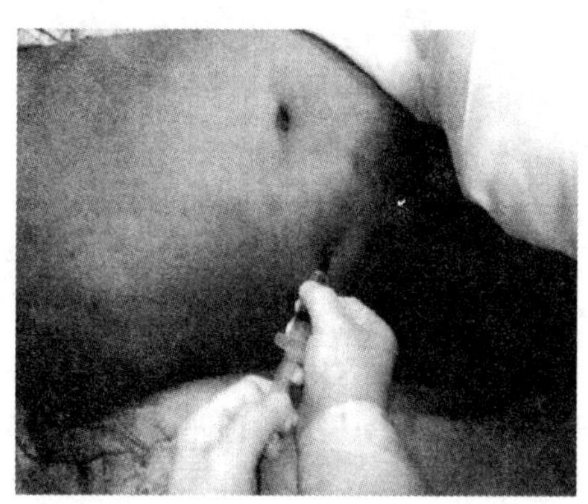

图 6-1　诊断性腹腔穿刺

3) 辅助检查

(1) 常规检查　血常规、尿常规、血液生化、B 超、心电图等。

(2) 特殊检查　腹部 X 线、CT 或 MRI 、血管造影、腹腔探查等。

6 如何鉴别是否为外科急腹症？

外科急腹症是先有腹痛后有发热，腹痛部位和压痛固定，腹部拒按。内科急腹症为先有发热后有腹痛，腹痛多无固定部位，腹部喜按。常见的有急性胃肠炎、心肌梗死、腹型过敏性紫癜等；妇产科急腹症常见于异位妊娠或巧克力囊肿破裂，主要是下腹部突发性的撕裂样疼痛，向会阴部放射；伴有恶心、呕吐和肛门坠胀感，可伴有阴道不规则流血等其他症状。对于女性尤其是育龄期的患者出现急性腹痛时，一定要详细了解月经及婚育史，做好妇产科的相关检查，以排除妇产科急腹症。

7 外科急腹症可分为哪几种类型？

外科急腹症可分为感染、穿孔、梗阻、出血和缺血五大类型，均存在器质性病变。

8 各类型急腹症有哪些临床特点？

1）感染性疾病　一般起病缓慢，腹痛由轻至重，呈持续性；有固定的压痛点，可伴有反跳痛和肌紧张；体温升高，白细胞计数及中性粒细胞比例增高。

2）穿孔性疾病　腹痛突然发性，呈刀割样持续剧痛，迅速出现腹膜刺激征，容易波及全腹，但病变处最为显著。有气腹表现，如肝浊音界缩小或消失，X 线见膈下游离气体。有移动性浊音，肠鸣音消失，选择性腹腔穿刺有助于诊断。

3）梗阻性疾病　发病有急有缓，以阵发性绞痛为主。发病初期多无腹膜刺激征。结合其他伴随症状如呕吐、大便改变、黄疸、血尿等和体征，以及有关辅助检查，将有助于对肠绞痛、胆绞痛、肾绞痛的病情判断。

4）出血性疾病　多在外伤后迅速发生，也见于肝癌破裂出血。以失血表现为主，常导致失血性休克，可有不同程度的腹膜刺激征。腹腔积血在 500 mL 以上时有移动性浊音。腹腔穿刺可抽出不凝固血液。

5）缺血性疾病　它的特点是起病急，腹痛剧烈，多伴呕吐，呈持续性钝痛并阵发性加重，随着脏器缺血性坏死的发展，可出现腹

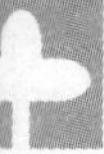

膜炎及中毒性休克。可有黏液血便或腹部局限性固定性浊音等特异性表现。根据检验及其他辅助检查可明确诊断。

9 外科急腹症的治疗原则是什么?

尽快消除病因,选择最简单、快捷、微创的方法止血,使炎症和感染局限,引流脓液,修补穿孔,解除梗阻,清除坏死组织。外科急腹症大多需要以手术为主的综合治疗。

10 哪些患者适合非手术治疗?

(1) 诊断明确,病情较轻者,如单纯性胆囊炎,空腹状态下溃疡穿孔(针尖样)或不完全性粘连性肠梗阻等疾病。

(2) 诊断明确,但病情危重、不能耐受麻醉和手术者,只能选择保守治疗。

(3) 诊断不明,但病情尚稳定、无明显腹膜炎体征者,可以采取保守治疗,同时做好检查以确诊,再确定合适的治疗方案。

11 哪些患者需要手术治疗?

(1) 诊断明确、需要紧急手术处理的急腹症患者,如腹部外伤、溃疡穿孔致弥漫性腹膜炎、化脓性或坏疽性胆囊炎、化脓性梗阻性胆管炎、急性阑尾炎、完全性肠梗阻等。

(2) 诊断虽不明确,但患者腹痛和腹膜炎体征进一步加剧,全身中毒症状加重,经非手术治疗腹膜炎或休克未有好转者,应在非手术治疗的同时,积极完善术前准备,尽早进行手术探查。

12 非手术治疗护理措施有哪些?

(1) 严密观察患者生命体征的变化,注意患者意识状态、表情、皮肤色泽及温度,及早发现脱水和休克征象。

(2) 观察患者的腹部症状、体征以及伴随症状的变化,有无腹膜刺激征的表现。

(3) 暂禁食、禁饮,必要时留置胃管,持续胃肠减压,减轻腹胀、腹痛症状。

(4) 建立静脉通道,及时补液,维持水、电解质平衡。详细记录24 h出入液量。

(5) 遵医嘱给予抗感染和解痉治疗。出现休克时,应予以抗休克治疗，同时做好术前准备。

(6) 动态观察辅助检查结果的动态变化，及时判断病情变化，调整治疗方案。

13 急腹症行胃肠减压的目的是什么?

经鼻胃管持续负压吸引进行胃肠减压(图 6-2)是腹部外科急症中常用的治疗措施。通过胃管(胃肠减压管)将积聚于胃肠道内的气体及液体吸出，可降低肠腔压力，减轻腹胀，有利于肠蠕动恢复；可防止消化性溃疡穿孔时胃内容物继续向腹腔渗漏，遏制腹膜炎继续加重；有利于术中麻醉安全；可减小术后胃肠吻合口张力、促进吻合口愈合。上消化道大出血时，经胃管灌注去甲肾上腺素冰盐水溶液进行局部止血。

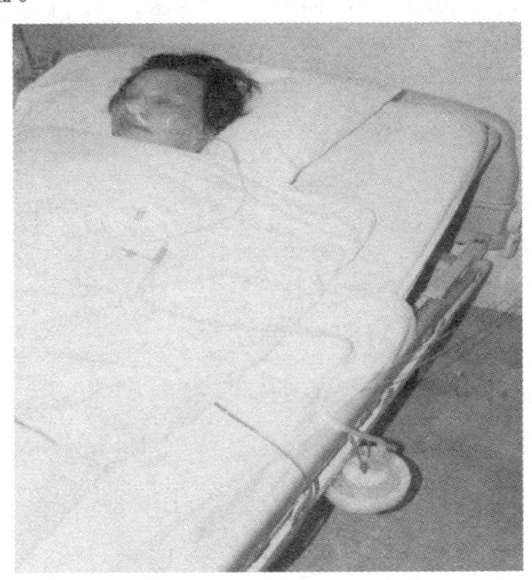

图 6-2　持续胃肠减压

14 胃肠减压期间如何观察与护理?

(1) 胃管插入的深度要合适，成人一般为 45～55 cm。巡视时注意观察胃管插入的深度，做好标记和记录，若胃管滑脱，应及时通知医生，必要时重新置管。

(2) 保持胃管通畅，负压吸引力不可过小或过大，过小达不到目的，过大可吸附于黏膜上，造成局部损伤。

(3) 胃管应妥善固定 ，防止扭曲、折叠、受压，以免影响减压效果(图 6-3)。

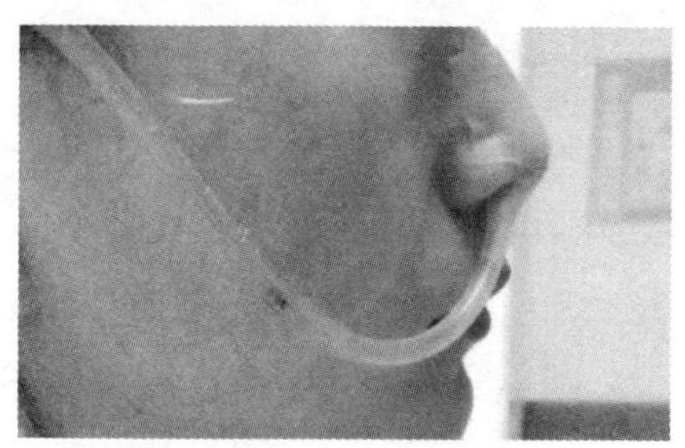

图 6-3　胃管固定方法

(4) 观察并记录胃液的颜色、性状及量。正常情况下，胃液颜色一般为墨绿色(混有胆汁)。若颜色为鲜红色，提示胃内有出血。若颜色为咖啡色，提示胃内有陈旧性血液。若胃液量过多，应注意有无水、电解质紊乱。发现异常及时报告医生。

(5) 若从胃管注入药物，应用温开水冲洗胃管后夹管 1 h，以免药物被吸出。

(6) 每天更换负压吸引器，操作时遵循无菌操作原则，保证负压吸引器处于负压状态。

15 急腹症诊断未明确时需要注意什么?

急腹症诊断未明确前，慎用吗啡类止痛剂，以免影响对病情的观察；在不能完全排除肠管坏死和肠穿孔所导致的急腹症前，忌灌肠或导泻，以免增加肠腔压力后促使坏死的肠段发生穿孔或使较多的肠内容物经穿孔处进入腹腔。在急腹症未明确期间，应加强对生命体征和腹部体征的观察，一旦症状加重，应及时进行剖腹探查。

16 如何减轻急腹症患者的紧张情绪?

急腹症患者因起病急、病情重、思想准备不足，常表现为精神紧张、焦虑、恐惧，这些心理因素常会加剧腹痛、出血等症状。因此，做好患者的心理状况评估，及时给予心理干预尤为重要。患者入院时，应热情、主动接待，给予更多的关心、体贴，态度和蔼，耐心倾听患者感受，给予心理安慰，及时通知医生诊治，减轻其恐惧、焦虑感。为患者做检查和治疗时，应动作熟练、轻柔，详细解释其目的、方法及意义，以取得患者配合，提高操作成功率、减轻患者痛苦。避免各种不良刺激,提供安静、整洁的住院环境。做好与家属的沟通工作,互相理解,使患者更好地配合,增强患者战胜疾病的信心。

17 急腹症术后患者应采取什么体位?

全麻未清醒的患者应去枕平卧,头偏向一侧(图 6-4),使口腔分泌物或呕吐物易于流出,避免误吸入气管。全麻清醒、生命体征平稳者可取半卧位(图 6-5),有助于呼吸循环、引流和减轻腹壁张力,减轻疼痛。

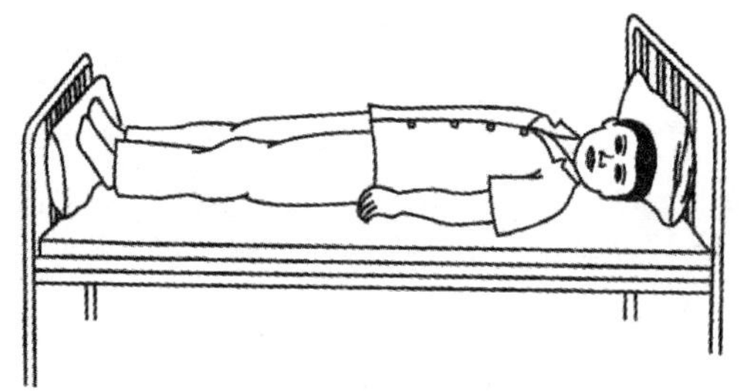

图 6-4　去枕平卧位

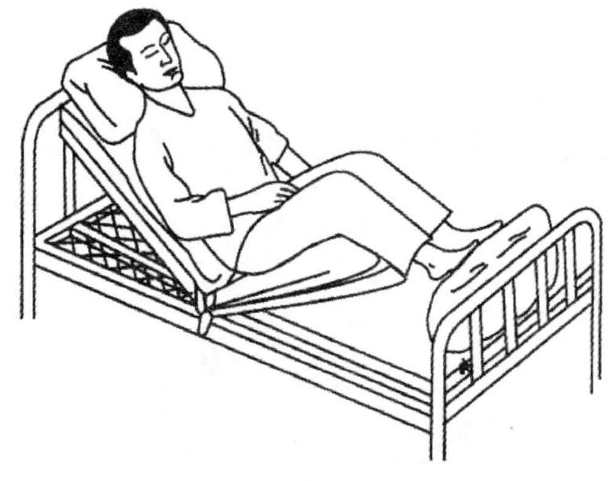

图 6-5　半卧位

18 急腹症术后患者如何饮食?有何注意事项?

术后暂禁食,继续胃肠减压。待肛门排气、拔除胃管后可先喝少量水,无不适后进少量清淡、易消化的全流质饮食,如米汤等;如无腹痛、腹胀等不适,可进高蛋白质流质饮食,如鱼汤等,以利于伤口愈合。但应避免进牛奶、豆浆等产气食物，以免引起术后肠胀气。恢复流质饮食2天后可逐渐过渡到半流质饮食（如软面条等）和普通饮食。术后禁止进刺激性、不易消化的食物，以免刺激胃酸分泌，引起胃肠道不适。病情允许时应鼓励患者多吃蔬菜、水果等高纤维素、高维生素类食物以利于通便。

19 急腹症术后患者怎样活动？活动时应注意什么？

术后当天如麻醉清醒、血压稳定，可在床上活动四肢，如进行伸缩运动等。也可以每2～3 h翻身1次，防止皮肤长时间受压和深静脉血栓形成。术后1～3天可根据身体和疾病恢复情况下床活动。初次下床活动时，要注意观察患者的面色、脉搏、呼吸等情况，如有异常应及时休息。可先沿床边活动，逐渐进行室内和病房走廊间活动（图6-6）。活动时注意动作不要过于迅速，需缓慢，循序渐进，量力而行。注意鞋的大小要合适，鞋底要防滑，避免穿拖鞋行走。切不可心急，以免造成跌倒和坠床等意外发生。

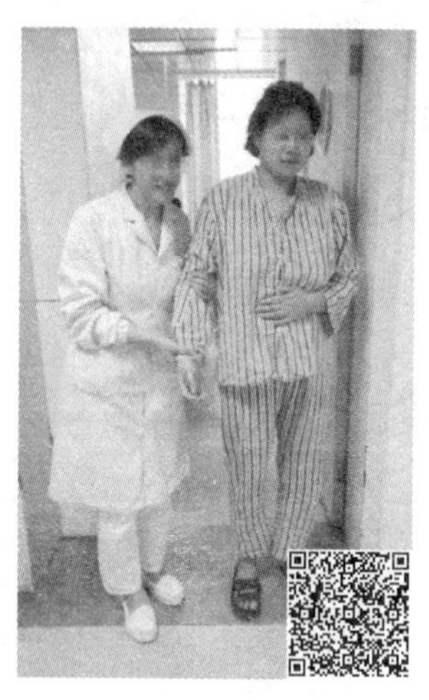

图6-6　协助患者下床活动

20 急腹症术后病情观察的重点是什么？

术后重点观察生命体征变化以及腹痛、腹胀、呕吐及肛门排气等。同时观察和记录胃肠减压情况及腹腔引流液的颜色、性状和量，判断有无出血及瘘的发生。注意观察伤口敷料有无渗血、渗液，有无伤口裂开。详细记录 24 h 出入液量，维持体液平衡及生命体征平稳。

21 留置腹腔引流管有什么目的？

（1）预防血液、消化液、渗出液等在腹腔内或手术野积聚，以免继发感染。

（2）引流出腹腔内的脓液和坏死组织，防止感染扩散。

（3）促使手术野死腔缩小或闭合，保证伤口愈合良好。

22 何种情况下要留置腹腔引流管？

（1）腹部手术止血不彻底，有可能继续渗血、渗液者。

（2）腹腔或腹腔内脏器积脓、积液切开后，放置引流管引流分泌物，使伤口腔隙逐渐缩小而愈合，减少并发症发生。

（3）腹部伤口清创处理后，仍有残余感染的患者。

（4）肝脏、胆道、胰腺手术后，有胆汁或胰液从缝合处渗出和积聚时。

（5）消化道吻合或修补后，有消化液渗漏者。

23 腹腔引流管的护理要点是什么？

1）妥善固定　引流管应妥善固定（图 6-7），在翻身、活动时注意避免牵拉而导致引流管滑脱。

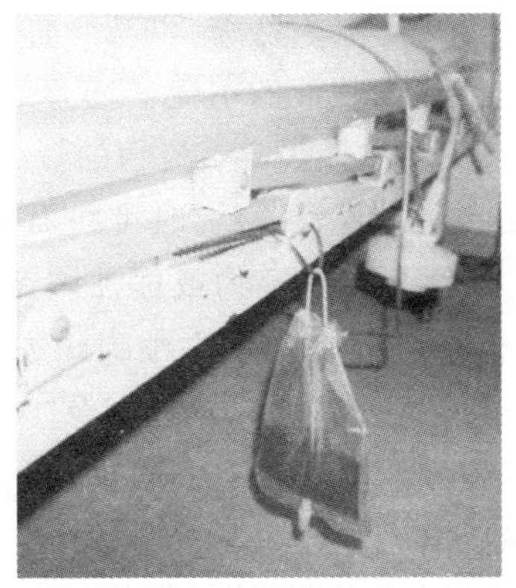

图 6-7　妥善固定引流管

2）保持有效的引流　①取半卧位，有利于引流及预防膈下感染；②保持引流管通畅，避免引流管扭曲和受压；③定时挤捏引流管，防止血凝块和纤维素沉淀阻塞引流管。

3）观察与记录引流液的性状、量及颜色　引流液的性状、量及颜色是反映病情的重要客观指标之一，应详细观察和记录，若发现异常，应及时报告医生。

4）预防感染　保持引流管清洁，按时更换引流袋，更换时注意无菌操作。搬动或为患者更换体位时要注意勿使引流液倒流。观察患者引流管周围皮肤有无红肿、皮肤损伤等异常情况。

24 何时能拔除腹腔引流管?

根据引流量和病情决定拔除时间。作为引流渗血的腹腔引流管，若腹腔引流液很少，行腹腔B超检查未见腹腔积液，即可考虑拔管；作为预防性引流渗漏用，如肠瘘、胆瘘，则需保留引流管至所预防的并发症可能发生的时间后再拔管，一般为术后5～7天。

25 急腹症术后的主要并发症是什么？如何预防和护理?

1）并发症　急腹症术后最主要的并发症是腹腔内残余脓肿、瘘和出血。

2）预防和护理

（1）腹腔内残余脓肿和瘘　①取半卧位，以使腹腔内炎性渗液、血液或漏出物积聚并局限于盆腔，以减少毒素吸收和减轻全身中毒症状，并有利于积液或脓液的引流。②有效引流：腹腔内置引流管时，必须保持引流通畅，并观察引流物的量、颜色和性状。若患者形成腹腔脓肿，无腹腔引流管，必要时可在B超定位下进行穿刺引流。③若发现引流物为肠内容物或浑浊脓性液体、患者腹痛加剧，出现腹膜刺激征，同时伴有发热、白细胞计数及中性粒细胞比例升高，考虑腹腔内感染或形成瘘的可能，应及时报告医生。④遵医嘱合理、正确使用抗生素。⑤对伴有高热的患者，可用药物或物理方法降温，以减轻患者的不适。

（2）出血　①观察生命体征、腹部体征、皮肤色泽和温度，早发现休克征象。②若腹腔引流液引流出鲜红色血性液体或持续引流出暗红色血性液体超过 200 mL/h，血红蛋白值及血压进行性下降，则提示腹腔内有活动性出血。③维持有效血容量：迅速建立两条及以上静脉通道，根据医嘱迅速补液、输血和应用止血药物，记录每小时尿量。④必要时做好急诊手术剖腹探查准备。

26 如何避免急腹症的再次发生？

积极控制急腹症的各类诱因可有效避免急腹症的再次发生。

(1) 消化性溃疡者，应遵医嘱定时服药，保持良好的饮食习惯。

(2) 胆道疾病和慢性胰腺炎者需适当控制油腻饮食，避免暴饮暴食，控制体重。

(3) 反复发生粘连性肠梗阻者应当避免暴饮暴食及饱食后剧烈运动，保持大便通畅。

(4) 保持愉快的心情，劳逸结合，注意休息。

(5) 术后应尽早开始活动，以预防粘连性肠梗阻的发生。

(6) 发生腹痛、停止排气排便或其他不适时应及时就诊。

(汤运红　黎雪燕　柯雨停)

第七章 消化道大出血

（一）上消化道大出血患者的健康指导

1 何谓上消化道大出血？

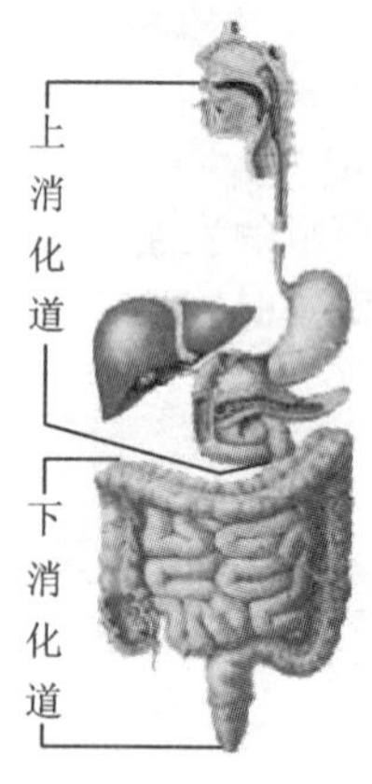

图 7-1　上、下消化道

上消化道出血是指屈氏韧带以上的消化道，包括食管、胃、十二指肠、胆道、胰及空肠上段等病变引起的出血（图 7-1）。根据出血病因分为非静脉曲张性出血和静脉曲张性出血两类。上消化道大出血一般指在数小时内失血量超过 1000 mL 或总血容量的 20%，出现急性失血性周围循环改变甚至休克，是临床最常见的急症之一，其死亡率达 10%。尽快明确病因和出血部位，并予以积极合理的治疗，对预后有着重要意义。

2 引起上消化道大出血的病因有哪些？

上消化道大出血的病因很多，但以胃、十二指肠溃疡和食管胃底静脉曲张破裂出血较为常见。

1）胃、十二指肠溃疡　又称消化性溃疡，其出血发生率占上消化道大出血发生率的 40%～50%。大出血的溃疡一般位于十二指肠球部后壁或胃小弯。

2）食管胃底静脉曲张破裂出血　其所占比例约为 20%。肝硬化引起门静脉高压多伴有食管下段和胃底黏膜下层的静脉曲张，曲张的静脉破裂出血是常见病因（图 7-2）。

3）应激性溃疡或急性糜烂性胃炎　应激性溃疡出血约

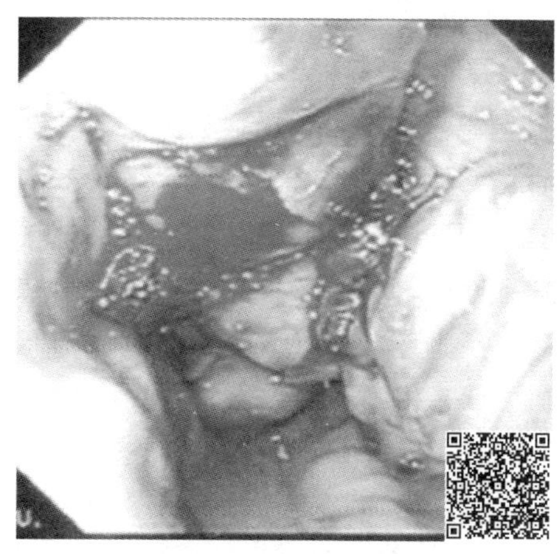

图 7-2　食管静脉曲张

占 20%。

4）胃癌　占 2%～4%，肿瘤表面可形成局部溃烂或溃疡，侵蚀血管而引起大出血。胃癌引起的上消化道大出血，黑便比呕血更常见。

5）邻近器官或者组织的疾病　胆道出血、十二指肠出血等。

6）消化道的血管异常　如先天的动静脉畸形、血管发育异常、血管瘤、动脉瘤等。

3 上消化道大出血的临床表现有哪些？

1）呕血　为上消化道大出血的主要症状，呕血前可有上腹部不适和恶心，然后呕吐血性胃内容物。急性大量出血时，往往大量呕鲜血和红色血便并存。如食管胃底静脉曲张破裂出血多来势凶猛，表现为大量呕血，一次出血量就可达 500～1000 mL，治疗不及时则较快出现休克。消化性溃疡急性出血量也较大，但一般一次出血不超过 500 mL。

2）失血性周围循环衰竭　失血量大、出血不止或治疗不及时均可导致急性失血性周围循环衰竭。临床表现为精神萎靡、烦躁不安甚至反应迟钝、意识模糊、面色苍白、四肢湿冷、口唇发绀、呼吸困难、血压下降至测不到，脉压缩小及脉速而弱（脉率大于 120 次/分）

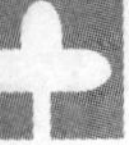

等,若处理不当,可导致死亡。

3) 氮质血症　表现为不同程度的水肿、恶心、呕吐、腹胀等。

4) 发热　多数患者在发生大出血后于 24 h 内出现发热,多在 38.5 ℃以下,持续数日至一周不等。

4 如何判断出血量?

了解排出体外的血量,同时有呕血和暗红色血便说明出血量多且速度快。呕鲜血可认为当时有活动性大出血。根据休克的临床表现,补液、输血后心率和血压变化大致估计出血量和出血是否已控制。观察从正常状态至出血性休克的早期症状。收缩压小于 90 mmHg,脉率小于 100 次/分,失血量达有效循环血量的 20%,即 800～1000 mL;急性失血量达有效循环血量的 30%～40%,失血量约为 1500 mL,出现中等程度休克;急性失血量超过有效循环血量的 40%,则呈现重度休克,若救治不及时将导致死亡。

5 哪些情况提示有活动性出血?

(1) 反复呕血,或胃管抽吸液持续为血性。

(2) 黑便次数增多,或转为暗红色,伴肠鸣音亢进。

(3) 经充分输血、补液后,休克未见明显改善,或好转后又恶化。

(4) 红细胞计数、血红蛋白与血细胞比容持续下降,经输血后仍继续下降或未增加至应有水平。以上情况提示有活动性出血,需要积极处理。

6 在日常生活中发现消化道大出血后应如何应对?

人们在日常生活中应掌握一些基本的急救知识。

(1) 如果大量出血又未能及时送到医院,则应立即安慰患者,让患者静卧,消除其紧张情绪,注意给患者保暖,呕血时,患者的头要偏向一侧,以免血液吸入气管引起窒息。

(2) 禁食、禁饮,呕吐物或粪便要暂时保留,粗略估计其总量,并留取部分标本待就诊时检验。少搬动患者,更不能让患者走动,同时严密观察患者的意识、呼吸、脉搏,并快速通知 120 急救中心。

7 上消化道大出血需要做哪些检查?

1）内镜检查 通过内镜进行检查是上消化道大出血病因确诊的首选方法。一般在上消化道大出血后24～48 h进行紧急内镜检查,可以直接观察到出血部位,获得病因诊断,精确性大于95%,同时可经内镜对出血灶进行紧急的止血治疗。

2）DSA(数字减影血管造影) 经股动脉插管行选择性腹腔动脉、肠系膜上动脉以及超选择性动脉造影,可以显示活动性出血部位,进行局部栓塞或注射药物止血,是目前广泛应用且迅速发展的微创诊疗方法。

3）实验室检查 检查内容包括血常规、血型、凝血功能、肝肾功能、电解质、血糖等。

8 上消化道大出血如何紧急救护?

1）保持呼吸道通畅 上消化道大出血患者绝对卧床休息,宜取侧卧位或平卧位头偏向一侧,避免呕出的血液吸入呼吸道引起误吸或窒息;必要时用负压吸引器清除呼吸道分泌物、血液或呕吐物,保持呼吸道通畅,并给予吸氧。

2）快速补充血容量,纠正休克 立即建立2～3条静脉通道,以上肢静脉为宜,必要时行深静脉置管并进行CVP监测。尽早输入平衡液或右旋糖酐等,补足血容量。紧急配血备血,当血红蛋白低于70 g/L或血细胞比容低于25%时,应立即输血,输血治疗首选红细胞悬液,若短时间内出血和输血量大,应输注血小板和冷沉淀补充凝血物质。避免因补液或输血过多、过快而引起急性肺水肿,对老年患者和有心肺病史的患者尤应注意。

3）积极采取止血措施

(1）药物止血 主要包括抗酸药和止血药物。常用的药物是埃索美拉唑、垂体后叶素、生长抑素、维生素K等,遵医嘱及时输注药物,观察药物治疗反应。

(2）胃内局部止血 急性胃出血时可用去甲肾上腺素8 mg加入100～200 mL冰生理盐水后注入胃腔,每1～1.5 h 1次,可重复3～4次,护理上注意防止发生异物吸入,置患者于头高脚低位。

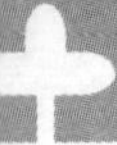

(3) 三腔二囊管压迫止血　用于食管胃底静脉曲张破裂出血药物治疗无效时,可直接压迫食管中下段曲张静脉以控制出血。

(4) 内镜下止血　在内镜检查明确病灶后选择电凝或电灼、激光、微波凝固、喷洒或注射血管收缩药物、注射硬化剂、静脉曲张套扎、钛夹夹闭等方法止血。

(5) 介入止血　行 DSA 检查的同时可以进行介入治疗,对活动性出血或可疑出血血管进行局部注药或栓塞止血治疗。

4) 病情观察　①给予持续心电监护及氧气吸入,严密观察生命体征及意识的变化,尤其是关键指标如血压和心率,需动态观察。②定期检查血红蛋白、红细胞计数、血细胞比容、血小板计数、凝血功能、电解质等。③观察并记录呕血、便血的次数、量、色和性状及伴随症状的变化。④观察每小时尿量,详细记录 24 h 出入液量。⑤病情稳定的指标主要是血压大于 90/60 mmHg,心率小于 110 次/分,尿量大于 30 mL/h,血红蛋白大于 80 g/L。

5) 饮食　活动性出血期间应禁食。呕血停止 12～24 h 后一般可进流质饮食,如为食管胃底静脉曲张破裂出血需在停止出血 2～3 天后进流质饮食,病情稳定后可由半流质饮食改为软食,忌食生、冷、硬、刺激性食物。

6) 心理护理　不良心理状况易导致出血加重或再出血,护理上要及时清除血迹,做好口腔护理,减少不良刺激,与患者及家属适时沟通,激励患者树立战胜疾病的信心。

7) 积极做好术前准备　针对上消化道大出血诊断不清,经积极非手术治疗、内镜或介入治疗出血不能控制者;急性出血量大,无条件进行内镜、介入等治疗者;出血持续或反复出血,血压、脉率不稳定者,应积极做好术前准备,尽快剖腹探查,快速止血。

9 应用三腔二囊管止血的患者如何护理?

利用充气气囊机械性压迫胃贲门及食管下段破裂的曲张静脉而起止血作用,是治疗食管胃底静脉曲张破裂出血简单有效的方法(图 7-3),通常用于对血管升压素或内镜治疗无效的患者。

对需使用三腔二囊管的患者,使用前应针对患者的心理情况,做耐心的解释工作,稳定患者情绪,以取得配合。

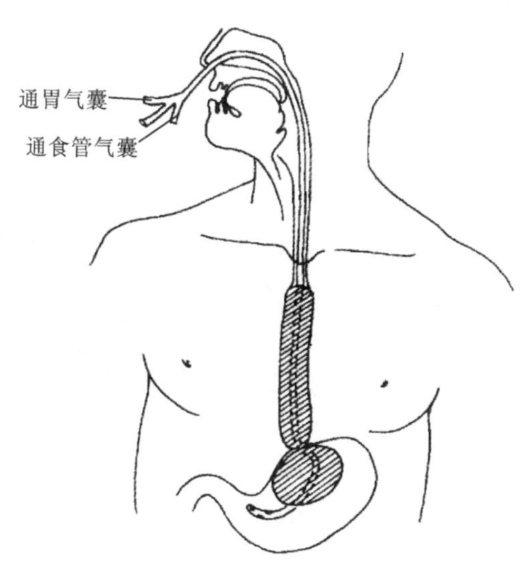

图 7-3　三腔二囊管压迫止血

(1) 插管前认真检查管腔是否通畅，胃囊及食管囊有无漏气及气囊注气后膨胀是否均匀，并做好标记。

(2) 测试两个气囊的注气量，一般胃气囊注气 150～200 mL，压力在 40～50 mmHg，食管气囊注气 100～150 mL，压力在 30～40 mmHg。

(3) 注意插管后，注气时先胃气囊，后食管气囊，放气时先食管气囊，后胃气囊。

(4) 管子末端系上 0.5 kg 的重物，利用滑轮做重力牵引(图 7-4)。对躁动不安的患者，应严防自行拔管，如遇管子滑出，立即将气放出，以防气囊堵塞咽喉部引起窒息。

(5) 置管后让患者取侧卧位，口腔内的分泌物应随时吐出，不宜咽下，以免误入气管引起吸入性肺炎。定时测量气囊压力，压力不足时应及时补充。

(6) 从胃管内抽吸胃内容物，也可注入冰生理盐水洗胃，观察出血是否得到控制。

(7) 初次充气后可维持 12～24 h，以后每 12 h 放气 10～20 min，以免食管胃底长时间受压而坏死，食管破裂。

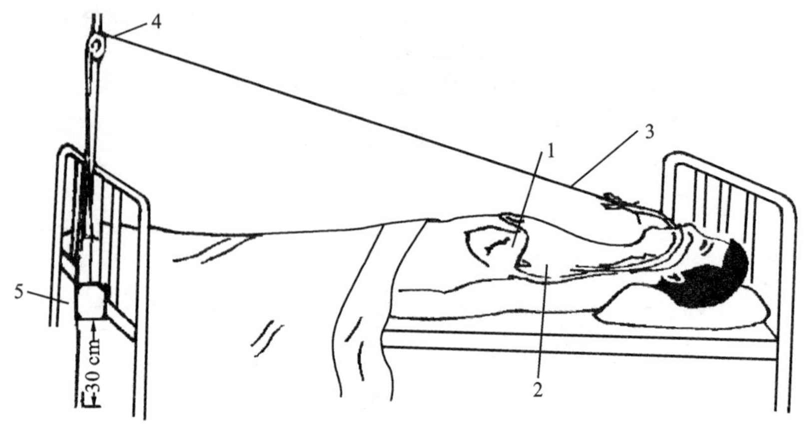

图 7-4　三腔二囊管重力牵引示意图

1—胃气囊；2—食管气囊；3—牵引绳；4—滑轮；5—牵引物

(8) 一般置管 72 h，如出血不止可适当延长，如出血停止可放气，继续观察 24 h，确无出血可拔管，拔管前嘱患者少量饮水或口服石蜡油 20 mL 以润滑食管壁，并将气囊内气体全部抽出，轻轻拔管。

10 上消化道大出血手术后如何护理？

(1) 患者绝对卧床休息，病情（血压）稳定后改为半卧位，适当床上翻身活动。

(2) 严密监测生命体征及神志变化，给予氧气吸入，加强呼吸、循环和肾功能的监测。

(3) 保持各引流管通畅，密切观察引流液的颜色、性状及量，观察有无再出血征象。

(4) 术后禁食，肠蠕动恢复后且无出血征象可进少量流质饮食，根据病情逐渐过渡到半流质饮食，再过渡到软食。

(5) 禁食期间静脉补液，维持水、电解质和酸碱平衡，给予全肠外营养，以满足机体高代谢和修复的需要。

(6) 做好基础护理及心理护理，尤其是出血停止后，病情稳定期间一定要协助患者做好口腔护理、肛周护理等。很多患者经历了抢救后心情尤为紧张，不敢适度活动，护士应该加强宣教，以促进康复。

11 上消化道大出血术后有哪些并发症？如何观察？

1）出血　定时观察血压、脉搏、呼吸及有无伤口或消化道大出血情况。留置胃管及腹腔引流管应注意记录引流液的颜色、性状和量，如果引流出的血性液体量大于 200 mL/h 应及时通知医生处理。若存在活动性出血可根据病情选择内镜和介入治疗，避免再次手术给患者造成更大的伤害。

2）感染　感染的常见部位为腹腔、呼吸系统和泌尿系统，术后应加强观察。遵医嘱使用抗生素；做好引流管的护理，保持无菌操作及引流的有效性；加强基础护理；有黄疸者加强皮肤护理，卧床时间长者预防压疮的发生；禁食期间注意口腔护理，鼓励患者深呼吸，有效咳嗽、排痰，预防肺部并发症。

3）肝性脑病　肝硬化食管胃底静脉曲张患者应注意监测肝功能及血氨，观察患者有无轻微的性格改变，有无嗜睡与躁动交替，黄疸有无加深，有无发热、厌食等表现。若发现患者有神志淡漠、嗜睡、谵妄应立即通知医生，给予对症处理。

4）静脉血栓形成　行脾切除术后注意监测凝血功能和血常规，如术后血小板计数上升达 $600\times10^9/L$，应观察有无静脉血栓形成，必要时遵医嘱给予抗凝治疗。

12 上消化道大出血患者出院指导有哪些？

1）饮食方面　提倡半流质饮食和软食，忌硬、粗糙、辛辣食物。食物要多样化、易消化、清淡又富有营养，少食多餐；进食不可过快，做到细嚼慢咽；避免进过热、过冷、产气多的食物；对颗粒较大药物应研碎后服用。

2）活动方面　劳逸结合，提倡散步、练气功、打太极拳等运动，不主张快跑、急走等剧烈运动；避免受凉感冒、咳嗽。要保持大便通畅，养成定时排便的习惯，切忌大便时用力过度和憋气；生活要有规律，养成良好的生活习惯，不可熬夜、酗酒、吸烟。

3）情绪调节　保持乐观的态度，树立战胜疾病的信心，避免不良的情绪，加强与家属的沟通，提高家庭支持的有效性。

4）服药　根据出血原因、病情，遵医嘱服药。

5）复查　出院后具体复查时间根据病情而定。

(1) 消化性溃疡引起的出血开始时需在3个月内复查胃镜，以后至少每半年1次。

(2) 急性胃黏膜病变、腐蚀性胃炎引起的出血停止后，可逐渐恢复饮食，若无再出血，出院后1个月复查X线钡餐造影，痊愈后无须再查。

(3) 门静脉高压引起出血者，需在1个月内复查肝肾功能及血常规，症状稳定后改为每3个月1次。

6）应急处理　患者及家属应学会早期识别出血征象及应急措施：出现头晕、心悸等不适，或呕血、黑便时，立即卧床休息，保持安静，减少身体活动；呕吐时取侧卧位以免误吸；立即送医院治疗。

（二）下消化道大出血患者的健康指导

13 什么是下消化道大出血？

下消化道出血是指屈氏韧带以下的消化道出血，包括下段空肠、回肠、盲肠、阑尾、结肠和直肠内病变的出血，但通常不包括痔和肛裂引起的出血，可分为急性大出血、活动性出血和隐性出血。当出血量超过800 mL，引起血液循环不稳定甚至休克者称为下消化道大出血。

14 引起下消化道大出血的病因有哪些？

下消化道大出血，80%～90%发生在结肠，50%左右为大肠癌出血引起，小肠出血少见。常见病因如下。

1）血管发育异常　直径3～15 mm的血管病变可发生在胃、十二指肠、小肠和结肠。出血的特点为急性且反复发作。

2）憩室　当小动脉破入憩室时，引起憩室出血，发生率约为31%。经直肠排出较为鲜红或栗色血液，可伴有体位性低血压。憩室出血很少，表现为缓慢出血或仅为大便潜血。出血可自行停止，但再出血率达20%～30%。

3）肠道新生物　肠道息肉、良恶性肿瘤等，常为隐匿性失血或间歇性便血。

4）炎性肠病　慢性溃疡性结肠炎、克罗恩病、放射性肠炎、肠结核、急性坏死性小肠炎。

15 下消化道大出血有哪些临床表现?

1）便血　为主要临床表现，由于出血量、出血速度、出血位置及血液在肠道存留时间长短不同，大便可为鲜红色、暗红色或柏油样黑便。急性大量出血呈大量鲜红色血便。

2）腹痛　肠道炎性疾病、癌性溃疡刺激、肿瘤引起梗阻等均可引起腹痛。

3）伴随症状　常见腹泻、腹胀、里急后重感、发热，急性出血量大者可出现休克。

16 下消化道大出血需要做哪些检查?

1）实验室检查　检测红细胞计数、血红蛋白、白细胞计数、血小板计数、血细胞比容、尿素氮、肝功能和大便隐血试验等，有助于估计失血量及有无活动性出血，判断治疗效果及协助病因诊断。怀疑肿瘤者要查肿瘤标志物。

2）内镜检查　80％来自大肠，内镜检查已广泛应用于肠道出血的诊断，主要有直肠镜、纤维结肠镜、乙状结肠镜和小肠镜检查。能直接观察病变范围、性质、程度，在检查过程中可取病理组织进行活检。

3）X线钡餐造影检查　活动性出血停止后不宜过早进行该项检查，以免引起再出血。

4）其他　超选择性动脉造影、放射性核素显像及胶囊内镜检查。

17 下消化道大出血应如何治疗?

（1）下消化道大出血一般不如上消化道大出血来势凶猛，80％～90％可以自行止血或通过非手术治疗止血。措施包括绝对卧床休息，严密观察生命体征，定期复查血常规，建立大通道或多条静脉通道，留置胃管排出上消化道出血，配血、备血和给予适当输血、液体复苏等。

（2）内镜下止血适用于绝大部分消化道息肉、早期癌和黏膜下肿瘤。治疗后需严密观察腹部体征，警惕再出血、继发性肠穿孔、弥漫性腹膜炎，一旦发现则需紧急手术。

(3) 血管介入治疗是目前腹腔急性出血性疾病的重要微创诊疗方法，介入治疗后需密切观察有无继续出血，若仍有活动性出血应及时手术治疗。

(4) 手术治疗适应证：主要是活动性大出血合并出现血流动力学不稳定，不允许进行内镜或 DSA 检查者；出血持续，相关辅助检查未发现出血部位；反复类似的严重出血。急诊手术的术式最常用的有病变肠段切除术和憩室切除术。

18 下消化道大出血术后如何护理?

(1) 绝对卧床休息。血压平稳者可取半卧位，床上适当翻身活动。

(2) 严密观察生命体征的变化，复查血常规，评估出血是否得到控制。

(3) 维持体液平衡、及时补足血容量，给予肠外营养支持。

(4) 禁食、禁饮，判断无活动性出血、胃肠功能恢复后进流质饮食，如米汤等，少食多餐，1 周后改为半流质饮食，2～3 周后逐步过渡为软食，且选择易消化、少渣饮食。

(5) 加强对伤口、胃肠减压和腹腔引流液量和颜色的观察，及时发现有无内出血、梗阻、瘘等并发症的发生。

19 下消化道大出血患者的出院指导有哪些?

(1) 术后患者应注意少食刺激性强的辛辣食物，宜食营养丰富、高维生素、易消化吸收的食物；适量食用富含膳食纤维的食物；避免暴饮暴食，饭后忌剧烈活动。

(2) 注意饮食及个人卫生，饭前、便后洗手，不吃不洁食物。

(3) 便秘者应注意通过饮食、腹部按摩等方法保持大便通畅。

(4) 保持心情愉悦，每天进行适量的体育锻炼。

(5) 加强自我监测，若出现腹痛、腹胀、呕吐、停止排便等不适，应及时就诊。

(汤运红　许晶晶)

第八章
急诊外科特殊检查

(一) 超声检查的健康指导

1 超声检查有哪些优点?可以诊断哪些疾病?

1) 优点　超声检查无创、快速、准确,可在床旁进行,是现代腹部外科急症中非常重要的检查手段。

2) 应用范围

(1) 腹部闭合性损伤　肝、脾、胰、肾等实质性器官破裂及腹腔积血,可实时观察腹部大血管损伤的情况,快速判断有无内脏损伤。

(2) 胃肠外科急症　如急性胃肠道穿孔、急性胃扩张、胃内异物、急性肠梗阻、急性嵌顿疝、急性阑尾炎等,在超声检查中都有一些特异性改变,可为疾病的诊断提供重要线索。

(3) 肝胆外科急症　肝脏和胆道系统为超声显像的敏感区域,急诊中首选 B 超检查。

(4) 胰腺外科急症　胰腺位于胃的后方,为了消除胃内容物和气体对超声的干扰,检查前需空腹 8～12 h,B 超对胰腺炎的诊断敏感性不高。

(5) 腹部血管外科急症　如腹主动脉瘤未破裂、急性下腔静脉栓塞、急性肠系膜动脉血栓、肠系膜上动脉血栓、肠系膜上静脉血栓等疾病的诊断,超声检查对这些疾病的筛选及鉴别有重要作用。

(6) 泌尿外科急症　肾与输尿管结石可引起肾绞痛,超声检查可以很好地鉴别有无泌尿系统结石及梗阻。

(7) 妇科急症　女性患者的腹痛常由妇科疾病引起,超声检查可作为诊断的最佳方法。

(8) 急诊介入超声　介入超声是指在超声实时监视引导下,完成各种穿刺活检、抽吸液体、置管引流、X线造影等，可在急诊中帮助迅速确定诊断。

2 超声检查前需要做哪些准备?

（1）前一天晚要进易消化食物。

（2）空腹检查项目：肝脏、胆（系）、胰腺、脾脏、肾上腺、上腹部肿块、腹主动脉、下腔静脉、肠系膜上动脉、双肾动脉、腹膜后等。于检查前一天晚餐后禁食、禁饮，小儿于检查前禁食5 h。

（3）便于区别病变是否在盆腔、膀胱、前列腺、精囊及下腹部等，检查前要保持膀胱充盈，可在检查前2 h饮水1000 mL左右，检查前2～4 h憋尿。如果是在怀孕初期，则不必饮水，以免膀胱过度充盈而压迫子宫。如经阴道超声检查，不需特别饮水。

（4）患者如同时要做胃肠、胆道X线造影时，B超检查应在X线造影前进行，或在上述造影3天后进行。

（5）做腹腔器官检查时，遇腹腔气体过多或有便秘的患者，可于检查前一天晚口服缓泻药或灌肠，有利于疾病的诊断。

（二）消化道内镜检查的健康指导

3 哪些情况需要行急诊胃镜检查?

（1）消化道出血的患者，明确消化道出血的具体位置和原因，酌情行胃镜下止血。

（2）消化道异物的患者，明确其位置，并可酌情胃镜下取异物。

（3）对于不明原因的腹痛，需要查找腹痛原因。

4 急诊胃镜检查前需要注意什么?

（1）急诊胃镜检查前必须向患者及家属交代检查目的、方法及检查中的注意事项，并签署知情同意书。

（2）上消化道急诊胃镜检查通常没有足够时间行消化道准备，有呕血者，胃腔内通常有残留的血液、血凝块和食物残渣，不需洗胃。

（3）检查前应对患者的全身状态进行评估，注意生命体征是否平稳，如有消化道出血伴休克者，先纠正休克再行胃镜检查。

(4) 讲解检查时患者应取左侧卧位,头部稍向前倾斜,如有口水让其自然流入弯盘,以免发生呛咳。

5 急诊胃镜检查后需要注意什么?

(1) 指导患者及家属检查后 2 h 开始进食、进水。当日以易消化的半流质饮食为宜,以减少对胃黏膜创面的刺激。

(2) 告知患者检查后有可能出现腹胀,原因是检查时反复向胃内注气使部分气体进入小肠。结合患者病情,指导患者可坐起呼气,也可以按摩腹部,促进肠道气体排出。如患者腹部无出血或未取组织活检者可做热敷,以缓解腹胀和腹痛。

(3) 应指导检查中取组织活检与电灼术的患者卧床休息,并密切观察有无出血倾向。如出现呼吸急促、头晕、心率增快、呕吐咖啡样物质及黑便,提示发生消化道出血,应及时通知医生对症处理。

6 急诊结肠镜检查有何目的?

(1) 可以查明不明原因的便血。

(2) 查找急性肠梗阻的原因。

(3) 可在手术中协助探查和治疗。

7 急诊结肠镜检查需做哪些准备?

肠道准备:检查日晨 5:00 按要求服用全肠道灌洗液;有肠梗阻者不能服用全肠道灌洗液,需在检查前一天晚或检查日晨行清洁灌肠,直至排出清水样便。灌肠时患者取左侧卧位,中途有腹胀或便急时,嘱其深呼吸。如出现剧烈腹痛、面色苍白、出冷汗等,要及时告诉护士,立即停止灌肠。肠道大出血时由于血液刺激肠道蠕动,肠道内粪便已基本排出,不需特别的肠道准备,检查前应评估患者全身情况,生命体征是否平稳,有休克者,先纠正休克再检查。

(三) CT 检查的健康指导

8 CT 检查有哪些方法? 有何优点?

CT 检查在急诊中应用广泛。常用的 CT 检查方法有常规扫描、普通增强扫描和 CT 血管造影检查(CTA)。主要的优势是扫描速度快,安全且简便易行,图像具有较高的空间分辨率和密度分辨

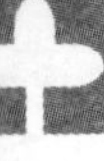

率，能够在较短时间获得清晰的图像，对血肿、气体的显示尤为敏感。

9 不同CT检查有哪些注意事项？

1）常规CT扫描　①CT检查前患者禁食。②怀孕期间，做腹部CT检查要慎重，做其他部位检查时，也应对腹部采取一定的保护措施，以免X线对胎儿造成影响。③腹部检查之前不能做其他造影检查，尤其不能用钡剂行消化道造影检查，以免肠内残留的造影剂形成伪影，影响CT图像质量，从而导致误诊。

2）普通增强CT扫描　需注射含碘对比剂，可出现以下风险。①过敏反应，包括瘙痒、皮疹、潮红、恶心、呕吐、水肿等，严重者可出现喉头水肿、过敏性休克等，甚至危及生命。②肾功能损害，多为一过性，极少数患者，特别是肾功能不全者，可能造成永久性肾功能损害。③血管迷走神经性反应，包括苍白、无力、大汗、晕厥、抽搐、大小便失禁等。④心绞痛。⑤肺水肿。⑥全身热感、疼痛感或其他不适。⑦穿刺部位出血、疼痛、青紫及造影剂渗漏、肿胀等现象。⑧感染。以上情况，发生概率很小，但是一旦发生，有可能危及生命，医护人员将尽力抢救，患者或家属在做普通增强CT扫描检查前应签署检查知情同意书。

（四）MRI检查的健康指导

10 什么是MRI检查？

MRI检查就是磁共振成像检查，是一种多方位、多参数、大视野、无辐射的检查方式，具有很高的图像对比度和空间分辨率。

11 MRI检查可用于哪些疾病的诊断？

MRI检查有助于诊断颅脑及脊柱、脊髓病变，五官科疾病，心脏疾病，纵隔肿块，骨关节和肌肉病变，子宫、卵巢、膀胱、前列腺、肝、肾、胰等部位的病变。

12 MRI检查时应注意什么？

（1）体内有金属或磁性物植入史及早期妊娠（3个月内）的患者不能进行此检查，以免发生意外。如携带神经刺激器、心脏起搏器、人工心脏金属瓣膜和脑动脉瘤介入术后的患者不能进行此检查。

(2) 检查前除去身上所有金属物(各种首饰、手机、打火机、硬币、钥匙、义齿、眼镜、拐杖等)以免发生意外。体内有金属者,请告知检查医生。

(3) 禁食:将进行腹部(肝、脾、肾、胰腺、胆道、输尿管等)检查的患者,术前需禁食 4 h,检查中可能需要憋气,请按医生要求配合检查。

(4) 盆腔及泌尿系统 MRI 扫描时,需于检查前喝水 200 mL,保持膀胱中度充盈状态。

(5) 带有金属节育环者,做盆腔检查时需取出环后才可进行检查。

(6) 为了更清楚显示、诊断疾病,部分患者需要行增强扫描(静脉注射磁共振对比剂),可能会出现过敏症状。磁共振检查时间较长,噪声较大,请患者有思想准备,不要急躁、害怕。

(7) 做颅脑、颈部检查的患者,检查时请不要眨眼及做吞咽动作,保持体位不动,耐心配合呼吸、屏气等。

(五) 内镜逆行胰胆管造影术的健康指导

13 什么是 ERCP?

ERCP 是内镜逆行胰胆管造影术的英文简称,操作时将内镜经口、咽、食管、胃插入十二指肠降部,寻找到胆管和胰管汇入十二指肠降部的共同开口,即十二指肠乳头。将造影导管插入十二指肠乳头内,注入造影剂,行 X 线透视和拍片,以诊断胆管和胰管系统的病变,同时还可以通过向胆管或胰管内插入各种器械对胆胰疾病进行微创治疗。

14 ERCP 有什么优点?

(1) 由于 ERCP 是直接向胰胆管内注入造影剂,故其相对于 B 超、CT、磁共振对胆胰疾病的诊断阳性率和特异性明显较高,是目前诊断胆道及胰管疾病的“金标准”。经 ERCP 胆道和胰管细胞刷片检查或组织活检,可获取细胞和组织标本,准确地区分良恶性胆道和胰管疾病。

(2) 经ERCP胆管引流术相对于外科手术和经皮肝穿刺治疗创伤小、患者痛苦少、并发症少、恢复快。与外科手术相比,经ERCP胆管引流术可明显缩短患者住院时间,降低住院费用,提高患者的生存质量。

15 哪些疾病可以通过ERCP治疗?

1) 胆总管结石　胆总管结石是引起胆道梗阻最常见的病因。临床表现为胆绞痛、胆管炎、梗阻性黄疸。通过ERCP诊断胆总管结石非常有效,部分专家在ERCP下行乳头括约肌切开取石成功率大于90%,其敏感度及特异度超过了95%,而且总的并发症的发生率不足5%,死亡率低。

2) 慢性胰腺炎　ERCP可治疗胰管狭窄、胰管结石和假性囊肿。通过球囊扩张和支架植入治疗胰管狭窄可得到较好的治疗效果,而对于慢性阻塞性胰腺炎的腹痛患者,或经内镜治疗无效或者复发时,需进行手术治疗,但首选ERCP治疗。

3) 胰腺囊肿　ERCP可用于诊断慢性假性囊肿、急性假性囊肿及胰腺坏死等胰液积聚。与胰管相通的液体积聚可经乳头部贯通治疗,而不通者可行胃或十二指肠引流。

4) Oddi括约肌功能障碍　需要鉴别Oddi括约肌功能障碍与胆道疾病和胰腺疾病的临床表现。临床上90%以上的括约肌功能障碍患者行Oddi括约肌切开后疼痛消失。

5) 良恶性胆道狭窄　ERCP不仅可用于恶性胆道梗阻的组织学诊断,如刷片、活检和超声内镜下介入穿刺,还可以用于胆道先天性异常、胆道良性梗阻及手术后并发症的诊断和治疗。

6) 胰瘘　胰腺外伤、慢性或急性胰腺炎及手术意外损伤都有造成胰管破裂或发生胰瘘的可能。当胰瘘继而出现假性囊肿、胰源性腹腔积液时,胰管内植入支架已成为治疗胰瘘的常用方法。对于胰管损伤严重的患者,同样可以植入支架。

16 ERCP术前应做哪些准备?

(1) 了解手术目的、过程、注意事项,取得患者的配合,询问病史，以排除有禁忌证的患者。

(2) 询问过敏史，术前一天行碘过敏试验。

(3) 术前检查血清、尿淀粉酶，必要时查出凝血时间，若凝血功能差，则遵医嘱补充维生素 K_1 3 天。测量心率、血压，行心电图检查。

(4) 若上午检查，则前一天晚禁食 12 h，若下午检查，则早上禁食。

(5) 术前给予地西泮 10 mg、哌替啶 50 mg 肌内注射，以减轻患者术中的不适反应。

17 ERCP 术后如何护理？

(1) 一般术后禁食 3～6 h 或遵医嘱禁食，术后 2～3 天进低脂肪或无脂肪半流质饮食。

(2) 术后常规检测血清淀粉酶，若淀粉酶显著增高，伴有腹痛、恶心、呕吐等症状，应按急性胰腺炎处理。

(3) 术后观察生命体征变化和大便颜色，以观察有无胃肠道出血、胆系感染等并发症。

(4) 保持静脉补液通畅，遵医嘱使用抑制腺体分泌、抗感染、抗酸、保护黏膜的药物，并观察用药后效果。

(5) 若有鼻胆管引流，应妥善固定引流管、保持引流通畅，观察引流液的量、颜色和性状，做好记录。

(6) 术后注意口腔和鼻腔的清洁，预防感染。

18 ERCP 术后有哪些并发症？如何预防？

1) 急性胰腺炎　急性胰腺炎是 ERCP 术后最常见的并发症，若发生，应立即给予禁食和胃肠减压，持续静脉泵入生长抑素，抑制胰腺腺体分泌。

2) 急性胆管炎　在胆管梗阻性病变的患者中常见，术后应密切观察有无腹痛、高热、黄疸的变化，合理使用抗生素。若有发热，遵医嘱给予物理降温或药物降温，观察并记录体温、神志的变化，必要时做血培养及药敏试验。抗感染的同时应采取有效的引流或手术治疗。

3）出血　护士应严密观察患者呕血、便血情况，定期复查血常规、凝血功能。如患者突然出现面色苍白、大汗淋漓、浑身湿冷等休克症状，应立即报告医生，积极抗休克，必要时进行术前准备。

4）穿孔　主要表现为上腹部疼痛并持续性加重，立即给予禁食、胃肠减压、补液、抗炎等对症支持治疗，若症状持续加重，应及时手术治疗。

（六）消化道出血介入治疗的健康指导

19 哪些疾病可以行介入治疗？

介入治疗适用于各种原因所致的消化道出血，经内科保守治疗无效的患者，如消化道溃疡出血，原发性或继发性肿瘤出血，医源性出血，外伤出血，憩室、血管畸形、动脉瘤等出血，特别对不具备急诊剖腹探查手术条件的患者更有优势。

20 介入治疗的方法有哪些？

1）诊断性血管造影　首先行腹腔动脉和肠系膜上、下动脉造影，再根据造影前已明确的出血部位，或者造影中发现的可疑部位，进行选择性肝动脉、胃左动脉、胃十二指肠动脉、肠系膜动脉分支等的造影，必要时用超选择性动脉造影准确显示病变部位和性质。

2）栓塞治疗　是消化道出血的主要介入治疗方法，主要用于通过血管造影能够明确出血部位的患者；栓塞治疗前先行诊断性血管造影，明确出血的部位、范围等情况，以确定栓塞剂的种类、大小及栓塞水平。

3）药物灌注治疗　主要用于弥漫性胃肠道出血和血管造影检查无明显异常征象的消化道出血。

21 介入治疗有哪些并发症？

1）肠缺血坏死　栓塞治疗如果把握不当可造成肠缺血甚至坏死，因此肠系膜血管栓塞应尽量采用微导管超选择性动脉造影技术，避免弓状吻合支以下的栓塞，并防止栓塞剂反流导致器官缺血坏死。

2）腹痛　血管升压素灌注治疗最常见的并发症是腹痛，主要是由于剂量过大，导管进入血管小分支或血栓形成，造成肠缺血而引起腹痛。

22 介入治疗术后如何护理？

（1）给予心电监护，动态观察患者生命体征的变化。

（2）静脉穿刺者术侧肢体制动 4～6 h，动脉穿刺者以绷带和纱布加压包扎后用 1 kg 左右沙袋或用血管压迫器压迫穿刺点 6～8 h，穿刺侧肢体制动 12 h，24 h 后可以解除绷带和纱布。

（3）观察穿刺部位有无渗血、出血、足背动脉搏动是否良好，肢体皮肤颜色与温度、感觉、运动功能有无异常。

（4）记录 24 h 尿量，病情允许的情况下嘱患者进易消化无刺激性的食物，同时嘱患者多饮水，促进造影剂排出。

（5）术后若出现疼痛、发热、恶心、呕吐等反应，不要紧张，应及时通知医生处理。

（七）腹腔镜探查术的健康指导

23 什么是腹腔镜探查术？

（1）腹腔镜探查术是一种新的微创手术方法。它是利用带有摄像头的内镜及其相关的器械进行的手术治疗方法。腹腔镜探查术多采用 2～4 孔法，一个手术孔开在人体先天与外界相通的肚脐上，其他的手术孔根据手术方式确定位置。手术后会在患者腹部留有 1～3 个 0.5～1 cm 的瘢痕。

（2）该手术是通过冷光源提供腹腔内照明，将腹腔镜镜头（直径为 3～10 mm）插入腹腔内，运用数字成像技术使镜头拍摄到的图像通过光纤传导至信号处理系统，并实时在专用显示器上显示。然后医生通过监视器屏幕上所显示的图像，对患者的疾病进行分析判断，并且运用相关的腹腔镜器械进行手术治疗。

24 腹腔镜探查有什么优点？

（1）腹腔镜探查创伤小，更容易被患者及家属接受。

（2）腹腔镜探查术后需中转开腹者，也可以帮助选择切口，减少患者的创伤。

(3) 腹腔镜探查的手术视野较清晰，可直视剖腹探查难以暴露的盆腔深部，并可彻底吸引和清洗腹腔。

(4) 腹腔镜手术造成的术后腹腔粘连明显减少，可减少粘连相关并发症，对需行多期手术治疗的患者特别有意义。

25 哪些情况需要进行腹腔镜探查?

(1) 诊断不明确的急腹症患者。

(2) 部分腹部闭合性和开放性外伤，腹腔内脏器损伤情况不明者。

(3) 腹部手术出现某些并发症需进行手术探查者。

(4) 诊断不明，怀疑存在腹部病变的急症者。

(5) 原因不明的胃肠道出血。

26 哪些情况不能进行腹腔镜探查?

(1) 休克、严重创伤等引起的血流动力学不稳定者。

(2) 膈肌破裂和食管破裂孔疝。

(3) 严重心肺疾病。

(4) 急性肠梗阻，严重腹胀者。

(5) 腹壁严重感染。

(6) 严重凝血功能障碍。

(7) 腹腔广泛粘连。

27 腹腔镜探查手术过程是如何进行的?

(1) 根据手术的方式，为患者采取合适的手术体位，通常采用仰卧位，经会阴部及直肠操作的手术，可采取截石位，以使手术视野更清晰。

(2) 麻醉师对患者进行全身麻醉。

(3) 医生开始向患者的腹腔注气，建立气腹，注入的气体为 CO_2。

(4) 医生会根据手术部位选择穿刺点，置入手术器械，完成手术。

28 腹腔镜术后患者如何护理?

(1) 吸氧、监测生命体征的变化，遵医嘱给予吸氧 2～3 L/min。

(2) 指导患者去枕平卧 6 h,将头偏向一侧,以免引起误吸,6 h 后若无头晕、恶心等不适,可给患者枕枕头或抬高床头。

(3) 有引流管的患者,保持引流管通畅,预防滑脱,并准确记录引流液的颜色、性状及量的变化。

(4) 由于腹腔镜手术创伤小,术后 6 h 患者若无特殊不适,可以在床上适当活动,如上肢的抬举、外展,下肢的屈伸等。

(汤运红　吴改平)

第九章 急诊患者心理护理

1 什么是心理护理?

心理护理指在护理过程中,通过各种方法和途径(主动运用心理学理论和技能),积极影响患者的心理活动,帮助患者在自身条件下获得最适宜的身心状态。

2 心理护理在急诊护理中有何重要性?

在急诊护理过程中,通常由于病情较急导致患者及家属的心情急躁,突发的急性心理情绪变化可引发一些急症(心肌梗死、高血压),因此把握患者就诊时的心理变化,是急诊抢救能否成功的一个不可忽视的因素。同时心理状况的好坏直接影响着疾病的进展和治疗效果,所以注重急诊救治的同时应加强患者的心理护理。只有把心理护理与急诊护理有机结合起来,才能进一步完善医疗服务常规,满足人们的就诊需求,促进患者的身心健康。

3 不良的心理状况对疾病有何影响?

急诊患者心理问题如果不能很好地解决,将直接影响疾病的治疗效果,造成增加患者痛苦,增加治疗费用等不良后果,研究表明,长时间的紧张、焦虑、恐惧、抑郁等心理问题如得不到及时调整,对健康是非常有害的:引发急慢性应激,直接损害心血管系统和胃肠系统,造成应激性溃疡和血压升高、心率增快,加速血管硬化进程和心血管事件发生;加重病情恶化,不利于康复;引发脑应激疲劳和认知功能下降;破坏生物钟,影响睡眠质量;免疫功能下降,导致恶性肿瘤和感染机会增加。

4 工作中如何实施心理护理?

(1) 首先建立良好的护患关系,尊重患者,保护患者隐私,文明用语,在患者入院时、特殊检查和治疗时、手术前后及出院前等重点环节主动与患者沟通,帮助患者树立战胜疾病的信心。

(2) 其次进行心理评估,了解患者的心理状况。可采用行为观察法、访谈法等,如观察患者的各种表情动作,倾听患者或其亲属的叙述;采用心理评定量表如SCL-90、SAS、SDS、EPQ等,客观量化患者的各种心理状况。

(3) 确定患者基本心理状况的性质,如好、中、差;判断有无焦虑、抑郁、恐惧、愤怒等负性情绪;确定患者消极心态的基本强度如轻度、中度、重度,有利于护士对患者心态的准确把握。

(4) 找出患者不良心态的主要原因和影响因素,如是否存在疾病认知、社会支持、人格特征或环境等因素的影响,以作为选择心理护理对策的主要依据,增强心理干预的针对性。

(5) 选择适宜的心理干预对策,如心理支持法、心理疏导法、认知疗法、放松训练法、音乐疗法等,以减轻患者紧张、焦虑、抑郁、恐惧等不良心理,促进患者身心健康。

(6) 建立心理护理效果的评价体系,通过对比干预前后的心理状况,对心理护理效果进行评价,评价指标包括患者的主观体验,生理及心理指标等改善情况,根据评价结果,确定新的心理护理方案。

(7) 对严重心理障碍者,以及有特殊心理需求者,可邀请专业心理人员会诊,共同寻求心理干预措施,做好动态心理评估及记录,并报医务处备案,同时做好自杀等应急预案。

5 急诊患者常见的心理反应有哪些?

1) 焦虑　最常见的心理状况,一定程度的焦虑反应可提高机体抵抗力,对健康的恢复有促进作用,但过度的焦虑对机体有害无益,不利于持续治疗与保证护理的效果和身心恢复,甚至造成严重的并发症。焦虑产生的原因:①起病急,没有任何心理准备,躯体严重不适所引起;②突发的疾病改变了患者的生理、心理与社会功能,不能进入患者这一角色;③患者对所患疾病病因不明,预后难料等。

2) 恐惧　突发疾病,自觉症状较重,缺乏应对能力,就会产生恐惧心理。恐惧产生的原因:①环境因素:陌生环境下,医护人员忙碌的身影以及各种监护仪器发出的声响,会增加患者恐惧、紧张的

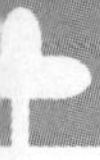

情绪。②疾病因素：有些患者预感疾病的严重性，害怕病情恶化，求生欲望强烈，存有尽快脱离险境，摆脱疼痛折磨的迫切心理，表现为全身紧张、面色苍白、心悸、胸闷等症状，多见于急性严重创伤和大出血的患者。

3）情绪休克　表面看来患者反应微弱，而实质是沉重的心理创伤，是一种强烈的心理创伤和心理反应。针对这种异常沉默寡言、安静的患者，护士应密切观察，必要时加强交接班，加强护理。

6 如何对急诊患者进行心理护理?

1）缓解紧张局面　急诊患者入院时面临着一系列紧急救护，对各种仪器、医护人员紧张严肃的面孔，或大出血、窒息、剧痛等症状和病痛产生恐惧心理。护士应设法消除或缓解紧张气氛。故在抢救时动作快而不慌乱，表情淡定自如，给患者以安全感。

2）关心、体贴患者　护士应深入病房，主动与患者交谈，给予关心和问候，了解患者的心理问题及心理需求，因地制宜地解决实际问题，多体贴、关心、爱护患者，减少患者的烦恼与孤独感。

3）做好安抚和解释工作　及时反馈疾病的相关信息，满足患者的心理需要。护士结合患者的疾病和心理状况，耐心讲解疾病的进展和预后，同时向患者讲解各项检查、治疗、护理的目的及相关注意事项，使患者处于最佳心理状态（状况）并积极配合治疗。

7 如何对急诊患者家属进行心理护理?

患者发病突然、疾病难测，给患者身体和心理造成极大的痛苦的同时，患者家属的心理反应可能比患者还要复杂，很多人表现出担忧、焦虑，甚至有情绪不稳定和易激惹现象，给我们紧急救护带来了一定的困难，因此做好患者家属的心理护理工作是非常有必要的。

（1）充分理解患者家属的心情，在认真做好抢救工作的同时，对患者家属也要有同情心、耐心，稳定他们的情绪。

（2）指导患者家属控制好情绪，特别是在患者面前勿流露出悲伤情绪，以免增加患者的心理负担，影响救治的效果。

（3）结合患者家属的心理承受能力，用恰当的语言在适宜的时机讲解患者的病情进展及治疗经过，同时给予关心、帮助以及鼓励。

8 常用的心理干预方法有哪些？

1）心理支持　帮助患者获得家庭和社会的有力支持，适时鼓励家属陪伴患者，与管床医生共同提供相关治疗及预后的实际信息，建立对疾病恢复程度的合理期望值。如对于急诊患者，做好家属的心理安抚工作，多关心患者的各种心理情绪反应，保持良好的心态及情绪，有利于患者的康复。

2）护患沟通　与患者沟通，使用耐心的、鼓励性的、指导性的话语；当患者意识不清或老年患者听力不佳时可通过纸、笔、写字板、手机屏等进行沟通，同时运用非语言行为传达对患者的关怀，如握手、抚肩等，让患者对医护人员有充分的信任感，建立良好的医护患关系和正常的情感支持。

3）放松技术　指导患者运用呼吸放松法、音乐放松法减轻紧张、焦虑情绪。鼓励患者之间，尤其是与治疗效果良好患者的沟通与交流，转移患者对疾病变化的过分关注。指导患者进行自我心理暗示，对任何治疗效果好转均表示鼓励，让患者树立战胜疾病的信心。

4）认知疗法　所谓“认知”就是一个人对一件事或对某现象的认识和看法，如对自己的看法，对别人的想法，对事情的见解等。这就要求医护人员在救治过程中应对患者耐心解释疾病的进展、治疗经过和治疗效果，打消患者的顾虑，从而改变认知缺陷患者的行为，改变其对疾病的不良认知，达到消除不良情绪和行为的目的。

5）调节情绪　帮助患者认识焦虑和紧张等负性情绪的正面意义，运用倾听技术、陪伴技巧等非语言行为表达对患者的关爱，鼓励患者用语言表达对疾病的感受。同时也可以对不良情绪进行宣泄。

9 抢救时如何对患者进行心理护理？

（1）迅速通知值班医护人员，保证抢救力量，同时勿大喊大叫、动作慌乱，避免营造紧张与焦虑的氛围。

（2）运用娴熟的抢救技能、良好的情绪控制力，与医护团队齐心协力，积极展开有效的救治，确保病房的安静。

(3) 救治过程中对患者及家属表现出来的焦虑情绪及时给予关怀性语言及安抚,使其树立战胜疾病的信心,对于清醒的患者,应告知:“您不要紧张,医生和护士都在这儿呢,有什么不舒服请您及时告诉我。”应对家属说:“您暂时回避一下,我们会尽全力救治,请您先不要着急,病情的进展情况我们会及时告诉您的。”

(4) 及时评估患者的病情动态、配合程度、文化背景等,从而提供合乎患者文化背景所需的关怀表达方式及语言。

(5) 倾听并了解困扰患者家属的迫切问题,帮助分析与解决,做到对家属进行个性化答复与倾听。

(6) 抢救过程中保护患者隐私,及时用屏风与窗帘隔离抢救空间,注意患者保暖,同时理解与体谅患者和家属的恐惧、焦虑的心理,做好相应的心理支持与心理安慰。

(7) 对于情绪过激的家属,可以安置在特定的休息室,酌情安排工作人员安抚其情绪,耐心、细心讲解救治情况及病情进展。

(8) 抢救患者时应迅速,沉着冷静,配合默契,有条不紊,勿大声喧哗,切忌在床边讨论患者的病情,增加患者的心理负担。

(9) 在执行各项操作时,做到动作轻柔,确保患者安全,促进患者的舒适,缓解患者的痛苦与焦虑情绪。

10 急性疼痛患者如何进行心理护理?

疼痛作为一种主观感觉,受心理、社会因素影响更大。很多研究表明,心理性成分对疼痛性质、程度和反应以及镇痛效果都会产生影响,因此疼痛的心理治疗具有重要地位。

1) 选择合适的体位　不仅可缓解疼痛,而且可促进呼吸循环。术中长时间压迫同一部位引起疼痛并不少见。适当翻身活动,可促进局部血液循环,恢复肠蠕动,每 2 h 更换体位 1 次,但勿引起患者疼痛,事先应向患者做好解释,以取得合作。

2) 创造缓解疼痛的环境　患者常有强烈疼痛,虽给予镇痛、镇静药物,但周围嘈杂的环境、刺眼的日光灯也诱发或增加疼痛,为最大限度地发挥镇痛、镇静作用,应营造舒适的环境。

3) 支持疗法　心理因素在慢性疼痛中起着重要作用,医护人员应采用解释、鼓励和安慰等手段,帮助患者消除焦虑、抑郁和恐惧等不良心理因素，从而调动患者主观能动性，增强机体抵抗病痛的能力，并树立信心，为配合治疗创造良好条件。

4）松弛疗法　此法对缓解疼痛的病理反应有显著作用，既可解除机体疼痛和全身肌肉紧张，缓解血管痉挛，又可消除心理恐惧和精神紧张。①保持自然舒适的体位，即坐或卧。②按指令行渐进性肌肉放松。③指导患者闭目养神，驱除杂念，平静呼吸。④教患者在自己的意念之中设一气源，以意领气，循经行络，于经络之间，脏腑之间，环复周身。

5）认知疗法　积极正确的疾病认知可以减轻和缓解疼痛。护士应耐心讲解疼痛的机制和疼痛的后果，可以消除患者的焦虑、恐惧心理和紧张情绪，达到减轻疼痛的目的。

6）暗示疗法　当疼痛难以忍受时，告知患者这是机体的一种保护性反射，表明机体正处于一种调整状态，便于战胜病魔。暗示可以使患者增强和疼痛做斗争的决心和信心，其心理上的疼痛感也就会随之减轻。

7）音乐疗法　音乐本身就是一种能量，不同速度、旋律、音调和音色的音乐，作用于人体会产生有益的共振，使器官协调一致。如果一个人的注意力集中到疼痛的体验上，此时他感知的疼痛要比平时强烈得多，而音乐疗法通过音乐的特殊作用，有助于分散患者对疼痛的注意力，以减轻其紧张、焦虑、抑郁及恐惧的负性情绪。

11 手术患者常有哪些心理反应？如何进行心理护理？

手术对于患者是一件严重的应激事件，会引起患者强烈的心理应激，出现各种心理反应。当心理反应过于强烈时会影响手术的成败和身体康复。为了帮助患者顺利完成手术，取得良好的治疗效果，护士应结合患者的心理特点，做好有效的心理护理。

1）术前心理反应及心理护理

（1）心理反应　焦虑和恐惧是术前患者最常见的心理反应。多数患者对手术没有充分的心理准备，担心麻醉意外、术后疼痛与恢复、增加家庭经济负担等，而产生焦虑与恐惧，有的患者术前出现严重失眠，导致手术当日出现高血压、血糖波动较大等异常情况的发生，延误手术。也有的患者出现心悸、气促、胸闷、腹痛、腹泻等症状。

（2）心理护理　医护人员应为患者提供有关手术信息，结合患者的病情和心理状况，介绍以往手术的成功经验，介绍手术的安全性与必要性，介绍麻醉的方式、术中配合的方法和术后注意事项，帮助患者了解和配合手术。对于术中可能会放置各种引流管及术后使用心电监护仪，也应在术前向患者说明，以免患者醒来后惧怕。这些心理上的准备，对控制术中出血量和预防术后感染都是有益的和必要的，可使患者正视现实，提高遵医行为，缓解焦虑情绪。

2）术后心理反应及心理护理

（1）心理反应　焦虑、抑郁是术后患者的主要心理问题。术后患者由于躯体组织受到不同程度的损伤，伤口伴有不同程度的疼痛，躯体不能自由活动、浑身不适，多产生焦虑、抑郁等心理反应，他们渴望知道疾病的治疗进展和手术效果，也担心疾病的预后。

（2）心理护理　①结合患者的心理承受能力及时告知手术效果。当患者回到病房，医护人员应以亲切、和蔼的语言，告诉患者术中的有关情况，对预后不良的患者，应注意告知的方式和时机。②帮助患者缓解疼痛。术后 6 h 内给予药物镇痛，可以大大减轻术后的疼痛；安静、和谐的环境有利于减轻患者的疼痛；积极的暗示可以减轻患者的疼痛；音乐疗法可以转移患者对疼痛的注意力。③帮助患者克服抑郁反应。手术后，患者麻醉苏醒后会出现不同程度的抑郁反应，表现为不愿说话、食欲不振、睡眠障碍等。护士应结合患者的性格和心理特点，努力帮助他们缓解抑郁情绪。注意领会他们不多的语言的含义，主动关心和体贴他们，使他们树立早日恢复健康的信心。④支持疗法。护士应鼓励患者积极对待人生。对于部分手术后效果不好或预后不良的患者，往往心理上会留下巨大的创伤。护士应以恰当的方式给予心理上的疏导，尽可能减轻其焦虑、悲观情绪，鼓励他们顺利渡过难关。⑤鼓励患者进行康复锻炼，尽快回归家庭与社会。

12 急性创伤患者有哪些心理反应？

意外创伤事件导致个体的生理功能与适应能力严重受损，可伴有认知、情绪、行为等多方面的异常心理反应。

1）负性情绪反应　普遍存在焦虑、惊慌和恐惧，甚至有忧郁自杀的现象发生。有的患者有很强的自卑感、自责、疲乏、失眠、噩梦等。同时伴有认知缺陷和各项行为退化，出现过分依赖等消极行为。

2）积极心理反应　有的患者创伤发生后积极寻求帮助和与他人联系。

3）病理性心理问题　①急性应激障碍：因极其严重的心理或躯体应激因素而引起的短暂精神障碍，在受刺激后几分钟至几小时发病。主要表现为侵袭、警觉性增高、回避和易激惹等，发生率很高，如果处理不当，可有20%～50%的患者转为创伤后应激障碍。②创伤后应激障碍：由于异乎寻常的威胁或灾难性心理创伤，导致延迟出现和持续至少一个月的精神障碍。

13 急性创伤患者出现心理危机时，如何进行干预？

创伤心理危机是指严重创伤患者因创伤刺激导致的自伤及自杀行为。作为护士应有心理危机干预意识，及时识别危机，协助心理医生干预危机。创伤后心理反应可分为危重期、急性期、康复期三个阶段，在进行心理干预时应遵循个体化原则。

1）危重期　创伤发生后立即配合医生进行紧急处理，做好抢救工作是心理护理的关键和基础，以获得患者的信任，减少心理反应及障碍的发生。

2）急性期　此时患者大多关注自己的受伤程度，能否治愈及治疗方案和时间问题，应向患者讲解各项治疗的目的及意义，消除恐惧感，使患者以良好的心态接受和配合治疗。

3）康复期　为患者提供情感和社会支持，同时要重点关注患者的心理康复和心理成长。如存在急性应激障碍应寻求心理或精神科医生的诊治。

14 如何指导患者维护身心健康？

1）增强保健意识　护士应当学会指导患者正确认识和评估自身的身体健康状况和心理状况，能够利用一些合适的途径和方法来促进身体和心理两方面的健康。如坚持进行体育锻炼、积极参加社会活动、培养业余爱好等，在增强体质的同时，也能够保持积极向上的心态。

2）培养健全的人格　人格特征对心身疾病的发生具有重要的影响。不同人格特征的人患有相同疾病时，其病情的严重程度、转归等也常常不同。有研究表明，内向的人患癌症的概率较性格外向的人更高，具有悲观、抑郁等人格特征的人比具有乐观、开朗等人格特征的人更易患心身疾病。所以，护士应合理引导患者改善人格缺陷，从而预防心身疾病的发生。

3）保持良好的情绪，建立有效的心理防御机制　积极的情绪能够使患者采用更积极的态度去面对困难和挫折，而消极的情绪则不仅不能解决问题，还会使患者的心理负担加重，机体免疫力下降，导致心身疾病的发生甚至恶化。所以，护士应帮助患者学会保持良好的情绪。在保持良好情绪的同时还需建立有效的心理防御机制，使自己在面临困难和挫折、可能失去心身平衡的时候，能够采取有效的方式加以调整，以减轻或消除内心的焦虑，尽快恢复内心的平衡和稳定。

4）建立良好的人际关系和社会支持系统　不良的人际关系和社会支持系统可能导致患者的内心失衡，产生心身疾病。而良好的人际关系和社会支持系统则能缓解压力，有助于患者减轻心理应激的反应，缓解内心冲突。

（吴改平　汤运红）

第二部分

急诊创伤篇

第十章 多发伤患者的健康指导

1 什么是多发伤?

(1) 多发伤是指在同一致伤因素作用下,人体同时或相继有两个以上解剖部位或脏器受到创伤,且其中至少有一处是可以危及生命的严重创伤,或并发创伤性休克者。

(2) 多发伤应与多处伤、复合伤、联合伤的概念相区别。多处伤是指同一解剖部位或脏器有两处以上的损伤,如小肠多处破裂与穿孔。复合伤是指两种以上的致伤因素同时或相继作用于人体所造成的损伤,如烧伤合并冲击伤。联合伤是指创伤造成膈肌破裂,既有胸部伤,又有腹部伤,又称胸腹联合伤。

2 引起多发伤的原因有哪些?

多发伤的病因多种多样,可分为机械性的钝力损害和利器伤两大类。钝力损害包括各种原因的撞击,如高处坠落、交通事故、水浪和气浪及挤压伤。利器伤平时多见于刀刺伤和锐器伤,战时多见于枪弹伤和爆炸伤。

3 多发伤有哪些特点?

1) 伤情重且变化快、死亡率高

(1) 第一个死亡高峰即事故出现几分钟之内。在多发伤中,四肢的损伤率最高,其次是颅脑损伤,且颅脑损伤的死亡率最高。

(2) 第二个死亡高峰是事故发生后的 1 h 内。这一时期的死亡原因主要为血气胸、肝脾破裂、骨盆及骨折等多发伤造成的大出血。这一时间又称为抢救的“黄金时间”,如抢救及时,大部分患者可免于死亡。

(3) 第三个死亡高峰出现在伤后数周。患者经过抢救和及时救治,伤处可能已经控制,但由于患者伤情复杂、抵抗力下降,极易出现严重感染或器官功能衰竭，导致死亡。

2）休克发生率高　伤情范围广，往往失血量大，休克发生率高且出现早，以低血容量性休克最常见，后期常为感染性休克。通常多发伤休克发生率不低于50％，且多为中、重度休克。

3）低氧血症发生率高　严重创伤可直接导致或继发急性肺损伤，甚至急性呼吸窘迫综合征（ARDS）。低氧血症可加重组织器官损伤和多器官功能障碍。

4）容易漏诊和误诊　多发伤受伤部位多，如果未能按多发伤抢救常规进行伤情判断和分类很容易造成漏诊。

5）伤后并发症和感染发生率高　应激性溃疡、凝血功能障碍和脂肪栓塞综合征等并发症发生率高。开放性损伤、消化道破裂等一般都伴有污染，如污染严重，处理不及时或不当，很容易发生局部感染及肺部感染。

4 多发伤的伤情如何评估?

1）致命的伤情评估　对严重多发伤的早期检查，主要判断有无致命伤，首先观察患者的神志、面色、呼吸、血压、脉搏、出血等。

（1）气道情况　有无气道不畅或阻塞。

（2）呼吸情况　是否有通气不畅、有无鼻翼翕动、胸廓运动不对称、呼吸音减弱等。

（3）循环情况　监测患者的生命体征，观察有无活动性出血，血容量是否减少；判断患者毛细血管再充盈时间，用手指按压患者拇指甲床，甲床颜色变白，正常人除去压力后2 s内恢复红润，如充盈时间延长是组织灌注不足的最早指征之一。

（4）中枢神经系统　判断患者的意识情况、瞳孔大小、对光反射、有无偏瘫或截瘫。

2）全身伤情评估　在伤员的致命征象如窒息、休克及大出血等得到初步控制后，就必须进行进一步全身检查。

（1）病史采集　受伤时间、受伤方式、撞击部位、落地位置、处理经过、是否有昏迷史等。

（2）体格检查　开放性损伤容易被发现，闭合性损伤比较隐蔽，易被遗漏。

(3) 实验室检查　查血型和进行交叉配血试验;做动脉血气分析;血常规需反复多次测定,以评估出血情况。

(4) 特殊检查　X线检查、超声检查、腹腔镜、CT检查及MRI检查。

(5) 诊断性穿刺　胸腔穿刺、腹腔穿刺方法简单,可反复多次进行。

3) 持续评估　多发伤是一种变化多端的动态损伤,必须动态观察患者的各项辅助检查结果或体征,协助了解患者实时动态,监测的内容包括气道、呼吸情况、动脉血气分析结果、血氧饱和度、皮肤温度和颜色、尿量等。再评估的重点包括有无十二指肠破裂、胰腺损伤、隐性大出血,继发颅内、胸内、腹内出血等。

5 如何使用创伤严重度评分评估多发伤伤情?

目前比较常用的是创伤严重度评分(injury severity score, ISS),评估多发伤伤情的严重程度,从解剖学观点评估创伤的部位、范围、类型及严重程度。ISS评估是将人体分为几个解剖学区域:体表、头颈部、面部、胸部、腹部、四肢和骨盆。损伤程度可以分为五个等级:0级,无损伤;1级,轻度损伤,计1分;2级,中度损伤,计2分;3级,重度损伤,计3分;4级,重度损伤,危及生命,计4分;5级,危重损伤,不能肯定存活,计5分。对于多发伤患者,每一部位损伤的平方相加之和即可得出总分,ISS的有效范围为1~75分,ISS分值越高,则创伤越严重,死亡率越高。一般将ISS为16分作为重伤的解剖标准,其死亡率约为10%;ISS评分低于16分,定为轻伤,死亡率较低;ISS评分为16分以上,定为重伤;ISS评分为25分以上,定为严重伤。总分在10分以上,应入院治疗。

6 多发伤患者需要做哪些检查?

1) 体格检查　全面且系统的体格检查在多发伤的诊断与救治方面非常重要。

2) 实验室检查　查血型和进行交叉配血;做动脉血气分析;动态监测血常规以评估出血情况。

3) 特殊检查

(1) 腹腔穿刺　简单、快速、经济、安全,准确率达90%,可反复进行。可有假阳性、假阴性,对腹膜外血肿准确性差。可作为胸腹部创伤的首选方法。

(2)X线检查　简单、方便、无创、费用低。有些部位准确性不高,孕妇应用有潜在危害。为骨关节伤的首选方法,也常用于其他部位伤。

(3)B超检查　简单、方便,可在床边进行,并可反复进行,对腹腔积血、实质性脏器损伤和心包填塞准确性高。

(4) CT 检查　对实质性脏器损伤可以定性,对血肿判断的准确性高,对颅脑、胸腹部创伤意义较大。

(5) MRI 检查　多角度、多层面成像,软组织分辨率极高。

(6) 血管造影检查　可以同时进行诊断和治疗,能够确定出血来源。

(7) 内镜技术　可以同时进行诊断和治疗。

7 诊断多发伤应具备哪些条件?

同一伤因而致下列伤情两项或两项以上者定为多发伤。

1) 颅脑损伤　颅骨骨折、颅内血肿、脑挫伤或颅底骨折。

2) 面部损伤　颌面部开放性骨折伴大出血。

3) 颈部损伤　颈部外伤伴大血管损伤、血肿、颈椎损伤。

4) 胸部损伤　多发性肋骨骨折、肺及气管挫裂伤、心脏及大血管损伤、纵隔气肿、心包填塞、血气胸、膈疝、连枷胸等。

5) 腹部损伤　腹腔大出血或内脏器官破裂,如肝破裂、脾破裂等。

6) 泌尿生殖系统损伤　肾破裂、膀胱破裂、尿道断裂、子宫破裂等。

7) 骨关节损伤　由于骨折可能导致大出血危及生命,如脊椎骨折、骨盆骨折伴休克、四肢骨折伴休克、神经损伤等。

8) 软组织损伤　广泛软组织损伤伴大出血或挤压综合征。

8 多发伤的救治原则和抢救程序是什么?

1) 救治原则　多发伤病情一般都比较危重,处理是否及时和正确直接关系到患者的生命安全和功能恢复。因此,必须十分重视

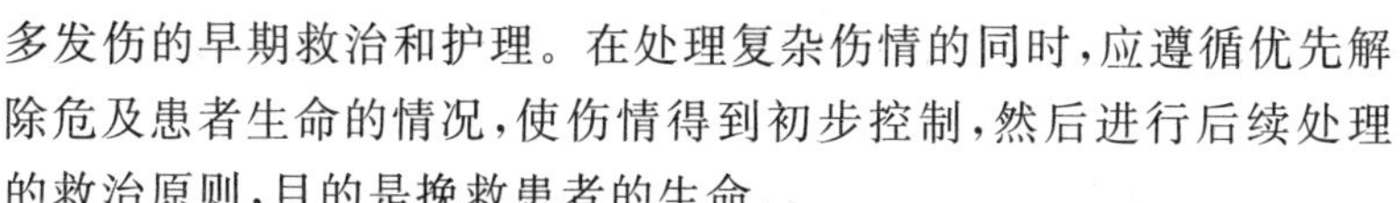

多发伤的早期救治和护理。在处理复杂伤情的同时，应遵循优先解除危及患者生命的情况，使伤情得到初步控制，然后进行后续处理的救治原则，目的是挽救患者的生命。

2）紧急救护程序　VIPCO程序。

V（ventilation）：迅速建立呼吸通道，及时清除呼吸道分泌物。必要时气管插管或气管切开。

I（infusion）：恢复血容量，迅速建立两条以上静脉通道，快速输血、补液，保持收缩压在90 mmHg以上，脉率在120次/分以下。

P（pulsation）：监测心率和血压，及时发现和处理休克。如发现心搏骤停者，应立即进行心肺复苏。

C（control bleeding）：控制出血，广泛的创面渗血可以用纱布加压包扎。若大血管损伤，可立即用止血带止血。一旦明确胸腔、腹腔内存在活动性出血，应立即创造条件进行手术。

O（operation）：急诊手术治疗。严重多发伤手术处理是创伤治疗中的决定性措施，而且手术控制出血是最有效的复苏措施。危重伤员应抢在伤后的黄金时间（伤后1 h）内尽早手术治疗。

9 多发伤患者急救护理措施有哪些？

1）监测生命体征　给予持续心电监护，动态观察患者生命体征的变化，特别是呼吸、血压以及意识变化，发现异常情况，立即通知医生及时处理。

2）保持呼吸道通畅　患者头偏向一侧，迅速清理呼吸道分泌物及异物等，确保呼吸道通畅。解除气胸所致呼吸困难。给氧，提高组织血氧含量，必要时给予紧急气管插管或气管切开并辅以呼吸机。心跳、呼吸骤停者，立即行胸外心脏按压及人工呼吸。

3）积极抗休克　迅速补充有效循环血量是治疗成功的关键。立即建立两条以上静脉通道，最好采用套管针，保证安全无渗漏，可快速补液、输血，保证组织灌注。严重者，可采用深静脉插管，监测中心静脉压。快速补液以晶体液为主、胶体液为辅。一般先输1000～2000 mL平衡盐溶液，再输胶体液。颅脑损伤时要控制输液量，避免颅内压升高。在使用脱水药前必须测量血压，避免因脱水加重休克，给予脱水药后严密观察血压和尿量。

4）减轻疼痛　多发伤都伴有不同程度的剧痛，可诱发和加重休克，故在不影响病情观察的情况下遵医嘱选用镇痛、镇静药物。

5）预防感染　操作中严格遵循无菌操作原则。遵医嘱合理应用抗生素，对于开放性创伤需使用破伤风抗毒素。感染的防治是降低多发伤死亡率的关键。

6）支持治疗　维持水、电解质和酸碱平衡，保护重要脏器功能，并给予合理的营养支持，如患者伴有腹腔内脏器损伤或胃肠道需要休息，不能从消化道进食，可通过静脉途径给予全肠外营养。

7）并发症的预防　多器官功能衰竭一旦发生，死亡率极高，关键在于预防。早期进行抗休克治疗及防治感染可预防多器官功能衰竭的发生。

8）心理护理　意外创伤事件导致个体的生理功能与适应能力严重受损，可伴有认知、情绪、行为等多方面的异常心理反应，应及时给予心理安抚与心理支持。

9）对症处理　根据病情给予相应处理。需急诊手术者，立即进行备皮、备血、留置导尿管等术前准备。患者烦躁不安时注意安全护理，必要时适当约束，联系手术室及麻醉师做好术前准备，为抢救赢得宝贵时间。

10 发生肢体离断如何处理?

(1) 首先用无菌敷料或干净布包好离断肢体后置于无菌或洁净的无漏孔塑料袋内，扎紧袋口。

(2) 放入注满冰水混合液的塑料袋内低温(0～4 ℃)保存，以减慢组织变性和防止细菌繁殖，冷藏时防止冰水侵入离断创面，切忌将离断肢体浸泡在任何液体中。

(3) 离断肢体应随伤员一起送往医院，以备再植手术。

11 开放性伤口处理时应注意什么?

(1) 不要随意去除伤口内异物或血凝块。

(2) 创面中若有外露的骨折断端、肌肉、内脏，严禁现场回纳入伤口内。若为肠内组织或脏器脱出，应先用干净器皿保护后再包扎，不要将敷料直接包扎在脱出的组织上面。

(3) 有骨折的伤员要进行临时固定。

(4) 脑组织脱出时,应先在伤口周围加垫圈保护脑组织,不可加压包扎。

12 多发伤术后护理措施有哪些?

(1) 结合患者伤情及手术方式、麻醉方式及术中情况,给予舒适卧位。

(2) 给予持续心电监护,氧气吸入,保持呼吸道通畅。严密监测血压、呼吸、心率、体温及血氧饱和度,观察有无休克及急性呼吸窘迫的征兆。合并颅脑损伤者注意观察意识及瞳孔的变化。

(3) 观察伤口敷料及引流管情况,保持引流通畅,观察各种引流液的引流量、性状、颜色并做好记录。警惕有无出血、瘘等并发症发生。

(4) 保持输液通畅,准确记录 24 h 出入液量,合理补充水、电解质及维生素,必要时输血,维持体液平衡和生命体征稳定。

(5) 及时进行抗感染治疗,注意体温变化,若术后体温逐渐升高或持续高热不退或体温下降数日后又升高,说明感染未控制或有继发感染,应及时处理。

(6) 给予心理护理,在病情允许的情况下,告知患者的病情治疗、进展以及预后情况,减轻患者的焦虑和恐惧,同时满足患者的合理要求,帮助患者树立战胜疾病的信心。

13 多发伤患者如何采取正确体位?

患者生命体征稳定后根据伤情不同采取合适体位。

1) 颅脑损伤患者　病情许可,重症颅脑损伤如无休克可取头高卧位,将头抬高 15°～30°,以利于脑部静脉血液回流,减轻脑水肿。

2) 胸部损伤患者　取半卧位,膈肌下降,以利于通气及胸腔引流,呼吸功能较差者,避免躺在非手术侧,以免压迫健侧肺,限制其通气。

3) 腹部损伤患者　可取半卧位,减轻腹壁张力,以利于血液循环,可防止形成膈下、肠间脓肿,以利于引流。

4）骨折患者　抬高患肢，患肢应高于心脏平面，制动，这样有利于静脉血液回流，消除肿胀，防止水肿。

5）牵引患者　取平卧位，其作用原理是利用对抗牵引，使错位的骨折复位、固定，减轻神经压迫，矫正关节畸形。

14 多发伤患者术后如何饮食与活动？

术后早期禁食，对于胃肠道功能恢复，肛门排气后可先给予少量温开水，观察有无腹痛、腹胀。若无不适，则可以进米汤、稀饭、面条等，循序渐进，逐步过渡到普食。

1）饮食方面

（1）对于严重创伤和感染，机体抵抗力低下的患者，应进高蛋白质、高热量、高维生素及易消化饮食，如瘦猪肉、鸡肉、鸡蛋、豆类等。

（2）高热患者应多饮水，补充丢失的水分及维生素，纠正水、电解质紊乱，促进新陈代谢，并辅以物理降温（冰敷、冰袋或酒精擦浴）。

（3）长期卧床患者应多吃新鲜蔬菜、水果，多饮水，防止便秘、泌尿系统结石和感染。鼓励少食多餐，细嚼慢咽，以利于食物的消化与吸收。

2）活动方面　根据不同的手术部位给予腹带或胸带约束，减轻疼痛，协助患者先床上活动，活动受限时可给予气垫床，避免长时间受压，导致皮肤压疮的发生。病情允许的情况下鼓励患者早期下床活动，促进肠蠕动恢复，还有助于增加肺活量，使呼吸道分泌物易于排出，减少肺不张、坠积性肺炎等并发症。

15 如何减轻多发伤患者术后疼痛？

创伤患者疼痛明显，除造成患者痛苦外，还可影响各器官的生理功能，镇静止痛有利于患者康复。通过评估患者疼痛的部位、性质、程度，适当应用止痛剂，或采用镇痛泵止痛，达到稳定患者情绪的作用。同时注意观察用药效果及副作用。非药物性措施包括放松疗法，如：按摩、指导患者有节律地深呼吸；分散注意力法，如默念数字或听音乐；暗示疗法等。

16 多发伤患者的心理护理有哪些?

多发伤多见于车祸、撞击、高处坠落等情况,突然发生,患者经受身心的双重打击,一定要关心患者,加强沟通与交流,向患者解释病情变化,可能出现的症状、体征及预后,使患者能正确认识疾病的发展过程。耐心解释相关检查、治疗及护理的目的、注意事项,使患者能积极配合。鼓励患者诉说内心的感受,并给予疏导。避免在患者面前谈论病情的严重性。

17 多发伤患者出院健康指导有哪些?

(1) 对于骨折的患者,指导四肢肌肉、关节的主动、被动活动、功能锻炼,增加肌肉力量,促进局部血液循环,预防肌腱及关节粘连和挛缩,预防深静脉血栓形成。

(2) 对于胸部损伤的患者,指导患者练习腹式呼吸,增加肺活量,预防肺不张,注意保暖,避免受凉,预防呼吸道感染。

(3) 对于长期卧床的患者,指导床上适当活动,保持皮肤清洁、干燥,预防压疮。

(4) 对于颈椎损伤的患者,指导其使用颈围固定 3～6 个月,解除颈围要逐渐适应。勿长期低头工作,避免头颈过伸、过曲或倾斜。勿用肩部扛抬重物。乘车时扶好把手,系好安全带,防止急刹车。

(5) 气胸痊愈后,1 个月内避免剧烈运动,避免抬、举重物,避免屏气。

(6) 合理安排休息和活动,注意劳逸结合,保证睡眠,可适当进行户外活动。

(7) 进清淡易消化的食物,避免辛辣、油腻的食物,多饮水,保持大便通畅。

(汤运红　吴改平)

第十一章 颅脑损伤患者的健康指导

(一) 头皮损伤患者的健康指导

1 什么是头皮损伤?

头皮共分为五层,分别由表皮层、皮下组织层、帽状腱膜层、帽状腱膜下层、骨膜层组成(图 11-1)。因头皮具有较大的弹性和韧性,且表皮层、皮下组织层和帽状腱膜层间富含脂肪颗粒,帽状腱膜层与骨膜层之间又有一疏松的结缔组织间隙,故由于头皮特殊的组织结构,使其对外界暴力有一定的屏障作用。

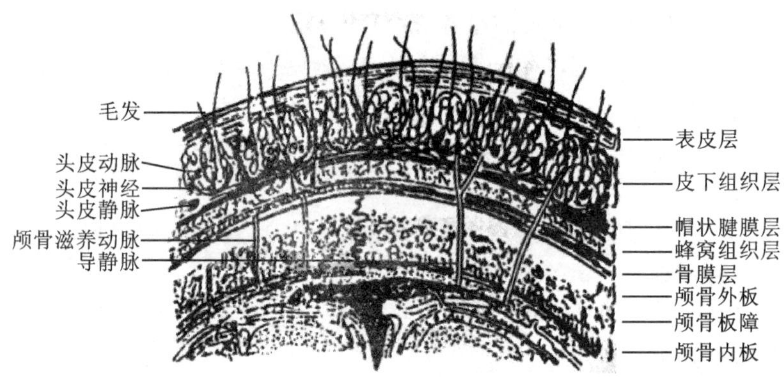

图 11-1 头皮分层

头皮损伤是原发性颅脑损伤中最常见的一种,轻者包括头皮轻擦伤,重者包括整个头皮撕脱伤。头皮损伤可用于判断颅脑损伤的部位和轻重,部分头皮损伤合并有不同程度的颅骨及脑组织损伤,并可引起颅内感染和颅内的继发性病变。

2 头皮损伤分哪几类?

1) 头皮裂伤　由锐器或钝器打击所致,表现为头皮裂口大小、深度不一,创缘整齐或不整齐,有时伴有皮肤挫伤或缺损。由于头皮血液循环丰富,常常头皮裂伤后会伴有大量出血,需及时清创、止血。

2) 头皮撕脱伤　头皮撕脱伤是一种严重的头皮损伤,多因机械性牵拉导致头皮自帽状腱膜下间隙全层撕脱,有时连同部分骨膜也被撕脱,使颅骨裸露。严重时可达整个帽状腱膜的覆盖区,前至上眼睑和鼻根,后至发际,两侧累及耳廓甚至面颊部。患者会有大量失血并伴有剧烈疼痛,可致失血性休克,但较少合并颅骨骨折或颅脑损伤。

3) 头皮血肿　多见于产伤或碰伤,头皮受钝性打击或碰撞后,发生剧烈滑动,组织内血管破裂出血所致,表皮层仍完整。头皮血肿部位常位于皮下组织、帽状腱膜下或骨膜下。

3 什么是头皮血肿?

头皮血肿是指头皮因血管丰富,在受钝器伤后,致使头皮不同层次内的血管破裂受损,而发生的出血淤积(图 11-2)。

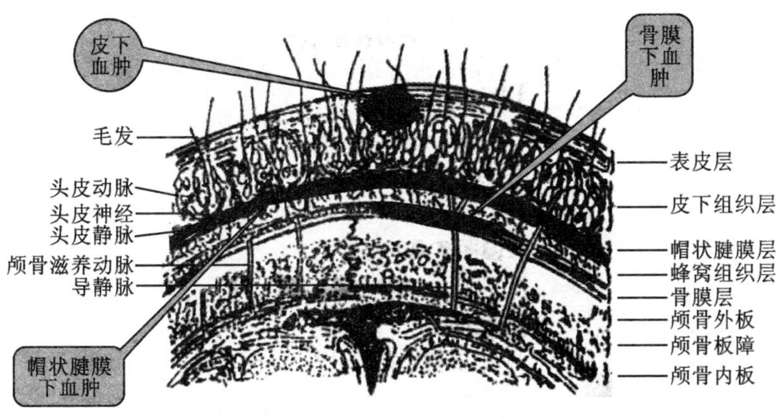

图 11-2　头皮血肿

4 头皮血肿怎么处理?

(1) 较小的头皮血肿可自行吸收,不需要特殊处理,早期冷敷以促进血管收缩，减少出血和疼痛，24～48 h 后改用热敷，以促进血肿吸收。切忌用跌打损伤药酒涂搽血肿或按揉推拿，以免加重出血。

(2) 若血肿较大不易吸收，应在严格皮肤准备和消毒下，分次穿刺抽出积血后加压包扎。

(3) 若感染脓肿，应该及时切开引流，防止脓液扩散，配合应用抗生素。

(4) 对合并颅骨骨折的骨膜下血肿，要警惕有无脑震荡、脑挫伤或颅内血肿，指导患者绝对卧床休息，24 h 内密切观察患者意识、瞳孔及生命体征的变化。

5 什么是头皮裂伤?

头皮裂伤多指锐器或者钝器打击头部而形成的头皮组织开放性损伤。由于头皮血管丰富，出血较多。

6 头皮裂伤怎么处理?

(1) 头皮裂伤急救时可加压包扎止血。尽早除去伤口内异物，清创止血，术中注意有无颅骨骨折及脑膜损伤之后再缝合伤口。

(2) 对有头皮组织缺损者行皮下松解术或采用转移皮瓣等方法修复。

(3) 对伤后 3 天以上的伤口，也宜清创，部分缝合，并加压引流。

7 头皮裂伤导致大量出血时如何进行自我急救处理?

头皮裂伤导致大量出血时应该舒缓紧张情绪，并以清洁的衣服或者纱布块局部压迫止血。有医疗条件者，须及时清创缝合，并注射破伤风疫苗和抗生素预防感染。

8 头皮裂伤缝合后多久可以拆线?

头皮裂伤一般在伤后 7～10 天能愈合，但要注意预防伤口扩大，预防感染。

9 什么是头皮撕脱伤?

头皮撕脱伤是一种严重的头皮损伤，几乎都是因为留有发辫的妇女不慎让头发卷入转动的机轮而致。由于表皮层、皮下组织层与帽状腱膜层 3 层紧密连接在一起，故在强力的牵扯下，往往将头皮自帽状腱膜下间隙全层撕脱，有时连同部分骨膜也被撕脱，使颅骨裸露。头皮撕脱的范围与受到牵扯的头皮面积相关，严重时可致休克，但较少合并颅骨骨折或颅脑损伤。

10 发生头皮撕脱伤如何急救?

若不小心头发被机器卷入，应立即关掉运行的机器，剪去头发，取出已撕脱的头皮，用无菌敷料对创面加压包扎，压迫止血，以防止失血性休克。有条件时服用止痛剂，防止疼痛性休克。保护好撕脱的头皮，紧急送往附近有医疗条件的医院处理。

11 日常生活中如何预防头皮撕脱伤的发生?

从事与危险机器有关的工作时，一定要在工作开始前做好安全工作，尽可能保护好自己，避免在工作过程中出现机器暴力拉伤的情况，工厂工人操作机器时要将头发卷起夹好，戴安全帽，头发不要外露。

12 在就医途中如何处理撕脱的头皮?

小心取回被撕脱的头皮，轻轻折叠撕脱的内面，外面用清洁布单包裹，要保持绝对干燥，禁止置于任何药液中，随同患者一起送医处理。如果离医院较远，最好把撕脱下来的头皮放在两层新的塑料袋内，将外口扎紧以防漏水，然后放在保温瓶内，周围放一些冰块用来降温，尽快将保温瓶随同伤员一起送到医院。

13 头皮撕脱伤愈合后多久可以洗头?

根据伤口大小，无感染伤口在一周左右愈合，半个月后可以洗头，注意不能搓只能冲洗。痂皮脱落前伤口还没有完全愈合，洗头容易导致细菌感染，所以痂皮脱落之前要避免伤口接触水。

14 头皮损伤后是不是会导致不长头发?

头发的生长主要是依靠皮肤里的毛囊，伤口恢复以后只要没破坏毛囊就会长头发。头皮缝合后伤口如果留下了瘢痕，由于它是纤维增生组织，没有新的毛囊生长，所以这时是不长头发的。

15 头皮损伤应该怎样预防感染?

(1) 对于头皮裂伤，应尽早实施清创缝合，在清创时彻底清除可见的毛发、泥沙及异物等，再用生理盐水冲洗。同时应用抗生素和破伤风抗毒素预防感染。

（2）保持头部伤口敷料干燥，避免用手挠抓伤口。伤口有渗血、渗液时及时通知医护人员。

（3）进富含维生素、高蛋白质的食物，促进伤口愈合。

16 哪些头皮损伤需要住院治疗？

创面大、出血多、发生休克、病史中有意识障碍、影像学检查异常者需要住院治疗。

17 头皮损伤后饮食应注意什么？

患者宜以富含蛋白质的饮食为主，多吃新鲜蔬菜、水果等易消化的食物。不要吃辛辣、肥腻、煎炸、生冷、过硬、过咸、过酸的食物，可以添加有补血功能的食物。

18 头皮损伤出院后要注意什么？

（1）头部伤口拆线后，头皮有时会有瘙痒或者轻微疼痛，这些都属正常现象，不必过分担忧。但是如果伤口出现分泌物、发红，体温升高等，提示伤口感染，须及时到医院就诊。

（2）饮食注意要清淡，多吃富含蛋白质和维生素的食物，促进伤口愈合。忌辛辣刺激性食物。

（二）颅骨骨折患者的健康指导

19 什么是颅骨骨折？

颅骨骨折指颅骨受暴力作用所致颅骨结构的连续性中断。患者有的只是单纯的颅骨骨折，有的则会合并严重的颅脑损伤，此时颅骨骨折并发脑组织、神经、颅内血管的损伤，如合并脑脊液漏、颅内血肿、颅内感染等。

20 颅骨骨折有哪些分类？

颅骨骨折根据骨折的形态可以分为线形骨折和凹陷性骨折；根据骨折的部位可以分为颅盖骨折和颅底骨折；按创伤的性质（骨折部位是否与外界相通）可以分为闭合性骨折和开放性骨折。

21 颅骨骨折发生有哪些原因？

颅骨骨折的发生是暴力作用于头颅产生的反作用力的结果。颅骨骨折多见于交通、工矿等事故，火器伤、爆炸、坠落、跌倒、自然灾害以及锐器、钝器对头部的损伤，常与身体其他部位的损伤同时存在。颅骨损伤常与头皮损伤及颅脑损伤合并存在。

22 颅骨骨折时有哪些症状?

1）颅盖骨折

（1）线形骨折　本身不需要特殊处理，关键在于处理因骨折引起的脑组织损伤或者颅内出血，尤其是硬膜外血肿。线形骨折常合并头皮损伤，骨折本身依靠触诊很难发现(图 11-3)。

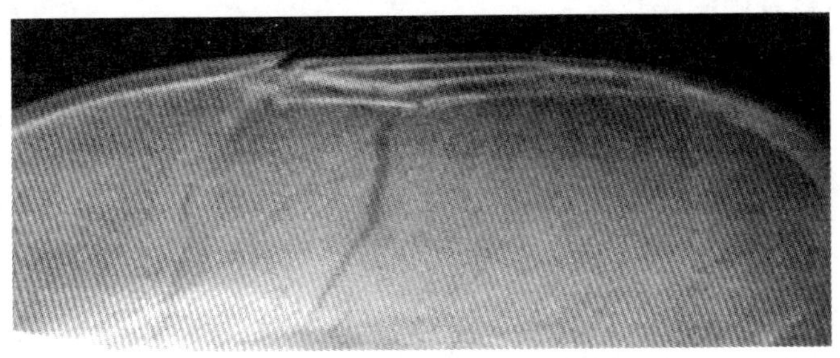

图 11-3　线形骨折

（2）凹陷性骨折　凹陷范围较大的骨折者，软组织出血不多时，触诊可确定，但小面积凹陷性骨折需经 X 线检查才能发现。凹陷性骨折的骨折片陷入颅内，使局部组织受压或合并颅内血肿(图 11-4)。

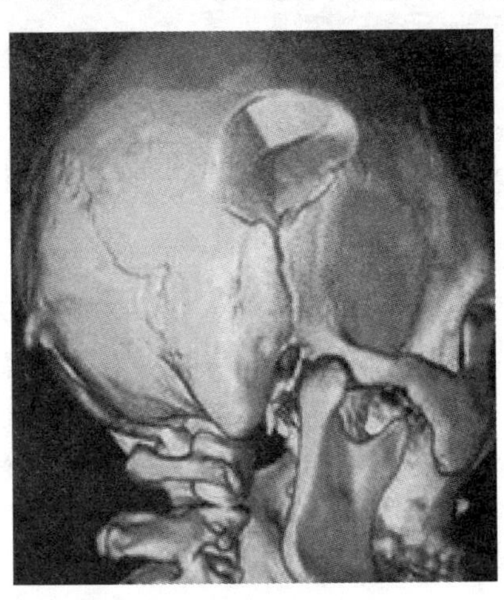

图 11-4　凹陷性骨折

多数颅骨凹陷性骨折不需要采取手术治疗，但如果出现以下情况需要手术治疗：①合并颅脑损伤或大面积骨折陷入颅腔内，导致颅内压升高，CT 显示中线结构移位，有脑疝发生的可能时，应立即行开颅去骨瓣减压术；②非功能区部分的小面积凹陷性骨折，无颅内压升高，但深度超过 1 cm 者可以考虑择期行骨折复位手术；③骨折片压迫颅脑重要组织部位引起神经功能障碍，如偏瘫等，应行骨折片复位或取出术；④开放性粉碎性凹陷性骨折，应取出全部碎骨折片，修补硬脑膜。

2）颅底骨折　骨折本身不需要特殊治疗，主要对由骨折引起的并发症进行治疗。出现脑脊液漏即属于开放性损伤，应注射破伤风抗毒素及抗生素预防感染，大部分脑脊液漏在伤后 1～2 周自愈，若 4 周以上还未停止，可进行手术修补硬脑膜。若骨折片压迫视神经，应尽早手术减压。

（1）颅前窝骨折（图 11-5）　表现为眼睑青紫，睑结膜下出血，俗称“熊猫眼征”“兔眼征”，耳和口腔流出血性脑脊液，可合并嗅神经和视神经损伤。

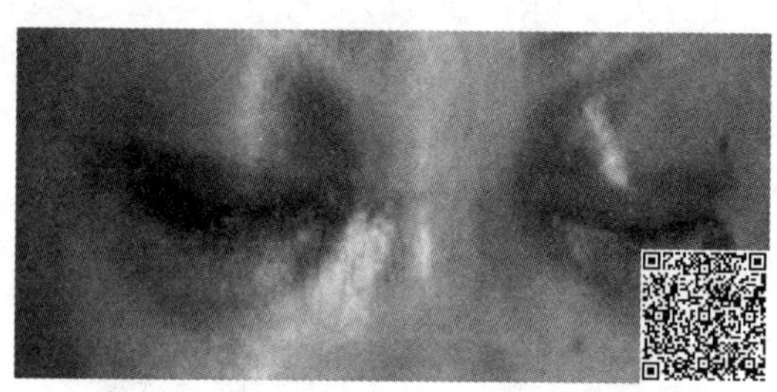

图 11-5　颅前窝骨折

（2）颅中窝骨折　在耳后乳突区皮下出现淤斑（图 11-6）。脑脊液从外耳道流出，如鼓膜未破，则可沿咽鼓管入鼻腔形成鼻漏；有时骨折累及蝶骨也会出现脑脊液鼻漏。可损伤面神经和听神经。

（3）颅后窝骨折　在耳后及枕下部皮下出现淤斑，脑脊液漏至胸锁乳突肌和乳突后皮下，偶有颅神经损伤。

23 如何确诊是否发生颅骨骨折？

1）X 线检查　颅盖骨折主要靠颅骨 X 线检查确诊。对凹陷性

图 11-6　耳后乳突区皮下淤斑

骨折，X 线检查可显示骨折片陷入颅内深度，但对于颅底骨折诊断意义不大。

2）CT 检查　有助于了解骨折情况和有无合并颅脑损伤。

24 颅骨骨折后为什么会出现“熊猫眼征”“兔眼征”？

颅前窝发生骨折后，血液可浸入眼眶，引起球结膜下出血及迟发性眼睑皮下淤血，多数在伤后数小时后渐出现，呈青紫色，俗称“熊猫眼征”“兔眼征”。

25 出现“熊猫眼征”“兔眼征”后应注意什么？

注意避免引起颅内压升高的活动，以免加重球结膜下出血；避免用手揉眼睛，以免引起感染。

26 颅骨骨折后患者为什么会出现耳朵和鼻子流“清水”？

耳朵和鼻子流“清水”即指脑脊液漏。

（1）由于颅前窝骨折累及筛窦或筛板时，可撕破该处的硬脑膜及鼻腔顶黏膜，而导致脑脊液鼻漏或气颅。

（2）颅中窝骨折往往累及岩骨而损伤内耳结构或中耳腔，由于中耳腔受损，脑脊液即可由此经耳咽管流向咽部或经破裂的鼓膜进入外耳道形成耳漏。

27 出现耳朵和鼻子流“清水”时应注意什么？

“清水”即脑脊液，出现脑脊液漏时应注意预防逆行性颅内感染。

(1) 每天两次清洁和消毒耳前庭或外耳道，避免棉球过湿导致液体向颅内逆流。

(2) 在外耳道口或鼻前庭放置干棉球，棉球渗湿及时更换，并记录 24 h 浸湿的棉球数，以此估计漏出液量。

(3) 禁止鼻腔、耳道冲洗和滴药，脑脊液鼻漏者，严禁经鼻腔置胃管、吸痰及置鼻导管给氧。

(4) 避免用力咳嗽、打喷嚏、擤鼻涕及用力排便，以免颅内压骤然升高导致气颅。

(5) 禁止做腰椎穿刺。

(6) 遵医嘱应用抗生素及破伤风抗毒素，预防颅内感染。

28 出现耳朵和鼻子流“清水”后怎么治疗?

(1) 脑脊液鼻漏：采取半坐卧位，且不随意更换体位，鼻漏任其自然流出或吞下，促使颅内压下降后脑组织沉落在颅底漏孔处，促使其愈合，切忌填塞鼻腔。经以上处理，鼻漏多在 2 周内自行封闭愈合，对于漏液达 4 周以上或反复引发脑膜炎及大量溢液的患者，则需实施修补手术。

(2) 脑脊液耳漏：应清洁和消毒外耳道皮肤，后用灭菌脱脂棉或纱布覆盖，定时更换。采取半坐卧位偏向患侧，以促进自愈，如持续 4 周以上则考虑手术治疗。

(3) 抗生素治疗。

(4) 持续腰大池引流。

29 为什么颅骨骨折后呕吐物呈咖啡色?

颅骨骨折后出现脑脊液漏时，脑脊液漏早期多呈血性，此时的血性脑脊液随着吞咽运动进入胃内，在胃酸等因素的作用下变为咖啡色，故患者呕吐物多为咖啡色。

30 为什么颅骨骨折后会发生鼻子不灵敏、视力下降?

颅脑损伤患者伴嗅神经损伤的发生率为 3%～10%，半数以上的嗅神经损伤是额部直接受暴力所致，嗅神经丝在穿过筛板处被撕脱，同时伴有鼻窦骨折，约有 1/3 的患者是由枕部受力所引起的对冲性前额叶底部挫裂伤所致。闭合性颅脑损伤伴视神经损伤的发生率为0.5%～4%，且大多为单侧受损，常由额部或额颞部的损伤引起，特别是眶外上缘的直接暴力，往往伴有颅前窝和(或)颅中窝骨折。视神经损伤的部位，可以在眶内或视神经管段，也可在颅内段或视交叉部，视神经损伤后，患者立即表现出视力障碍，如失明、视觉敏感度下降、瞳孔间接对光反射消失等。

31 哪些类型的颅骨骨折会危及生命?

颅骨损伤的危险并不在于颅骨本身，而在于它对颅腔内容物及其他有关组织结构的损伤引起的后果，如凹陷性骨折。颅骨变形或骨折可以引起暂时或永久的颅脑损伤，如粉碎性骨折。某处的血管破裂可以引起颅内出血。开放性的骨折可引发脑脊液漏和颅内积气。

32 小儿和新生儿颅骨骨折后处理有什么不同?

新生儿颅骨骨折尽可能采用非手术方法复位，即将胎头吸引器置于颅骨凹陷处，借负压吸引力，使凹陷性骨折复位。小儿凹陷性骨折无神经系统症状，生长可以自行复位，一般无须手术。

33 发生颅骨骨折后的处理原则是什么?

单纯的线形骨折无须处理。粉碎性凹陷性骨折应立即手术，并使用破伤风抗毒素和抗生素预防感染。采取头高位，保持外耳道、口腔、鼻腔清洁。避免咳嗽和打喷嚏。禁止耳道冲洗和滴药。勿做腰椎穿刺等。

34 哪些颅骨骨折需要手术治疗?

(1) 多数的颅骨凹陷性骨折应进行手术治疗(图 11-7)。手术的目的是清创，即清除骨折片对脑组织的压迫，改善局部血液循环，修补硬脑膜以及减少癫痫的发生。

(2) 粉碎性骨折向周围裂开或相互交叉，将颅骨分离成不规则的碎片。若骨折片有明显的凹陷或刺入脑内，则按凹陷性骨折处理，并修补硬脑膜。粉碎性骨折片无污染，可以还原平铺于硬脑膜外。即颅骨一期整复成形术。

35 颅骨骨折术后的饮食应注意什么?

颅底骨折饮食注意营养丰富，易消化，不宜进刺激性和坚硬的

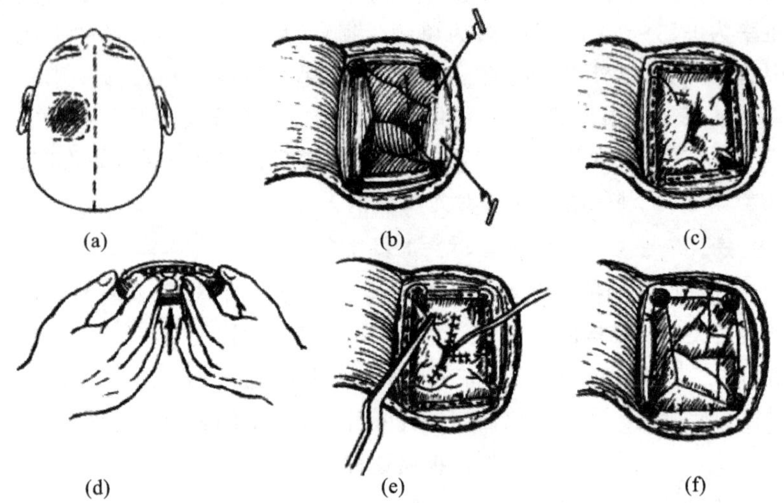

图 11-7 凹陷性骨折及手术处理步骤

(a)凹陷性骨折的骨折片旁做一马蹄形皮瓣;(b)保留骨瓣表面骨膜;(c)取下骨瓣;(d)整复凹陷性骨折;(e)止血后缝合硬脑膜;(f)将游离骨瓣复位,缝合骨膜

需要用力咀嚼的食物,饮食要富含蛋白质和丰富的维生素,多吃新鲜蔬菜、水果等,以保持大便通畅,防止便秘。必要时应用开塞露或灌肠,以免用力排便使颅内压增高。

36 颅骨骨折保守治疗期间应重点观察什么?

(1) 通过观察患者意识、瞳孔、生命体征及肢体活动的变化,来判断有无颅内高压。

(2) 颅底骨折观察外耳道有无渗血,对脑脊液鼻漏、耳漏绝对禁止用堵塞方法处理。防止颅内逆行感染。

(3) 颅内高压采取头高位,颅底骨折采取半卧位和头高位。

37 颅骨骨折术后应重点观察什么?

观察有无颅内高压症状,如头痛、呕吐、意识障碍加重等症状,以确定有无颅内积气 、颅内出血发生的可能。观察伤口的情况,注意体温的变化,观察脑脊液漏,注意观察脑脊液的颜色、性状、量,看是否有颅内感染的可能。

38 颅骨骨折术后如何用药?

根据医嘱为防止颅内压增高使用脱水药物。为防治感染,需使用抗生素,特别是伴有脑脊液耳鼻漏者,除此之外,还有激素、血管扩张药,以及营养神经的药物等。

39 有脑脊液漏的患者应该取什么体位?

取头高卧位,偏向患侧,维持特定体位直至脑脊液漏停止后3～5天。目的是借重力作用使脑组织移至颅底硬脑膜破裂处,促使局部粘连而封闭漏口。

40 颅骨骨折出院后应注意什么?

(1) 劳逸结合,可进行散步、慢跑等运动,以不感到头痛、头晕为宜,逐渐恢复到正常工作、生活。

(2) 请多食营养丰富、易消化的食物,保证新鲜水果、蔬菜及水的摄入量,多食芹菜、豆制品、芝麻、香蕉等,以保持大便通畅并养成定时排便的好习惯。

(3) 请注意保护您的头部,避免外力的碰撞。

(4) 早期请勿挖耳、抠鼻,也勿用力屏气排便、咳嗽、擤鼻涕或打喷嚏,以免鼻窦或乳突气房内的空气被压入或吸入颅内,导致气颅和感染。

(5) 请保证每天的睡眠时间大于 8 h。

(6) 如有剧烈头痛、眩晕、呕血等不适请及时到医院就诊。

(7) 请遵医嘱服药,勿自行停药或擅自减量。

(三) 颅脑损伤患者的健康指导

41 颅脑损伤严重吗?

颅脑损伤根据发生的时间可分为原发性颅脑损伤和继发性颅脑损伤。原发性颅脑损伤主要包括脑震荡、脑挫伤。继发性颅脑损伤包括脑水肿和颅内血肿。

(1) 脑震荡是颅脑损伤中最轻的一种,一般无须特殊处理。

(2) 脑挫伤患者的症状可因损伤部位、范围、程度不同而相差悬殊,轻者仅有轻微症状,重者因为伴有严重脑水肿和广泛颅内血

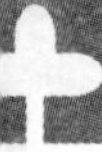

肿，会陷入深昏迷甚至迅速死亡。

（3）脑水肿是脑实质受损伤后，均有不同程度的脑水肿反应，也是外伤后颅内压增高的常见原因之一。当脑组织损伤严重时常导致不可逆的弥漫性水肿、肿胀，威胁患者生命。

（4）颅内血肿是颅脑损伤中最多见、最危险却又可逆的继发性病变，如果早发现、及时处理，可以在很大程度上改善预后。

42 颅脑损伤后如何现场急救？

（1）不要立即搬动伤者，轻拍或者大声呼唤，观察有无反应。如果伤者无反应，说明意识丧失。同时拨打120，准确告知身处的具体地点、伤者受伤部位、初步病情等，以便救护人员尽早到达现场。用手触摸伤者颈动脉有无搏动，如果搏动消失，立即开始进行心肺复苏。

（2）检查有无脊柱损伤或者其他部位损伤。如果有脊柱损伤，忌用拖、拉、拽的方式转移患者，以免加重脊柱损伤，造成伤者瘫痪，也忌自行给骨折伤者复位。尽快使伤者脱离危险环境。

（3）对已经昏迷的伤者，将头向后仰，没有颈部骨折时，头略偏向一侧，以保持呼吸道通畅，避免呕吐时误吸。用“一看二听三感觉”来判断呼吸。一看：看伤者有无胸廓起伏；二听：侧头用耳朵尽量靠近伤者的鼻部，听有无呼吸音；三感觉：在听的同时，用脸部感觉伤者鼻腔有无气流。如果呼吸停止，用口对口或者口对鼻的方式进行人工呼吸。

（4）对外伤给予初步止血、包扎、固定。

43 颅脑损伤后转运过程中有什么注意事项？

颅脑损伤后在转运伤者的过程中，应该注意如下事项。

（1）详细向救护人员说明受伤的时间、经过、部位及受伤后的意识等，为救护人员准确、及时地采取进一步的治疗措施提供必要的信息。

（2）密切观察伤者的意识变化，保持呼吸道通畅。如果伤者呕吐，应将其头偏向一侧，避免误吸。

（3）如果伤者烦躁，要做好安全措施，预防伤者出现坠床等意外伤害。

（4）关注伤者心跳、呼吸、血压、脉搏等生命体征，有异常及时配合救护人员处理。

（5）观察伤者的伤口情况。

（6）不要给半昏迷或昏迷伤者喝水，以免引起呛咳，造成误吸甚至窒息。

44 颅脑损伤常见的辅助检查有哪些？

1）CT 检查（首选） 对颅脑损伤患者采用 CT 检查，可以如实地反映损伤的病理及范围，同时还可以动态观察病变的发展与转归，对一些特殊的颅脑损伤、迟发性病变以及预后的判定有重要意义。但 CT 也存在一些缺陷，例如，对等密度病变的认识较困难，位于颅底或颅顶的病变易遗漏，对脑干内或面积较小的病损显示较差，区别慢性硬膜下积液所致脑萎缩改变有一定困难。

2）磁共振成像（MRI）检查 对颅脑损伤中某些 CT 检查比较困难的病变，如等密度的硬膜下血肿、轻度的脑挫伤、小灶性出血、脑梗死初期，均有明显的优越性。但由于 MRI 成像时间长，不适用于颅脑损伤急诊患者。对于不合作患者，难以检查时需用镇静剂。

3）脑血管造影检查 对于有外伤性动脉瘤、动静脉瘘的患者，脑血管造影有着重要的诊断价值。

4）X 线检查 有助于颅骨骨折、颅内积气或异物的诊断。也可以观察外伤是否致肋骨、髋骨、膝关节等其他部位损伤。

45 颅脑损伤会有哪些表现？

1）一般临床表现

（1）意识障碍 绝大多数患者伤后立即出现的意识丧失，即原发性昏迷，这也是判断有无颅脑损伤的重要依据。昏迷时间可长可短，大脑皮质和脑干网状结构是维持醒觉状态的重要结构，当外力作用在头部引起广泛的大脑皮质功能障碍或脑干网状结构机能紊乱时，患者即发生长短不一的昏迷。意识障碍的表现由轻到重有：嗜睡、浅昏迷、中度昏迷、深昏迷。

（2）头痛、呕吐 多因头皮、颅骨创伤所致，也可由蛛网膜下腔

出血、颅内血肿、脑血管异常引起。早期呕吐多因迷走或前庭神经结构受损，后期频繁呕吐，可能是颅内压进行性增高。

（3）眼部征象　瞳孔的变化，如大小、对光反射等。眼球的异常运动、眼底改变，如视神经乳头的水肿。

（4）锥体束征　一侧上肢及面肌瘫痪和运动性失语，说明大脑半球运动区域下部靠岛叶区损伤；一侧肢体运动或感觉障碍，多为中央区前后的脑挫伤出血；双下肢肌张力增加，腱反射亢进，则为脑干受压或颅后窝血肿所致；若表现出阵发性四肢强直，呈去大脑强直发作，说明脑干受损。

（5）生命体征的改变　体温易升高，血压升高，脉压增大，脉搏、呼吸减慢提示颅内压增高。若脑干损伤，患者易出现高热、呼吸不规则。

（6）脑疝　当某种原因引起某一分腔的压力增高时，脑组织即可从高压力区通过解剖间隙或孔道向低压力区移位，引起一系列临床综合征，称为脑疝（图 11-8）。疝出的脑组织压迫附近的神经、血管等组织结构，导致组织损伤，功能受损，引起相应组织缺血、缺氧，是生命垂危的征象，如及时抢救和治疗，可挽救生命。脑疝大致可分为以下几种：①大脑镰下疝，一侧大脑半球占位性病变可使同侧

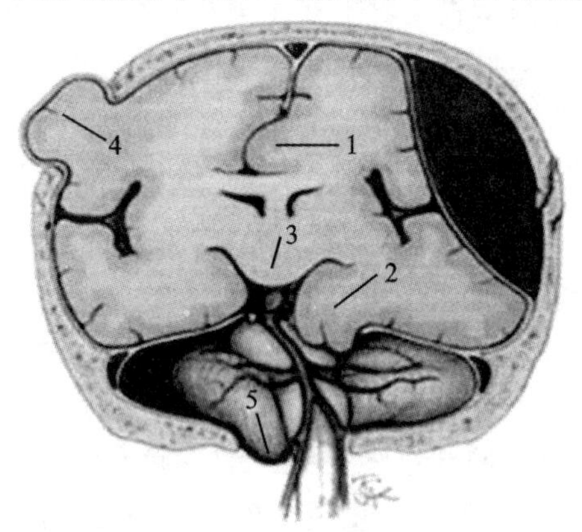

图 11-8　脑疝（部分示意）

1—大脑镰下疝；2—钩疝；3—下行性小脑幕切迹疝；
4—颅外疝；5—小脑扁桃体疝

扣带回经大脑镰下缘，疝入对侧，胼胝体受压下移；②小脑幕切迹疝，为幕上颞叶的海马旁回、钩回通过小脑幕切迹被推移至幕下，或小脑蚓部及小脑前叶从幕下向幕上疝出；③中心疝幕上压力增高，致使大脑深部结构及脑干纵轴牵张移位；④颅外疝脑组织通过颅缺损疝出；⑤枕骨大孔疝又称为小脑扁桃体疝：为小脑扁桃体及延髓经枕骨大孔推挤向椎管内；⑥小脑幕切迹上疝颅后窝占位性病变时，小脑上蚓部可向上疝入小脑幕切迹的四叠体池；⑦蝶骨嵴疝，颅前窝和颅中窝的占位性病变，由于病变压力相对高一些，则额眶回可越过蝶骨嵴进入颅中窝，可将颞叶前部挤向颅中窝。

2）特殊表现

（1）水、盐的紊乱：高钠综合征、低钠综合征。

（2）非酮性高血糖高渗性昏迷：当脑组织遭受到严重损伤时，因为机体应激反应或下丘脑-垂体系统受损，可引起糖代谢紊乱，致高渗透压、高血糖。

（3）急性肺水肿：严重颅脑损伤时下丘脑受损或颅内压增高引起下丘脑功能障碍，大量儿茶酚胺被释放入血，周围血管和肺血管痉挛，肺血流动力学紊乱，肺血容量骤增，从而导致急性肺水肿。

（4）消化道出血：表现为呕吐物呈咖啡渣样或呕血，解黑色大便等。

46 怎么初步判断颅脑损伤的轻重程度?

1）根据格拉斯哥昏迷量表（GCS） 13～15 分为轻型颅脑损伤，9～12 分为中型颅脑损伤，小于 9 分为重型颅脑损伤。

2）持续昏迷的时间

（1）轻型 伤后昏迷时间在 30 min 以内，有轻微头痛、头晕等症状，神经系统无明显改变。

（2）中型 伤后昏迷时间在 6 h 以内，有轻微的神经系统阳性体征，体温、呼吸、血压、脉搏有轻微的改变。

（3）重型 伤后昏迷时间在 6 h 以上，意识障碍逐渐加重或再次出现昏迷，神经系统和生命体征有明显的改变。

（4）特重型 伤后深昏迷，伴有去大脑强直或其他部位的脏器伤、休克。

图 11-9 为不同层面颅脑损伤轻重程度的判断。

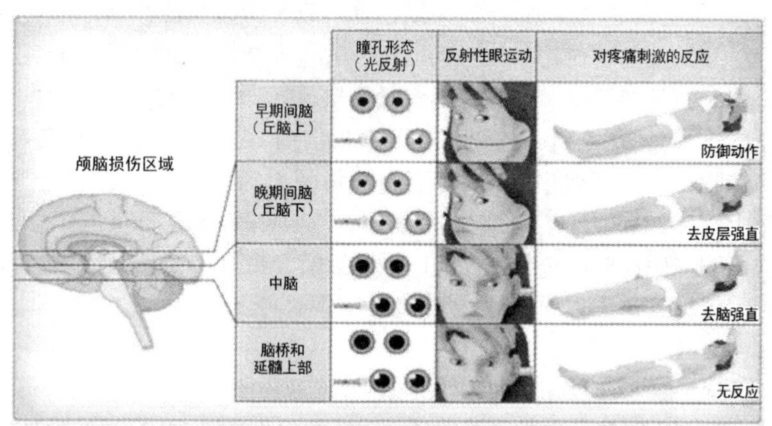

图 11-9　不同层面颅脑损伤轻重程度的判断

47 什么程度的颅脑损伤可以在急诊室观察？

（1）格拉斯哥昏迷量表(GCS)评分为 15 分，不伴有意识丧失的患者可在急诊室观察 12 h 后告知出院注意事项。

（2）格拉斯哥昏迷量表(GCS)评分为 14～15 分，意识丧失时间小于 5 min，并且没有局灶性神经功能缺失的患者可行头颅 CT 检查，如头颅 CT 检查正常，可观察 12 h 后告知出院注意事项。

（3）中型颅脑损伤，GCS 评分为 9～13 分，意识丧失时间超过 5 min，伴有局灶性神经功能缺失的患者，需进行头颅 CT 扫描，可观察 12 h 以上，最好在 24 h 后复查头颅 CT，如无异常且病情好转者，可告知出院注意事项。如有下列情况之一者，应立即返院复诊：①头痛、呕吐加剧；②再次出现意识不清；③躁动不安；④呼吸抑制；⑤脉搏减慢；⑥肢体瘫痪；⑦失语；⑧癫痫发作；⑨精神异常。

48 什么程度的颅脑损伤需要住进普通病房？

伤情较重，昏迷时间为 20 min 至 6 h，GCS 评分为 9～13 分，伴有局灶性神经功能缺失，生命体征轻度改变，头颅 CT 检查如出现以下情况：骨折、脑挫伤、外伤性蛛网膜下腔出血、脑水肿，颅内血肿(图 11-10)包括硬膜外或硬膜下血肿(图 11-11)，脑内血肿此时则需转入神经外科普通病房进一步治疗。如 CT 正常，但临床症状改善

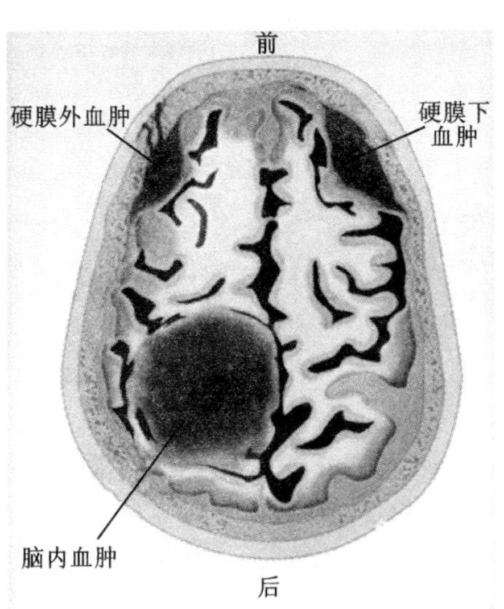

图 11-10　颅内血肿

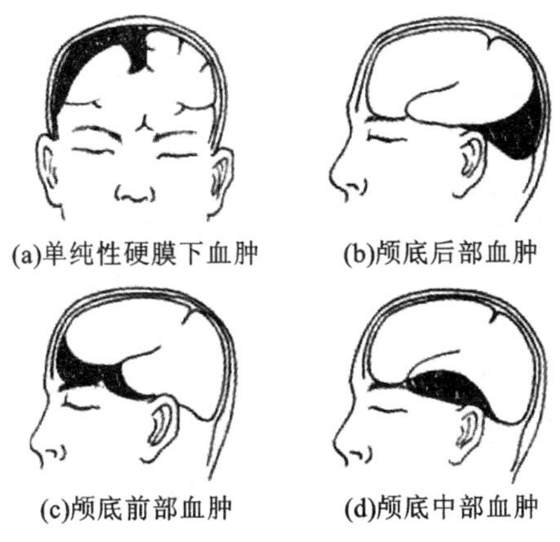

图 11-11　硬膜下血肿

不满意者也可转入普通病房继续治疗。

49 什么程度的脑损伤需要住进重症监护室？

广泛的颅骨骨折，广泛的脑挫裂伤、脑干损伤或者颅内血肿，昏迷在 6 h 以上，或者伤后不到 6 h 已经出现意识障碍逐渐加重或出现再次昏迷，有明显的神经系统阳性体征和生命体征改变。GCS评分为3～7分。这类重型颅脑损伤的患者须入住重症监护室，密切观察生命体征及神经系统的变化，保持呼吸道通畅，积极处理高热、躁动、癫痫等并发症，有手术指征者尽快手术。

50 老人头部受轻微伤后过很久才出现症状是什么原因？

这种情况好发生于50岁以上的老人，一般仅有轻微的头部外伤史，有的患者本身患有头部血管性疾病，再加上老年性脑萎缩，颅内空间相对增大，当遇到轻微惯性力作用时，脑组织与颅骨产生相对运动，使血管撕裂出血。由于这种出血是一个反复和慢性的过程，血肿的慢性压迫使脑组织供血不足和脑萎缩更加显著，造成此类患者的颅内压增高程度与血肿大小不成比例。起病较为隐匿，病程一般在3周以上，可表现为逐步加重的意识障碍、步态不稳、认知功能不全、记忆缺失和运动障碍、头痛、失语等。60岁以上的患者，常表现为偏瘫、痴呆、精神异常等，60岁以下的患者，多出现头痛的症状。

51 受伤当时昏迷，后来清醒了一段时间，又发生昏迷的原因是什么？

患者在颅脑损伤当时，原发性颅脑损伤相对较轻，由于脑震荡陷入昏迷，过一段时间后患者意识转为清醒，但是随着硬膜外血肿的形成和扩大，患者颅内压增高发生脑疝而再次昏迷。

52 受伤当时清醒，过一段时间后却发生昏迷的原因是什么？

患者受伤当时原发性颅脑损伤较轻，伤后无原发的昏迷，但是随后出现继发性颅脑损伤(受伤一定时间后出现的脑受损病变)，主要原因是颅内血肿、脑水肿。这些继发性损伤会导致颅内压进行性增高，最终引起脑疝导致昏迷。

53 什么是脑震荡？

脑震荡是由轻度颅脑损伤所引起的临床综合征，一般是在头部受到轻度的暴力打击后，产生的短暂意识丧失，随即清醒，可有逆行性遗忘，神经系统检查无明显改变。目前脑震荡分为两种类型。

1)轻度脑震荡　指轻度头部受伤的患者，表现为暂时性神经功能紊乱，无意识丧失。

2)典型脑震荡　指创伤所致暂时且可恢复性神经功能缺失，暂时性意识丧失不超过 6 h。

54 脑震荡严重吗？

脑震荡属原发性脑损伤中最轻的一种，患者无神经系统阳性体征，一般只需卧床休息 5～10 天，减少外界刺激，多数在 2 周内恢复正常，预后较好。

55 发生严重颅脑损伤后的首要处理措施有哪些？

有 ABCDE 五个初步处理步骤。

A(气道)　保持患者气道通畅，及时清理呼吸道分泌物，吸痰，必要时行气管插管。

B(呼吸)　患者氧供是否充分、二氧化碳排出是否顺利。此时，脱去患者衣服，暴露胸壁，观察胸廓，给予充分吸氧，监测血氧饱和度。

C(循环和控制血压)　建立静脉通道，补液。同时抽血化验，进行心电监护。

D(神经功能障碍评估)　有无意识变化、缺血、低血压等迹象，可进行 GCS 评分。

E(暴露和环境控制)　体格检查时注意保暖。

56 什么情况下的颅脑损伤需要手术？

颅内血肿的手术指征如下。

(1) 意识障碍逐渐加重，颅内压监测的压力持续在 270 mmH_2O($1\ mmH_2O \approx 9.8\ Pa$)以上，并有进行性升高的表现。

(2) 暂时未出现明显颅内压增高的表现或意识障碍，但是 CT 检查提示血肿较大(幕上>40 mL，幕下>10 mL)，或血肿虽然不大但是中线移位明显(>1 cm)、脑室或脑池受压明显。

(3) 有明显的局灶性颅脑损伤体征。

(4) 在保守治疗过程中病情恶化者。颞叶血肿容易导致小脑幕切迹疝，手术指征应放宽；硬膜外血肿因为不容易吸收，手术指征也应该放宽。

重度脑挫伤合并脑水肿的手术指征如下。

(1) 意识障碍进行性加重或已有一侧瞳孔散大的脑疝表现。

(2) CT 检查发现中线结构明显移位,脑室明显受压。

(3) 经过积极脱水、对症治疗但病情仍然恶化。

57 颅脑损伤手术的最佳时机是什么时候?

凡是具备手术指征者都应该及早手术,以便尽早地去除导致颅内压增高的病因,解除脑受压。已经出现一侧瞳孔散大的小脑幕切迹疝征象时,更应力争在 30 min 或者最迟不超过 1 h 行血肿清除术或去骨瓣减压术。

58 颅脑损伤手术前需要做哪些准备?

严重的颅脑损伤都需要行急诊手术。先要行急诊 CT 检查,根据颅脑损伤的部位及出血量选择手术方式。由于手术切口在头上,所以需要将患者的头发剃掉,以充分暴露手术区域,便于消毒皮肤和预防伤口感染。另外,还需要检查心电图、胸部 X 线片和患者的凝血功能、肝肾功能等,因为是全麻手术,所以患者要禁食,尽量将手术风险降到最低。

59 保守治疗的颅脑损伤应重点关注患者哪些方面?

颅脑损伤没有做手术时需要密切关注患者的意识、瞳孔和生命体征变化。如果患者出现胡言乱语、嗜睡或者呼之不应、尿床等症状,或者没有打鼾习惯的患者在睡觉时出现打鼾,则有可能是颅内血肿增大或者新的血肿形成,需要及时通知医护人员。

60 颅脑损伤术后重症监护的目的是什么?

重症颅脑损伤患者本身病情危重,术后常常会出现诸多并发症,威胁患者生命,因此,颅脑损伤术后的患者需要住进重症监护室进行治疗和护理。

(1) 24 h 有专业护士守护,持续心电监测,每小时观察意识、瞳孔,定时判断肢体活动,能够在第一时间发现患者的病情变化,给予及时的处理。

(2) 能够随时关注患者生命体征的变化。

(3) 用颅内压监护仪持续监测颅内压的变化,做到早发现颅内压增高，早处理。

(4) 注重昏迷患者的治疗和护理，保证呼吸道通畅，做好基础护理，保障患者的舒适。

61 颅脑损伤手术去除患者一部分颅骨骨瓣的目的是什么？

由于颅脑受损，导致脑细胞水肿、肿胀引起颅内压增高，危及患者的生命。去除伤处的颅骨骨瓣可以减轻脑水肿、降低颅内压，从而改善神经功能，促进预后。

62 脑颅损伤术后并发症有哪些？要如何护理？

1) 颅内出血　密切观察患者意识、瞳孔和生命体征的变化，如果术后患者再次出现意识变差、血压升高、心率减慢等颅内压增高的症状，须及时行 CT 检查，一旦确定颅内再次出血，应再次做好术前准备，尽快手术清除血肿。

2) 肺部感染　定时翻身叩背，保持呼吸道通畅。患者呕吐时头偏向一侧，避免呕吐物误吸致吸入性肺炎。昏迷患者尽早做气管切开，气道护理操作时注意无菌操作。接触患者前后洗手或者用快速手消毒剂喷手。

3) 脑水肿　输入脱水药，留置导尿管，观察尿量，了解脱水的效果。观察患者头痛等颅内压增高的症状有无缓解。

4) 癫痫　遵医嘱使用抗癫痫药。如果是口服药则需按时、按量服用，避免漏服或多服。一旦癫痫发作，应保持周围环境安静，避免声、光等刺激，保护患者安全，及时通知医护人员。也勿强行压迫患者抽搐的肢体，以免导致患者发生骨折。

5) 电解质紊乱　定时抽血复查电解质。观察患者是否出现淡漠、嗜睡、恶心、呕吐、血压下降、心率增快等症状，根据查血的结果进行处理。

6) 发热　每天常规测量 4～6 次体温，有体温升高时指导患者多饮水，采用头部冰敷、温水擦浴或酒精擦浴等方法退热，必要时使用退热药。

63 颅脑损伤术后监测颅内压的目的是什么？

颅内压的高低，可以作为判断病情预后的重要指标之一。重症颅脑损伤术后都有不同程度的脑水肿和颅内压增高，在发病1～3天达到高峰，如不及时处理，可因脑疝形成而导致死亡。患者颅内压持续增高，昏迷程度深，神经功能损害症状重，预后多不良。颅内压监测可以对脑组织灌注压进行实时监控，测量的数据能够及时提示患者是否有颅内压增高，可以提醒医护人员尽早行CT等相关检查，发现引起颅内压增高的原因，有利于指导降低颅内压的治疗，如脱水药、利尿药、巴比妥类药物的应用等。

64 颅脑损伤术后饮食要注意什么?

由于颅脑损伤后患者代谢大大增加，每天热量消耗远远高于正常水平，所以，术后应给患者提供高热量食物，饮食应清淡易消化，并摄入适量的维生素和纤维素，以利于食物的消化吸收和肠蠕动，预防便秘。根据患者病情，食物可以从术后早期的蒸鸡蛋、鱼汤、稀饭、面条等，逐渐增加并过渡到普通的饭菜。但是如果患者出现应激性高血糖或者本身患有糖尿病，则需要注意禁止摄入含糖量高的食物，少食多餐，每餐不能过饱，以防血糖突然升高。

65 颅脑损伤术后活动要注意什么?

颅脑损伤术后，患者的活动要遵循循序渐进的原则。

(1) 术后的第1～3天，应该卧床休息，以半卧位为主。

(2) 适当增加床上活动；3天后头部引流管已拔除，如果生命体征平稳，无特殊不适，可以在搀扶下适当进行室内活动。

(3) 逐渐增加活动量和扩大活动的范围，以自己不感到劳累为宜。

(4) 活动时穿防滑鞋，预防意外跌倒。

66 颅脑损伤会有后遗症吗?

有一部分患者在颅脑损伤后经治疗仍然存在头痛、头晕、记忆力减退、注意力不集中、烦躁、易怒和抑郁等一系列症状，但是神经系统检查无明显异常，CT和MRI检查也无异常发现，临床上把这种现象称为颅脑损伤后综合征，也称为脑震荡后遗症。这些现象主要是由于神经功能失调，特别是自主神经功能紊乱引起。轻型颅脑损伤较重型颅脑损伤常见。在治疗方面主要是调整心理，放松心情。另外，可以根据症状服用一些止痛药物如阿司匹林肠溶片、布洛芬等；自主神经功能调节药物如奥拉西坦、谷维素等；脑代谢激活药如双氢麦角碱、胞磷胆碱、都可喜等；脑血管扩张药如尼莫地平等；还有一些中成药或中药如安神补脑丸、天麻等。

67 颅脑损伤术后颅骨缺损要注意什么？

患者在颅骨缺损期间要注意保护缺损区域，避免碰撞，防止脑组织损伤。外出时戴帽子，尽量避免去公共场所。在睡觉时头尽量避免卧向患侧，防止脑组织受压。由于体位改变或活动时颅内压也随之发生改变，脑组织可以随颅内压及体位的改变膨出或凹陷，此时不必过度紧张。只要注意不要过于剧烈就行。同时要保持情绪稳定，避免劳累。

68 颅脑损伤术后如何做康复治疗？

颅脑损伤常引起的功能障碍为运动障碍、脑神经功能障碍、认知障碍、性格障碍、行为与情绪障碍、言语与吞咽功能障碍等，因此，颅脑损伤术后的康复治疗必须整体考虑，最好有家属参与，并且持之以恒，才能保证良好的康复效果。

颅脑损伤的康复治疗可以分 3 个阶段进行：急性期、恢复期和后遗症康复治疗期。颅脑损伤后，无论是否做过手术，在病情允许的情况下康复治疗都应尽早介入。

(1) 急性期的康复治疗措施有促醒治疗，包括语言的刺激，可以让家属对患者讲话，还有肢体的按摩和被动运动，防止关节萎缩或僵硬，抬高患侧肢体，尽早活动等，还可以使用一些物理治疗。

(2) 恢复期可以做肢体活动锻炼、吞咽功能锻炼、阅读训练、辨认颜色和形状的训练等。后遗症康复治疗期主要在社区或在家来完成，包括日常生活能力的训练、矫形器和辅助器具的使用等。

69 颅脑损伤术后多久可以做颅骨修补手术？

颅骨修补的时机视缺损原因及伤口愈合情况而定。如果手术伤口没有感染，一般可以在去骨瓣术后 3～6 个月进行颅骨修补手术，但是若为感染性伤口，手术时间则应延迟至伤口愈合后 1 年以上。

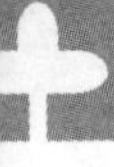

70 颅脑损伤术后生活中应注意什么?

(1) 加强营养,进富含蛋白质、维生素、膳食纤维的食物,增加机体抵抗力。

(2) 有神经功能缺损者,应继续坚持功能锻炼,进行辅助治疗,如高压氧疗、针灸、按摩等。有语言、运动或智力障碍者,在伤后1～2年内有部分恢复的可能,所以要增强信心,制订康复计划,进行语言、运动、记忆力的康复训练,以提高生活自理能力和社会适应能力。

(3) 有颅骨缺损者,应保护骨窗局部,外出戴防护帽,尽量少去公共场所。

(4) 有外伤性癫痫患者坚持服用抗癫痫药至症状完全控制后 2～3 年,逐步减量后才能停药,不能突然服药。癫痫患者不能单独外出、登高、游泳等,以防意外。

(5) 不可挠抓伤口,拆线后待伤口痊愈后才能洗头。

71 颅脑损伤术后过多久复查?

3～6 个月门诊复查,如果出现原有症状加重、头痛、呕吐、抽搐、不明原因发热,伤口发红、积液、渗液、有脓性分泌物等应及时就诊。

(乐革芬　唐艳)

第十二章
胸部损伤患者的健康指导

(一)胸部损伤的基本知识

1 胸部的解剖生理特点是什么?

1) 胸部　人体的重要组成部分,位于颈部与腹部之间,由胸壁、胸膜和胸内脏器三部分组成。胸腔正中为纵隔。胸腔内的主要脏器为肺与心脏。

2) 胸壁　包括由胸椎、胸骨和肋骨构成的骨性胸廓以及附着在其外面的肌群、软组织和皮肤,骨性胸廓具有支撑、保护胸内器官及参与呼吸的作用。(图 12-1)

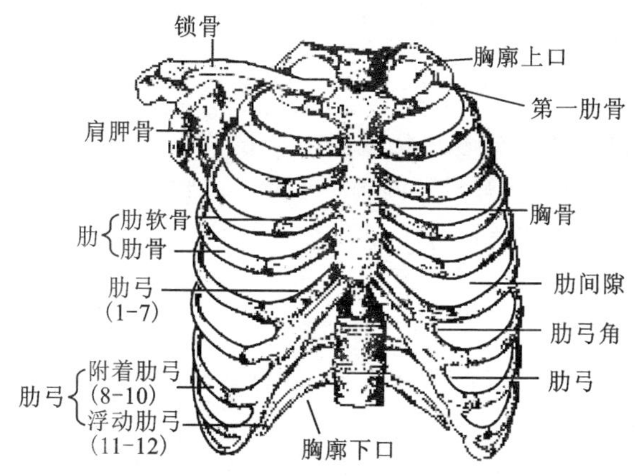

图 12-1　胸部解剖图

3) 胸膜和胸腔　胸膜分为脏胸膜和壁胸膜,两者在肺门处相连,相互移行,形成左、右两个互不相通的胸腔。腔内压力保持在 $-0.98\sim-0.78$ kPa,吸气时负压增大,呼气时减小;稳定的负压对维持正常的呼吸至关重要，且能防止肺萎缩。另一方面有利于胸腔内静脉和胸导管扩张，降低中心静脉压，促进血液和淋巴液回流。(图 12-2)

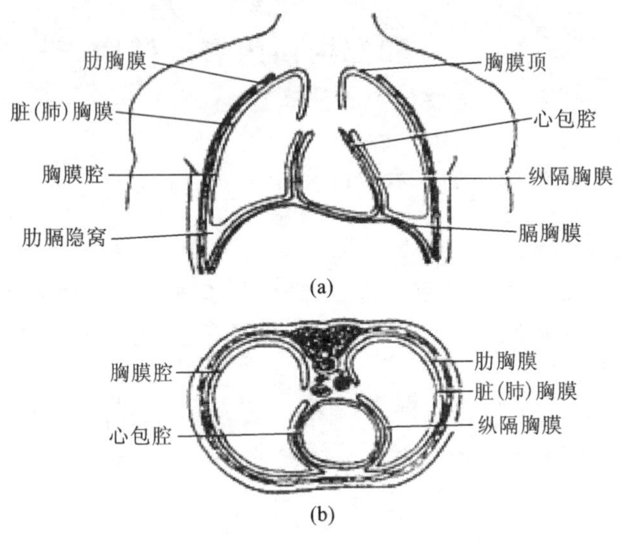

图 12-2　胸腔结构图

2 胸部损伤如何分类？

一般根据是否穿破包括胸膜的全层胸壁，造成胸腔与外界相通，而分为闭合性和开放性两大类。闭合性胸部损伤轻者仅有胸壁软组织损伤或单纯肋骨骨折，重者多有胸腔内器官或血管损伤，导致气胸、血胸，甚至造成心脏挫伤而产生心包腔内出血。开放性胸部损伤多因利器、刀、锥所致，战时则由火器、弹片等穿破胸壁所致。严重者可伤及胸腔内脏器或血管，引起血胸、气胸，甚至呼吸、循环功能障碍或衰竭而死亡。

(二) 肋骨骨折患者的健康指导

3 何谓肋骨骨折？

在胸部损伤中，肋骨骨折最为常见。肋骨的完整性和连续性中断，可为单根或多根骨折，同一肋骨又可在一处或多处折断。第1～3 肋骨粗而短，而且有锁骨、肩胛骨保护，不易发生骨折，第 4～7 肋骨长而薄，最容易发生骨折，第 8～10 肋骨前端肋软骨形成肋弓与胸骨相连，第 11～12 肋骨前端游离，弹性都较大，均不易发生骨折。

4 肋骨骨折的致病因素是什么？

常因外来暴力所致，有直接暴力和间接暴力。当肋骨有病理性改变如骨质疏松、骨质软化或在原发性和转移性肋骨肿瘤的基础上发生骨折，称为病理性肋骨骨折。

1）直接暴力　是主要病因，暴力直接作用于肋骨，使肋骨向内弯曲折断，容易造成胸膜损伤，引起气胸。

2）间接暴力　如胸部前后挤压，压力传至肋骨中部而发生骨折。

5 发生肋骨骨折会有哪些表现？

1）症状　局部疼痛、深呼吸、咳嗽或变换体位时疼痛加重，部分患者有咯血，多根多处肋骨骨折时，常伴气促、呼吸困难、发绀或休克等症状。

2）体征　伤处胸壁肿胀，可有畸形、局部压痛，可触及骨折断端或有摩擦感，有间接挤压痛。多处多根肋骨骨折时，可见反常呼吸运动，部分患者出现皮下气肿。

6 多根多处肋骨骨折为什么会出现反常呼吸运动？

当发生多根多处肋骨骨折，骨折处局部胸壁失去完整肋骨支撑而软化，发生反常呼吸运动（图 12-3），即吸气时软化区胸壁不随整个胸廓向外扩展而内陷；呼气时软化区反而向外扩展，这种胸廓又称为连枷胸。若软化区范围较广泛，在呼吸时两侧胸腔内压力不平衡，可使纵隔扑动，影响气道的换气和静脉血液回流，导致缺氧和二氧化碳潴留，严重者可发生呼吸和循环衰竭。

7 发生肋骨骨折后应如何急救？

（1）肋骨骨折在生活中很常见，一旦出现肋骨骨折，如果处理不好，可能会伤害到患者的内脏，严重者可能会出现连枷胸等并发症，所以一旦发生肋骨骨折，一定要妥善处理。

不同类型的骨折，急救方法有所不同，对于闭合性单处肋骨骨折，多能自行愈合，不需特殊治疗，在现场急救时可利用三角巾或

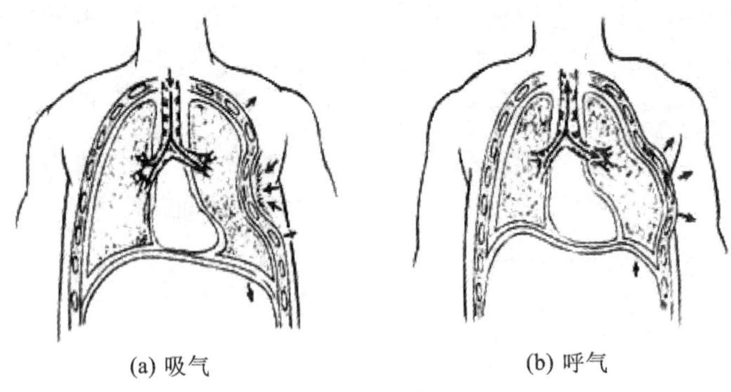

图 12-3 反常呼吸运动示意图

布、急救带将患侧肢体悬吊在胸前，利用健侧肢体保护受伤胸壁。注意应让伤者保持坐位，另外不要轻易给患者服止痛药，以免掩盖伤情。

(2) 对于多根多处肋骨骨折导致的反常呼吸，应选较大软垫垫于受伤部位，给予局部加压包扎，制止胸壁的不正常活动，促进伤肺复张，改善呼吸和循环功能。让伤者取半坐位，用适当的物料支撑背部，使伤侧朝下。迅速拨打急救电话 120，由救护车送往医院。

8 诊断肋骨骨折要做哪些检查？

(1) X 线检查为诊断肋骨骨折的首选检查方式，主要由于其在骨折定位上较方便，可以观察骨折部位，也可见到肋骨骨折的骨折线或断端错位。还可以了解胸内脏器有无损伤及并发症，但对前胸肋软骨骨折显示不清。

(2) 血常规检查肋骨骨折伴血管损伤时，可显示血红蛋白和血细胞比容下降。

9 肋骨骨折的治疗原则是什么？

肋骨骨折的治疗原则为镇痛、清理呼吸道分泌物、固定胸廓、恢复胸壁功能和防治并发症。镇痛方法很多，可口服或肌内、静脉注射镇痛剂和镇静剂；也可行肋间神经阻滞和做痛点封闭；也可选用活血化瘀通络的药物，用中药接骨散治疗，对减轻骨折局部软组织肿胀和疼痛、加速骨折愈合有良好效果。老年人的单纯性肋骨骨折

如处理不当，可因疼痛限制其有效的呼吸运动和咳嗽排痰，使肺的顺应性进一步下降，易造成呼吸窘迫和缺氧，肺部的感染率升高，故对老年人肋骨骨折，应严密观察和积极处理。积极鼓励和协助患者咳嗽排痰及早期下床活动，以减少呼吸系统并发症。固定胸廓的方法因肋骨骨折损伤程度与范围不同而异。

10 肋骨骨折严重吗?

单处肋骨骨折如无胸内脏器损伤，多不严重。但相邻的几根肋骨同时(两处以上)骨折，可造成连枷胸，产生反常呼吸运动，严重影响呼吸和循环功能。肋软骨骨折常发生在肋软骨与肋骨或与胸骨连接处，容易脱位。所以，肋骨骨折的预后和患者的受伤程度、受伤部位、患者的年龄大小、患者体质、接受治疗情况等都有着密切关系，因人而异，切不可一概而论。

11 哪些情况可以保守治疗，哪些需要手术治疗?

1) 闭合性单处肋骨骨折的治疗　骨折两端因有上、下肋骨和肋间肌支撑，发生错位、活动很少，多能自动愈合。固定胸廓主要是为了减少骨折断端活动和减轻疼痛。

2) 肋骨骨折的手术适应证

(1)多发性肋骨骨折所致连枷胸。

(2)常规止痛方法无法控制的“浮动”性肋骨骨折。

(3)合并明显胸壁畸形或缺损。

(4)肋骨骨折不连续。

(5)合并其他外伤指征所致开胸手术者。

(6)因连枷胸所致无法撤除呼吸机者。

12 保守治疗时如何正确佩戴肋骨固定带?

患者发生肋骨骨折进行非手术治疗，可采用肋骨固定带固定胸壁。目的是起到固定和止痛作用，从而促进骨折愈合。其固定方法是:先清洁患者胸壁处的皮肤，拉平患者上衣，以免褶皱造成压疮。为患者选择尺码正确、松紧合适的肋骨固定带。避免佩戴过大或过小的肋骨固定带对患者造成的不适。操作者应先让患者取坐位或侧卧位，在患者深呼气末、胸围为最小时，将肋骨固定带自后向前，自下向上依次贴于胸壁上，使其平整，并妥善固定好。最后将两侧的粘贴胶带粘于肋骨固定带的粘贴处，松紧适宜，切勿过紧或过松，以免影响到固定的效果(图 12-4)。固定时间为 2～3 周。

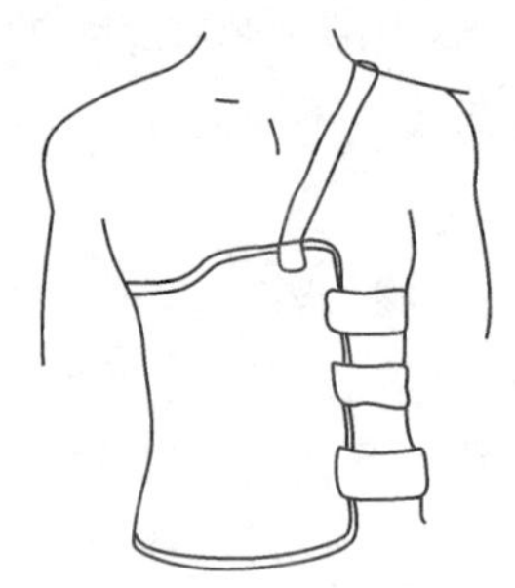

图 12-4　肋骨固定带

13 肋骨骨折患者的心理如何疏导?

肋骨骨折一般发病突然，患者没有任何心理准备，从健康人成为患者的角色转换，加之卧床休养很长时间，需要家人长期照顾，患者对生活及预后的忧虑会使患者产生巨大的心理压力。护理人员对患者除耐心疏导外，还应指导患者发泄心中的不良情绪，需保持耐心、认真倾听，切不可表现出厌烦情绪。另外，取得家属的配合，多关心、体贴患者，使其感到安慰。

14 肋骨骨折术后护理措施有哪些?

1）病情观察　严密观察生命体征、血氧饱和度变化，特别是呼吸及胸廓运动的情况，观察有无皮下气肿、判断气管是否居中。

2）维持呼吸功能　病情稳定后取半坐卧位，协助患者咳嗽排痰，深呼吸运动，咳嗽时注意固定伤口部位，以减轻因咳嗽引起的疼痛；同时雾化吸入，每天 3 次，每次 15～30 min。

3）减轻疼痛　给予止痛药，便于患者咳嗽咳痰；胸带固定约束；禁止患侧卧位，禁止叩背排痰，防止骨折加重。

4）预防感染　观察患者体温变化，监测患者有无感染征象，鼓励患者深呼吸、有效咳嗽排痰以促进肺扩张，遵医嘱应用抗生素。

5）引流管的观察　密切观察伤口敷料渗血及引流情况，包括引流液的颜色、性状和量。保持引流管通畅，避免引流管的反折、扭曲和脱落。

15 多喝骨头汤真的有助于骨折愈合吗？饮食上应注意什么？

这种做法其实并不完全正确。骨头汤的补充时机因人而异，也不是越多越好，相反，若骨折后大量摄入肉骨头，会促使骨质内无机质成分增高，导致骨质内有机质的比例失调，会对骨折的早期愈合产生阻碍作用。所以应与一般健康人的日常饮食相仿，选用多品种、富有各种营养的饮食。还要注意选择易于消化和吸收的食物，谨慎选用对呼吸道和消化道有不良刺激的辛辣食物，如辣椒、生葱、芥末、胡椒等。

16 肋骨骨折术后怎样进行康复锻炼？

(1) 手术 6 h 后可以抬高床头 30°，指导患者取坐位或半卧位，使其膈肌下降，扩大通气量，以利于肺部通气。指导患者在床上进行深呼吸和有效咳嗽，以利于肺复张和胸腔内气体、液体排出。

(2) 术后患者卧床时，可鼓励患者在床上活动。行四肢肌肉的收缩运动和关节的屈伸运动，以预防肌肉萎缩和关节僵硬。

(3) 当患者生命体征平稳时，可以鼓励患者早下床活动。在下床活动时，要妥善固定胸腔闭式引流瓶，保证系统的密闭性和有效引流。在下床活动时，可不必用双钳夹管。

(4) 进行功能锻炼时要持之以恒，活动的幅度和力量要循序渐进。可先由卧姿逐渐过渡为坐姿，再由坐姿的锻炼逐步转变为站姿的锻炼，继而进行行走锻炼。

17 肋骨骨折患者的出院指导有哪些？

1) 休息　注意适当休息，劳逸结合，避免重体力劳动和剧烈运动。

2) 饮食　指导患者继续进营养丰富、清淡、易消化、含钙丰富的饮食，多喝牛奶。牛奶富含钙、磷、钾，所含蛋白质和钙易于吸收，是骨折患者最好的饮食。戒烟、酒、浓茶和咖啡。

3) 生活指导　稳定患者情绪，避免不良刺激。指导患者注意保暖，避免患者长期受寒、凉和潮湿的刺激。

4) 功能锻炼　指导患者继续加强患肢的功能锻炼，活动应循序渐进，活动范围逐步增大。

5）定期复查　肋骨骨折患者3个月后复查X线片，以了解骨折愈合情况。

（三）气胸患者的健康指导

18 何谓气胸？

胸腔内积气称为气胸。损伤性气胸是因利器或肋骨断端刺破胸膜、肺及支气管后，空气进入胸腔所致。一般分为闭合性、开放性和张力性三类。

19 何谓闭合性气胸？

闭合性气胸多为肋骨骨折的并发症，系肋骨断端刺破肺表面，空气漏入胸腔所致。空气经肺或胸壁的伤口进入胸腔，伤口立即闭合，不再有气体进入胸腔，此类气胸抵消胸腔内负压，使伤侧肺部分萎缩。

20 何谓开放性气胸？

开放性气胸是由刀刃锐器或弹片、火器造成胸部穿透伤，胸腔经胸壁伤口与外界大气相通，以致空气可随呼吸自由出入胸腔。

21 何谓张力性气胸？

张力性气胸又称高压性气胸，常见于较大肺泡的破裂或较大、较深的肺裂伤或支气管破裂，其裂口与胸腔相通，且形成活瓣，致吸气时空气从裂口进入胸腔，呼气时活瓣关闭，气体只能进入而不能排出，使胸腔内积气不断增多，压力不断升高，造成呼吸和循环功能严重障碍。

22 不同类型的气胸有哪些临床表现？

闭合性气胸肺萎缩30%以下者，多无明显症状。大量闭合性气胸者，可出现胸闷、胸痛和气促；开放性气胸常有气促、发绀、呼吸困难、休克等症状和体征；张力性气胸患者主要表现为极度呼吸困难、大汗淋漓、发绀、烦躁不安、昏迷、休克甚至窒息。

23 气胸如何诊断？

X线检查是诊断气胸的重要方法，气胸胸片（图12-5）上大多有明确的气胸线，为萎缩的肺组织与胸腔内气体的交界线，呈外凸线条影，气胸线外为无肺纹理的透光区，线内为压缩的肺组织。大量气胸时可见纵隔、心脏向健侧移位。合并胸腔积液时可见气液平面。

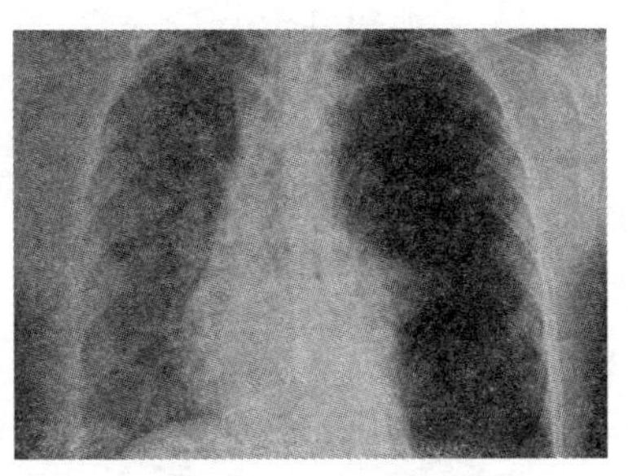

图 12-5　气胸胸片

24 气胸的处理原则是什么？

（1）小量闭合性气胸可于 1～2 周内自行吸收，大量闭合性气胸需行胸腔穿刺抽气或者行胸腔闭式引流术，以排除积气，促进肺及早膨胀。

（2）开放性气胸需紧急封闭伤口，立即用凡士林纱布加棉垫封盖伤口，加压包扎，将开放性气胸变为闭合性气胸，快速做好急诊手术准备，进一步清创、缝合胸壁伤口，行胸腔闭式引流术，必要时剖胸探查。吸氧、纠正休克、预防感染。

（3）张力性气胸需紧急胸腔减压，立即在患者锁骨中线第 2 肋间进行胸腔穿刺抽气减压或闭式引流术。若引流管不断有大量气体逸出，呼吸困难未见好转，提示可能有肺及支气管严重损伤，应行剖胸探查术并修补裂口。

（四）血胸患者的健康指导

25 何谓血胸？

胸部损伤引起胸腔积血称为血胸。血胸多是由于利器损伤胸部或肋骨骨折断端刺破肺、心脏和大血管或胸壁血管而引起胸腔积血。血胸可与气胸同时存在。

26 血胸如何分类?

1）按胸腔内积血量分类(图 12-6)

(1) 小量血胸　胸腔积血量在 500 mL 以下,X 线片可见肋膈角变钝,液面不超过膈顶。

(2) 中量血胸　胸腔积血量在 500～1500 mL,X 线片见胸腔积液达肺门平面。

(3) 大量血胸　胸腔积血量在 1500 mL 以上,X 线片可见胸腔积液超过肺门平面。

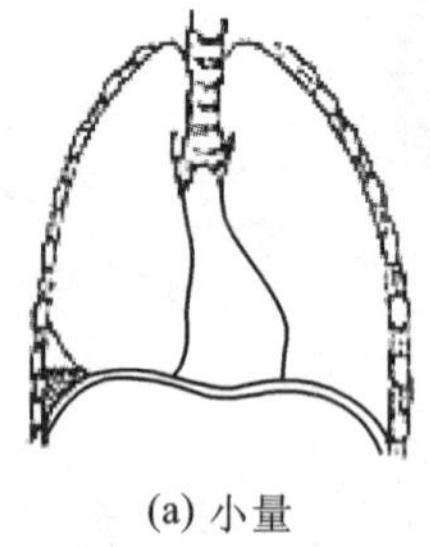

(a) 小量

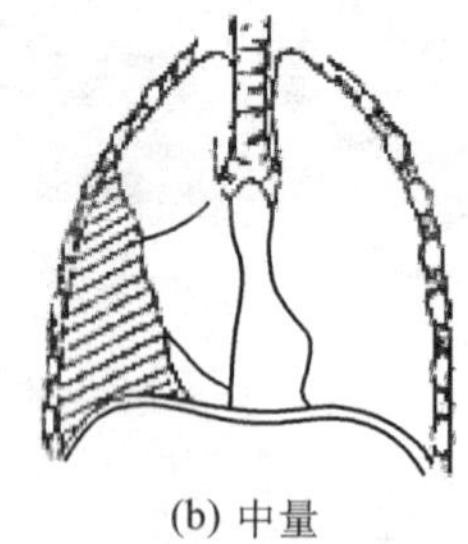

(b) 中量

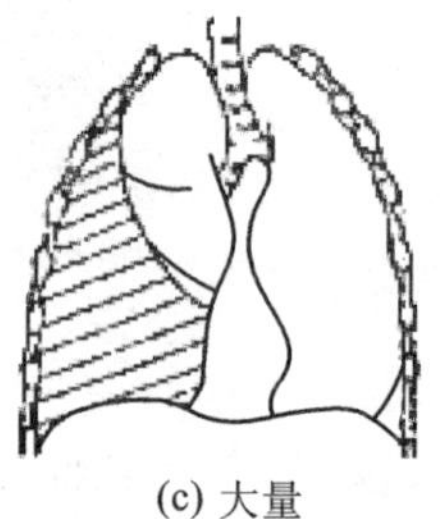

(c) 大量

图 12-6　血胸的分类

2）按有无活动性出血分类　可分为非进行性血胸、进行性血胸和凝固性血胸。

27 血胸有何临床表现?

根据出血速度、出血量和患者体质不同,而有不同的临床表现。当急性失血时,患者可出现胸闷、气促、呼吸困难等不适。因循环血量骤减,患者甚至可出现血压下降等低血容量性休克症状,如脸色苍白、出冷汗、脉搏细速。另外,中量以上的血胸可因胸腔内血液积存,压迫肺脏,使通气功能受到影响,造成呼吸功能障碍,同时胸腔内的大量出血,可压迫纵隔,使纵隔移位,造成血液回流受阻,加重循环功能障碍。如不及时抢救,可危及生命。

28 血胸如何诊断?

X 线检查胸腔内有大片积液阴影,纵隔可向健侧移位(图 12-7)。如合并气胸则显示气液平面。胸腔穿刺抽得血液即可确诊。

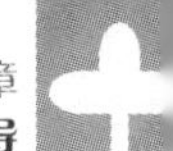

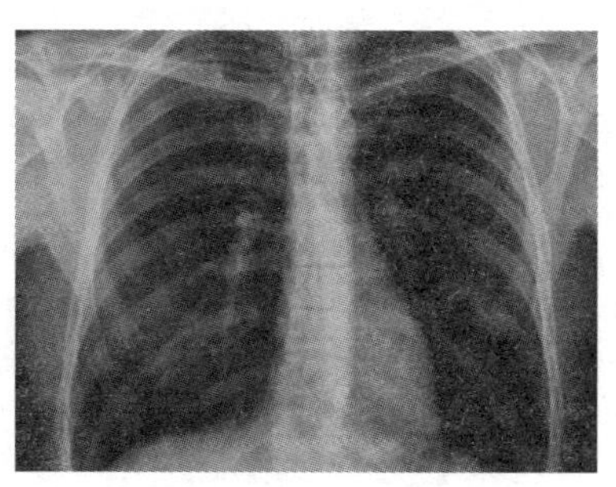

图 12-7 血胸胸片

29 血胸如何紧急处理?

1）病情观察　持续心电监护动态监测生命体征及血氧饱和度的变化，注意意识及尿量的变化，及早发现休克早期征兆。

2）迅速建立静脉通道　遵医嘱补液输血。如患者出现进行性血胸的症状时建立多条补液通道迅速补充血容量。

3）给氧　呼吸困难者采用面罩高流量给氧。

4）胸腔穿刺及闭式引流的护理　观察每小时引流血量和颜色的变化并做好记录，每小时挤压胸腔引流管 2 次防止血凝块堵塞胸腔引流管，保持引流通畅。

5）进行性血胸的观察　患者脉搏加快、血压继续下降，或经快速补液、输血后血压不回升；胸腔闭式引流血量连续 3 h 超过 200 mL，血红蛋白、血细胞比容继续降低，若出现此情况，应及时剖胸探查。

6）凝固性血胸　2 周后手术处理。

(五) 胸骨骨折的基本知识

30 何谓胸骨骨折?

胸骨骨折通常由暴力直接作用所致，最常见的是交通事故中驾驶员胸部撞击方向盘。大多数胸骨骨折为横断骨折，好发于胸骨柄与体部交界处或胸骨体部。胸骨旁多根肋软骨骨折，可能发生胸骨浮动，导致连枷胸。胸骨骨折容易合并钝性心脏损伤，气管、支气管和胸内大血管及其分支损伤。

31 胸骨骨折的临床表现有哪些?

胸骨骨折患者有明显胸痛、咳嗽,呼吸和变动体位时疼痛加重,伴有呼吸浅快、咳嗽无力和呼吸道分泌物增多等。胸骨骨折部位可见畸形,局部有明显压痛。胸骨骨折断端移位通常为骨折下断端向前,骨折上断端向后,两者重叠。侧位和斜位X线片可发现胸骨骨折断裂线。

32 胸骨骨折如何治疗?

单纯胸骨骨折的治疗主要为卧床休息、局部固定、镇痛和防治并发症。断端移位的胸骨骨折应在全身情况稳定的基础上,尽早复位治疗。一般可在局部麻醉下,采用胸椎过伸、挺胸、双臂上举的体位,借助手法将重叠在上方的骨折断端向下加压复位。手法复位勿用暴力,以免产生合并伤。骨折断端重叠明显,估计手法复位困难,或存在胸骨浮动的患者,需在全麻下手术切开复位,在骨折断端附近钻孔,用不锈钢丝予以固定。采用手术固定者可早期下床活动,经手法复位者,需卧床休息2～3周。

(六) 肺损伤的基本知识

33 何谓肺损伤?

根据损伤的组织学特点,肺损伤包括肺裂伤、肺挫伤和肺爆震(冲击)伤。肺裂伤伴有脏胸膜裂伤者可发生血气胸,而脏胸膜完整者多形成肺内血肿。肺挫伤大多为钝性暴力致伤,引起肺和血管组织损伤,在伤后炎症反应中毛细血管通透性增加,炎症细胞沉积和炎症介质释放,使损伤区域发生水肿,大面积肺间质和肺泡水肿则引起换气障碍,导致低氧血症。肺爆震伤由爆炸产生的高压气浪或水波浪冲击损伤肺组织。

34 肺损伤如何诊断?

肺裂伤所致血气胸的诊断与处理如前所述。肺内血肿大多在胸部X线检查时发现,表现为肺内圆形或椭圆形、边缘清楚、密度增高的团块状阴影,常在2周至数月自行吸收。肺挫伤患者表现为呼吸困难、咯血、咳血性泡沫痰及听诊有肺部啰音,重者出现低氧血症。常伴有连枷胸。X线胸片出现斑片状浸润影，一般伤后24～48 h变得更明显，胸部CT检查准确率高于X线检查。

（七）膈肌损伤的基本知识

35 何谓膈肌损伤？

根据致伤暴力不同，膈肌损伤可分为穿透性或钝性膈肌损伤。穿透性膈肌损伤多由火器或刃器致伤，伤口的深度与方向直接与受累的胸腹脏器有关，多伴有失血性休克。钝性膈肌损伤的致伤暴力大，损伤机制复杂，常伴有多部位损伤。而膈肌损伤的临床表现较轻，往往被其他重要脏器损伤所掩盖而漏诊，至数年后发生膈疝才被发现。

36 穿透性膈肌损伤的临床表现有哪些？

下胸部或上腹部穿透性损伤都可累及膈肌，造成穿透性膈肌损伤。穿透性暴力所致单纯膈肌损伤较少见。胸腹联合伤除了躯体伤口大量外出血、失血性休克等临床表现外，一般多同时存在血胸，血气胸，心包积血，腹腔积血、积气和空腔脏器穿孔所致的腹膜炎体征。

37 穿透性膈肌损伤如何紧急处理？

床旁B超检查可快速、准确地判断胸腹腔积血情况。胸腔穿刺术和腹腔穿刺术是判断胸腹腔积血的简单而有效的措施。穿透性膈肌损伤应行急诊手术治疗。首先处理胸部开放性伤口和张力性气胸，输血、补液纠正休克，并迅速手术。根据伤情与临床表现选择经胸或经腹切口，控制胸腹腔内出血，仔细探查胸腹腔器官，并修补损伤的器官与膈肌。

38 钝性膈肌损伤的临床表现有哪些？会引起哪些严重的后果？

（1）由于膈肌附着的胸廓下部骤然变形和胸腹腔之间压力梯度骤增引起膈破裂。交通事故和高处坠落是导致钝性膈肌损伤最为常见的原因。约90%的钝性膈肌损伤发生在左侧。钝性膈肌损伤所致膈肌裂口较大，常位于膈肌中心腱和膈肌周边附着处。腹内

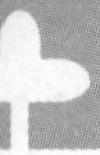

脏器很容易通过膈肌裂口疝入胸腔，常见疝入胸腔的腹内脏器依次为胃、脾、结肠、小肠和肝。严重钝性暴力不单可致膈肌损伤，还常导致胸腹腔内脏器挫裂伤，并常伴有颅脑、脊柱、骨盆和四肢等多部位损伤。

（2）血气胸和疝入胸腔的腹腔脏器引起肺受压和纵隔移位，导致呼吸困难、伤侧胸部呼吸音降低，叩诊呈浊音或鼓音等。疝入胸腔的腹内脏器发生嵌顿与绞窄，可出现腹痛、呕吐、腹胀和腹膜刺激征等消化道梗阻或腹膜炎表现。值得注意的是，膈肌破裂后初期可能不易诊断，临床体征和胸部 X 线检查结果均缺乏特异性，CT 检查有助于诊断。一旦高度怀疑或确诊为创伤性膈破裂或膈疝，而其他脏器合并伤已稳定者，应尽早进行膈肌修补术。仔细探查胸腹腔内脏器，并予以相应处理。

（八）胸腔闭式引流术的健康指导

39 何谓胸腔闭式引流术？

胸腔闭式引流术是胸部损伤常用的一项急救和治疗技术，是将胸腔导管的一端从胸壁适当的位置插入胸腔，另一端在体外连接水封闭式引流瓶，随呼吸运动时胸腔内压的变化，可将其内的气体或液体排出，达到治疗目的（图 12-8）。

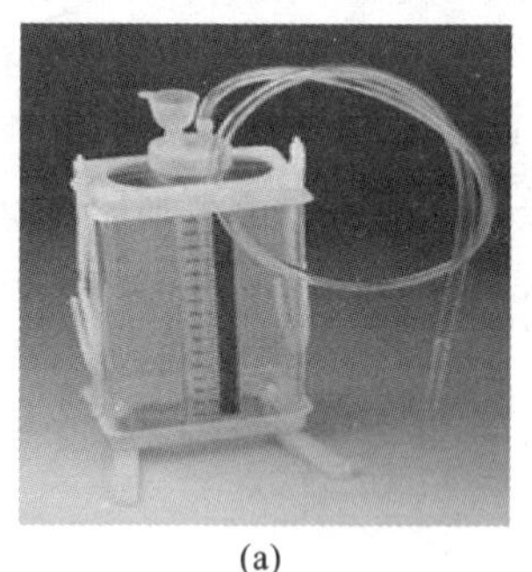

(a)

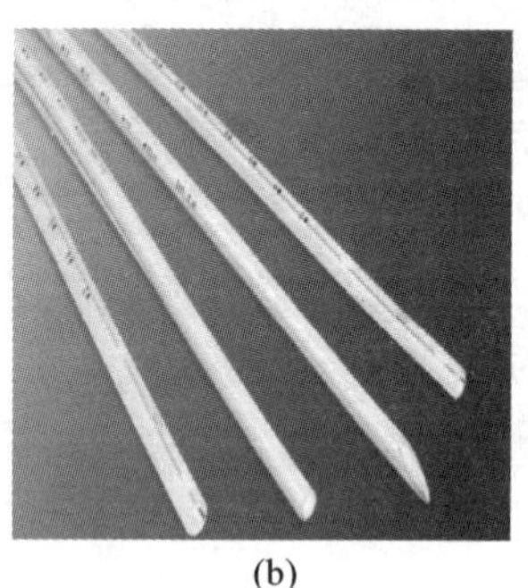

(b)

图 12-8 胸腔闭式引流装置

40 胸腔闭式引流术的目的是什么？

（1）引流胸腔内渗液及气体。

(2) 重建胸腔内负压,维持纵隔的正常位置。

(3) 促进肺的膨胀。

41 胸腔闭式引流管的安置部位如何选择?

依据患者体征和胸部X线检查结果确定。积液处于低位,一般在腋中线和腋后线之间第6～8肋间插管引流;积气多向上聚集,以在前胸腔上部引流为宜,常选锁骨中线第2肋间。用于排液的引流管宜选用质地较硬、管径为1.5～2 cm的橡皮管,以利于通畅引流;用于排气的引流管则选用质地较软、管径为1 cm的塑胶管,既能达到引流的目的,又可减少局部刺激,减轻疼痛(图12-9)。

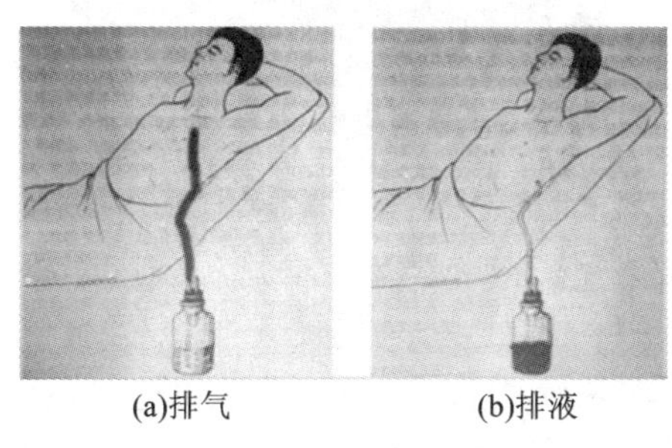

(a)排气　　(b)排液

图12-9　胸腔闭式引流术

42 放置胸腔闭式引流管后应注意哪些问题?

(1) 保持管道密闭,防止空气进入胸腔。使用前必须检查水封瓶是否漏气,保持水封瓶长玻璃管没于水中3～4 cm并直立(图12-10)。更换引流瓶时应于近心端先夹住引流管。在翻身、治疗、换药、搬动时要特别注意防止引流管过度牵拉,引起脱落。当发生脱管时立刻用手捏住伤口处皮肤,并报告医生处理。

(2) 严格执行无菌操作,防止感染。保持引流装置无菌,每天定时更换水封瓶,遵守无菌技术操作规程。胸壁引流口处敷料每1～2天更换1次,如有敷料脱落、污染或被分泌物浸湿,应及时更换。始终保持引流瓶低于床沿,搬动患者前应先夹闭引流管再搬动,防止液体倒流。如气体排出量较大时搬动患者,不应夹管。

(3) 保持引流通畅,取半卧位,以利于胸腔积液、积气的排出。注意检查引流管是否有受压、折叠、堵塞、漏气等;定时挤压引流管,

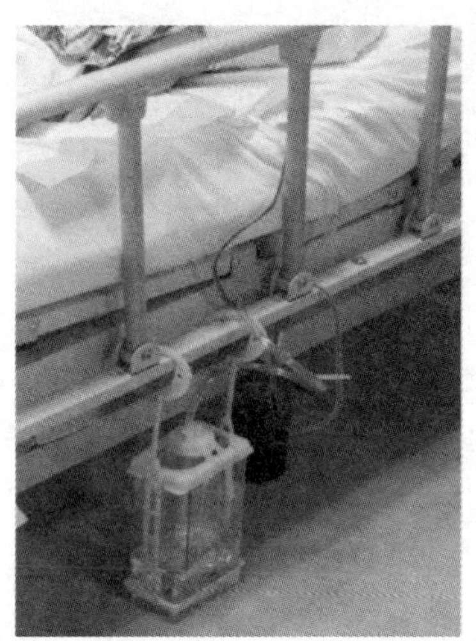

图 12-10　胸腔闭式引流

当引流液为血性时，需每 1～2 h 挤捏引流管 1 次，操作时双手前后握住引流管 10～15 cm 处，一只手接近胸壁，另一只手在前一只手的下方 4～5 cm处阻断引流管，前面的手快速挤捏引流管，随后双手同时松开，利用引流管内液体或空气冲击将堵塞引流管的血凝块或组织块冲出，如此反复；鼓励咳嗽和深呼吸，促进气体排出。

（4）术后观察　①注意观察水封瓶水柱的波动情况，如果水柱波动过大提示可能存在肺不张；若无波动提示引流管不通畅或肺已经完全扩张。②注意观察并记录引流液的颜色、量和性状。观察引流管排出的液体情况，术后一天内可引流出 100～500 mL 暗红色液体，以后逐渐减少。若引流液为鲜红色，且持续 2 h，每小时超过 200 mL，提示有活动性出血的可能。③引流管排出的气体情况：置管早期，如果只有少量气泡从玻璃管下冒出，患者肺复张后即可消失。如果有大量气泡排出，并有呼吸音低、气急等症状，可能是胸膜与肺之间有瘘管存在或肺复张不全。

43 术后什么情况可以拔除胸腔闭式引流管？

患者留置胸腔闭式引流管期间，如胸腔闭式引流瓶内的水柱波动微弱或无波动且查体和胸片证实肺已完全复张，24 h 内引流量少于 50 mL，无气体排出，患者无呼吸困难，即可拔管。拔管时患者应取半卧位或坐在床沿，鼓励患者咳嗽，挤压引流管后给予夹闭，嘱患者深吸一口气后屏住，患者屏气时拔管，拔管后用无菌纱布覆盖伤口。拔除胸腔闭式引流管后，要观察患者有无呼吸困难、气胸和皮下气肿，检查伤口敷料的覆盖情况，观察有无渗液，拔管后第二天应更换敷料。

44 如何进行呼吸功能锻炼?

尽早进行呼吸功能锻炼，可改善胸腔有效容量和呼吸功能，防止肺不张和肺部感染。

1）有效咳嗽运动　患者可采用坐位或半卧位，将手掌轻按胸部，当咳嗽时以手支撑伤口，嘱患者先深呼吸，然后用嘴呼气，在呼气末咳嗽。

2）腹式深呼吸　患者仰卧，以鼻吸气，缩唇呼气，吸气与呼气时间比为 1∶2 或 1∶3，吸气时保持胸部不动，腹部上升鼓起，呼气时尽量将腹壁下降呈舟状，呼吸动作缓慢、均匀（图 12-11）。

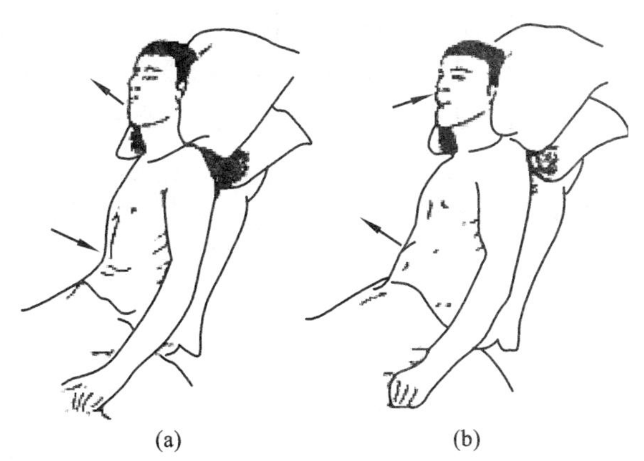

图 12-11　腹式深呼吸示意图

3）吹气球　胸腔穿刺置管术 6 h 后即开始吹气球（图 12-12），患者深吸气后，尽力呼气将气球吹起，逐渐用力，一般每次吹 10～20 s，反复吹，以尽量把气球吹到最大为准，以不出现胸闷、心悸等不适为宜。

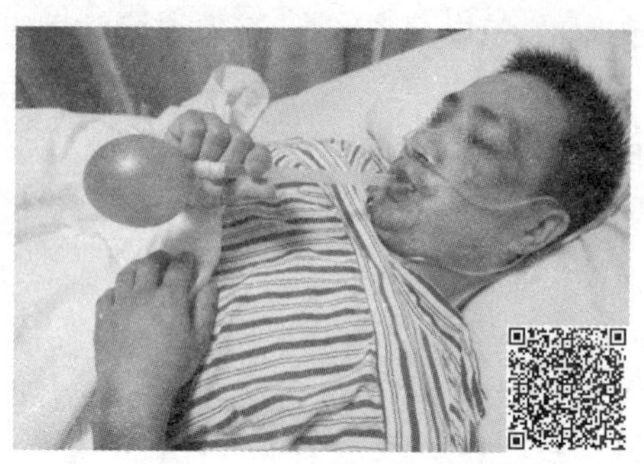

图 12-12 吹气球

45 患者如何饮食与活动?

(1)在排除腹腔脏器损伤,肠功能恢复后及早多进高蛋白质、高维生素、高纤维素及富含钾和钙的饮食,如豆类、鱼类、鸡蛋、水果、西红柿、牛奶等。避免让患者单独进餐,以易咀嚼的软食、半流质饮食、糊状物或流质饮食为宜,慎防患者用餐时出现呛咳或窒息。

(2)早期患者病情平稳后可取半卧位,有利于咳嗽、排痰、呼吸、引流及减轻伤口疼痛。避免向患侧翻身,拔除引流管后,鼓励患者适当下床活动,进行生活适应能力训练,以使患者尽快恢复正常。

(汤运红 张琴)

第十三章
腹部损伤患者的健康指导

(一) 腹部损伤的基础知识

1 腹部主要由哪些脏器组成?

腹部主要脏器有胃、肠、肝、胆、脾、胰、肾(图 13-1)。

2 腹部损伤的致伤因素有哪些?

(1) 撞击伤、压砸伤、锐器刺伤、火器伤、跌打伤等各种伤害。

(2) 高处坠落伤。

(3) 剧烈爆炸引起的气浪或水浪的冲击伤。

(4) 化学性损伤,如腐蚀性的强酸、强碱或毒物等引起的损伤。

3 腹部损伤如何分类?

腹部损伤可分为闭合性和开放性两大类。闭合性损伤可为单纯腹壁损伤,也可以同时累及腹腔脏器。开放性损伤按腹膜是否破损又分为穿透伤和非穿透伤。穿透伤中,有入口和出口者称为贯通伤,只有入口没有出口者称为盲管伤(非贯通伤)。

4 最常见的脏器损伤有哪些?

开放性损伤中常见受损的腹腔脏器依次为肝、小肠、胃、结肠等;闭合性损伤常见受损脏器依次为脾、肾、小肠、肝等。脾破裂的发生率在腹部闭合性损伤中占 20%~40%,在开放性损伤中约占 10%;肝破裂在各种腹部损伤中占 15%~20%;胰腺损伤占腹腔脏器损伤的 1%~2%,腹部损伤很少累及胃,偶尔发生在胃膨胀的时候。

5 腹部损伤有哪些临床表现?

鉴于伤情的不同,腹部损伤后的临床表现有很大的差异。轻者无明显症状和体征,重者可出现休克甚至濒死状态。实质性脏器损

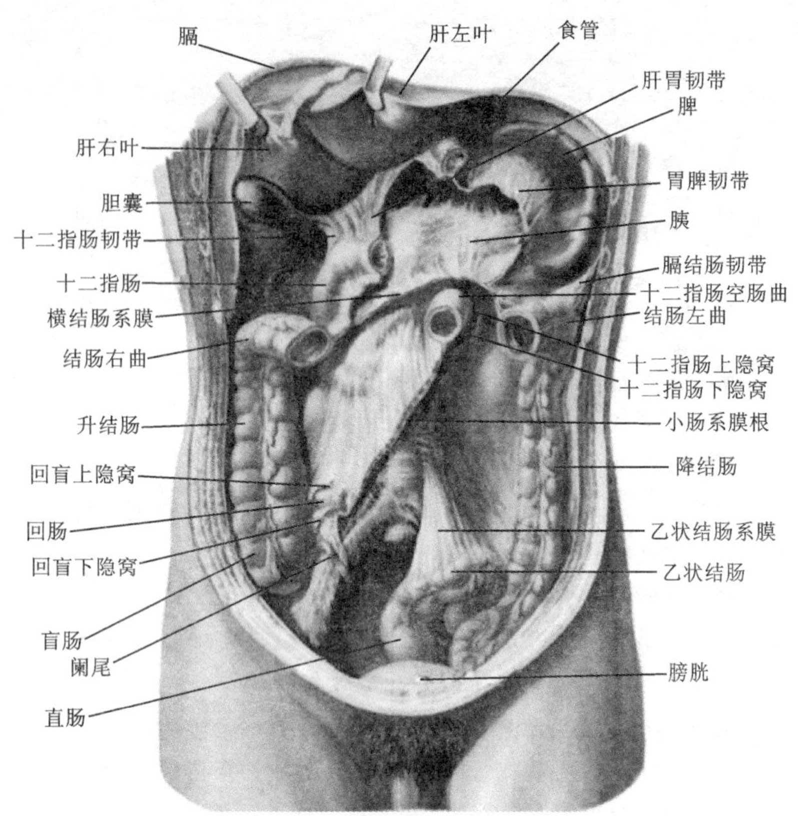

图 13-1　腹腔脏器(前面观)

伤的临床表现以腹腔内出血为主,而空腔脏器损伤以腹膜炎为主要表现。

6 实质性脏器损伤和空腔脏器损伤临床表现有何异同?

1）实质性脏器损伤　肝、脾、胰、肾等实质性脏器损伤的主要症状是腹腔内(腹膜后)出血。患者出现面色苍白,脉搏增快、细弱,呼吸急促,严重者收缩压可下降,尿量减少,甚至出现失血性休克。腹痛呈持续性,一般不剧烈,腹膜刺激征也不如空腔脏器破裂时严重,但是如果肝、胰受损,出现胆管、胰管断裂,胆汁或者胰液漏入腹腔可出现剧烈腹痛和明显的腹膜刺激征。移动性浊音是内出血的晚期症状,肾脏损伤时出现血尿。

2）空腔脏器损伤　胃肠道、胆道等空腔脏器破裂，主要表现为弥漫性腹膜炎。患者会出现持续性的剧烈腹痛，伴有恶心、呕吐，随着病程进展会出现体温升高、脉率增快等全身性感染症状，严重者可出现感染性休克。胃、十二指肠的损伤可有呕血，直肠损伤常有新鲜血便。患者的主要体征是腹膜刺激征，胃液、胆汁或胰液对腹膜的刺激最强，肠液次之，血液最轻。空腔脏器破裂后患者可有气腹征，腹腔内游离气体会导致肝浊音界缩小或消失。

7 腹部损伤要做哪些检查?

1）实验室检查　红细胞、血红蛋白与血细胞比容下降，表示有大量失血。血清淀粉酶或者尿淀粉酶升高提示胰腺损伤或胃肠道穿孔，或是腹膜后十二指肠破裂，但胰腺或者胃肠道损伤并不一定均伴有淀粉酶升高。血尿是泌尿系统损伤的重要标志，但其程度与伤情并不成正比。

2）影像学检查　B超主要用于诊断实质性脏器的损伤，能提示脏器损伤的部位和程度。若发现腹腔内积液和积气，则有助于空腔脏器破裂或穿孔的诊断。CT能清晰地显示肝、脾、肾等脏器的被膜是否完整、大小及形态、结构是否正常，比B超更准确。但CT对肠管损伤的诊断价值不大(图13-2)。

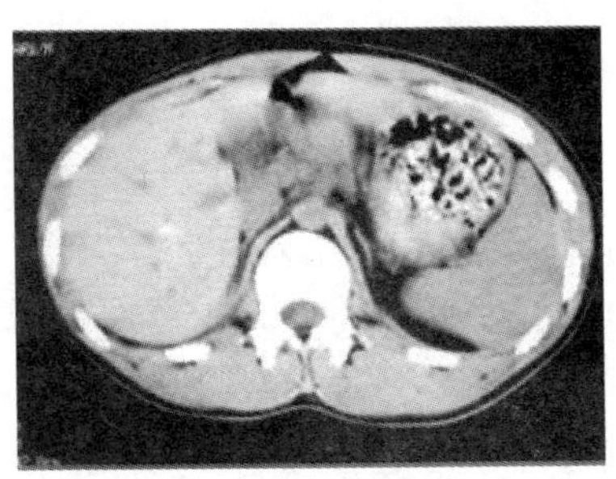

图13-2　脾破裂影像学检查

3）诊断性腹腔穿刺术和腹腔灌洗术　诊断阳性率可达90%以上，对于判断腹腔脏器有无损伤和属哪一类脏器损伤有很大帮助。如腹腔穿刺抽出不凝固血液，提示是实质性脏器破裂出血。腹膜的脱纤维作用会导致血液不凝固。

8 如何进行腹腔穿刺术?

患者向穿刺侧侧卧 5 min,然后进行穿刺。穿刺点最常选在脐和髂前上棘连线的中、外 1/3 交界处或者脐与耻骨联合连线中点上方 1 cm、偏左或偏右 1.5 cm 处。注意避开手术瘢痕,肿大的肝、脾,充盈的膀胱及腹直肌。有骨盆骨折者,应在脐平面以上穿刺,以免误入腹膜后血肿处而误诊为腹腔内出血。抽出液体后应根据抽出物(血液、胃肠内容物、胆汁或尿液等)以推断哪类脏器损伤,还可测定穿刺液中淀粉酶和碱性磷酸酶的含量来辅助诊断(图 13-3)。

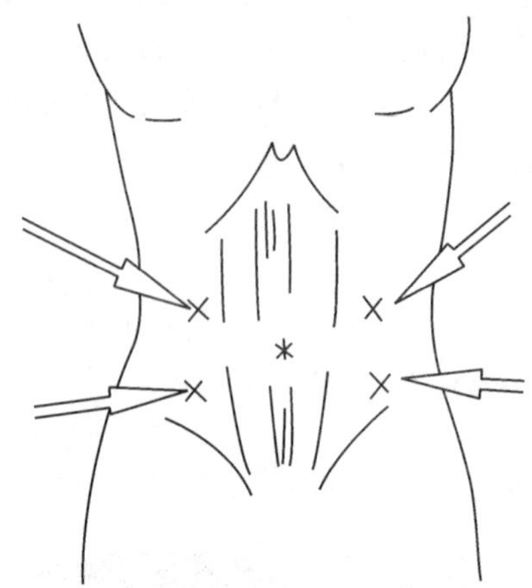

图 13-3 腹腔穿刺术的穿刺点

9 腹部损伤是否都需要做手术?

腹部损伤是否手术取决于是否存在腹腔内脏器损伤以及损伤的程度。对于无腹膜炎体征或者已证实为轻度实质性脏器损伤但生命体征稳定者可行非手术治疗。在非手术治疗期间,如有以下情况应立即停止观察,及时手术探查,如有必要,在积极抗休克的同时进行手术。

(1) 腹痛和腹膜刺激征进行性加重或范围扩大。

(2) 肠鸣音逐渐减弱、消失或出现明显腹胀。

(3) 全身情况有恶化趋势,出现口渴、烦躁、脉率增快,或体温及白细胞计数上升。

(4) 腹部平片示膈下游离气体。

(5) 红细胞计数进行性下降。

(6) 血压由稳定转为不稳定甚至下降。

(7) 积极抗休克治疗情况不见好转或继续恶化。

(8) 腹腔穿刺抽出气体、不凝固血液、胆汁或者胃肠内容物。

(9) 胃肠道出血不易控制。

10 腹部损伤如何现场急救?

(1) 腹部损伤可合并多发伤,在急救时应分清轻重缓急。优先处理危及生命的情况,维持呼吸循环功能、充分给氧。如窒息、心搏骤停、开放性气胸和大出血等。

(2) 开放性腹部损伤时,及时止血并用干净纱布、毛巾、被单等包扎腹部伤口并固定;如伴腹内脏器或组织自腹壁伤口脱出,可用消毒碗覆盖保护,切勿在毫无准备的情况下强行回纳。

11 腹部损伤患者术前护理措施有哪些?

1) 维持体液平衡　包括合理安排补液和记录出入液量。对有休克早期症状或休克者,应在上肢选择粗大的静脉建立两条以上静脉通道,快速补液和输血。

2) 采取合适体位　多取平卧位,避免随意搬动患者,以免诱发或加重出血。

3) 禁食和胃肠减压　对疑有空腔脏器损伤的患者,应禁食及尽早行胃肠减压,以减少胃肠内容物漏出,减轻腹痛。

4) 伤情观察　密切观察腹部体征和血压的情况,及时详细记录各项检查结果、处理措施和伤情变化。

5) 快速做好术前准备　完善术前检查,做好皮肤准备、备血,上胃管和导尿管等。对开放性损伤,予以注射破伤风抗毒素。

6) 心理护理　面对突然发生的创伤,患者及家属都会出现紧张、恐惧、焦虑和急躁的心理状况,医护人员应保持镇静,使工作紧张有序进行,并且适时与患者及家属交流,稳定其情绪,增强信赖感,使其积极配合治疗。

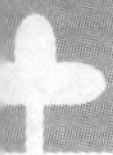

12 腹部损伤患者术后护理措施有哪些?

1)生命体征的观察　术后持续心电监护,如有心率增快、血压下降应考虑血容量不足或仍有出血,应及时补充血容量并报告医生。观察体温变化,若术后3天体温持续在38 ℃以上,并逐渐上升,应考虑发生腹腔感染或全身性感染的可能。

2)腹部体征的观察　观察伤口敷料有无渗出、感染,伤口疼痛是否逐渐减轻,肠蠕动恢复情况,有无腹胀、腹痛。

3)各种管道护理　术后通常有多根管道,如胃管、导尿管、腹腔引流管、T形管等。管道重点观察引流液的颜色、性状和量,做好记录。妥善固定引流管并保持引流通畅。

4)饮食护理　肠蠕动恢复,肛门排气后,根据伤情选择进食时间。早期,宜少食多餐给予流质饮食,以易消化、低脂、低糖流质饮食为宜。进食后注意观察反应,逐步过渡到半流质饮食和普食。

5)基础护理　术后协助患者定时更换体位,做好皮肤、口腔护理,只要病情许可,鼓励患者早期下床活动,促进康复。

(许晶晶　汤运红)

(二)胃损伤患者的健康指导

13 何谓胃损伤?

胃损伤主要指发生于上腹部的穿透伤、刀刺伤、枪伤或胸部损伤穿透膈肌而累及胃部,也可见于吞食锐利的异物如玻璃、刀片、骨头等导致的穿孔。由于胃在腹腔内处于受保护的解剖位置,并能在腹腔中一定范围内移动,所以因外界暴力而发生钝性损伤的可能性较小,但在饱餐后,胃在膨隆状态下受到钝性撞击或在严重的爆震中,口腔吸入大量气体引起内、外气体骤变均可发生穿孔甚至破裂,一旦发生,多伴有肝、脾等其他脏器的损伤。

14 胃损伤的患者有哪些表现?

1)腹痛　在钝性损伤或胃内部伤后,上腹部或左侧肋部出现疼痛,呈持续性绞痛、钝痛,若发生穿孔,胃内容物进入腹腔可引起

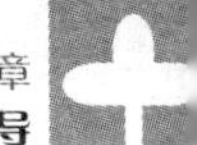

压痛、反跳痛及腹肌紧张等腹膜刺激征的表现，且腹痛很快蔓延至全腹。

2）出血　胃的血供丰富，因此在胃受到损伤，尤其是在发生穿透伤、撕裂伤等情况时可出现上消化道大出血的表现，主要为呕血。出血量超过 800 mL，可逐渐有面色苍白、四肢厥冷、脉搏细速、血压下降等失血性休克的表现。

3）其他　在胃受到钝性损伤、程度较轻时，还可出现恶心、呕吐、呃逆等胃肠道症状，如发生幽门部胃壁血肿，导致幽门的完全或不完全性梗阻，还可出现腹胀、呕吐胃内容物等表现，若合并肾脏损伤可出现血尿，合并膈肌损伤可出现呼吸困难、呼吸衰竭等表现。

15 胃损伤后患者需做哪些检查?

1）体格检查　胃严重损伤时，患者上腹部或全腹均有压痛、反跳痛、腹肌紧张，甚至呈板状腹。若损伤发生在贲门部，也可表现为胸骨剑突下的疼痛，可通过触诊来评估患者的腹部体征。

2）实验室检查　血常规检查以白细胞计数及中性粒细胞比例升高为主。失血严重时血红蛋白及红细胞计数下降明显。

3）腹部 X 线检查　有胃壁穿透伤时可见膈下游离气体（图 13-4）。CT 对游离气体判断更清晰。

4）B 超检查　腹部 B 超可发现腹腔积液。

5）腹腔穿刺术（图 13-5）　可抽出血性液体、浑浊液体或胆汁样液体。如刀刺伤及枪弹伤时腹腔与外界相通，多需要急诊剖腹探查，故不需要行腹腔穿刺明确诊断。

6）腹腔灌洗术　对疑有内脏损伤而腹腔穿刺阴性者，可改行腹腔灌洗术（图 13-6）。

7）胃镜检查　对于未合并严重外伤，不必行急诊手术处理时，可采用胃镜检查，并可在胃镜下采取紧急止血等措施。

16 如何缓解胃损伤患者紧张情绪?

大多数腹部损伤是在意外情况下突然发生，患者多表现为紧张、焦虑或恐惧，不知如何应对并担忧预后，需要帮助患者缓解不良情绪。

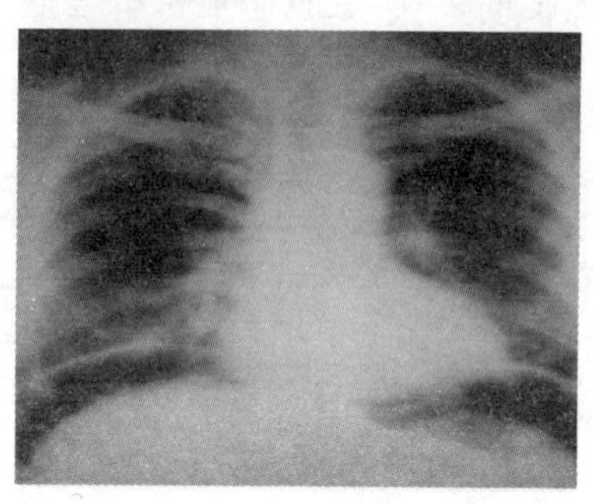

图 13-4　X线片示膈下游离气体

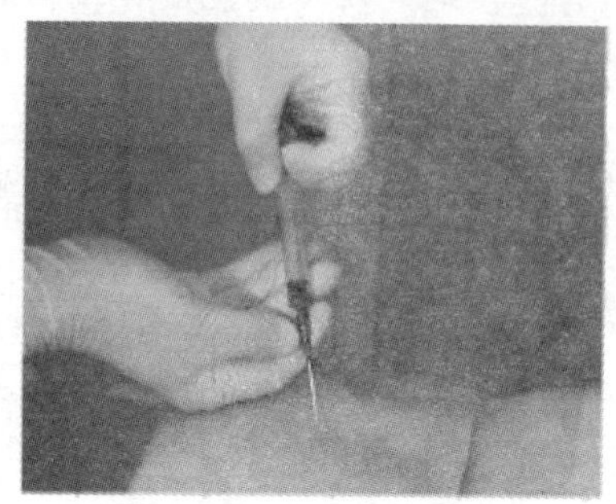

图 13-5　腹腔穿刺术

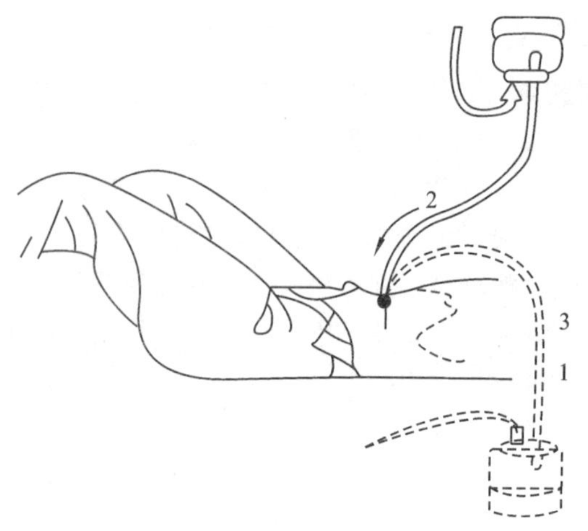

图 13-6　腹腔灌洗术示意图

1）耐心解释病情　关心和安慰患者，加强与患者的沟通和交流，及时向患者解释腹部损伤的病情变化、可能出现的腹部症状与体征。

2）介绍治疗过程　介绍辅助检查的目的以及手术治疗的必要性；做好各项检查及术后相关知识的指导，使患者消除对手术及预后的恐惧感，积极配合治疗。

3）理解和同情患者　鼓励患者说出自己内心的感受，并耐心倾听，对患者的恐惧和担心表示理解和同情，并及时给予帮助。

4）现身说教法　请病区其他腹部损伤恢复期的患者讲解自己的经历和经验，帮助患者增强战胜疾病的信心和勇气，往往可以事半功倍。

17 胃损伤后患者饮食有哪些要求？

胃损伤发生后，对未明确诊断或疑有胃破裂、穿孔或明显腹胀者给予禁食和胃肠减压，同时静脉补充能量和其他营养素。

18 胃损伤后患者的体位及活动有哪些要求？

胃损伤后应绝对卧床休息，禁止随意搬动患者，以免加重腹痛及出血情况。无休克者可协助患者取半卧位，如患者剧烈腹痛伴有面色苍白、恶心、呕吐，应让其屈膝，以使腹部肌肉松弛，减轻疼痛。伴有休克者可将头部抬高 20°～30°，下肢抬高 15°～20°（图 13-7），以增加回心血量及改善脑血流量。

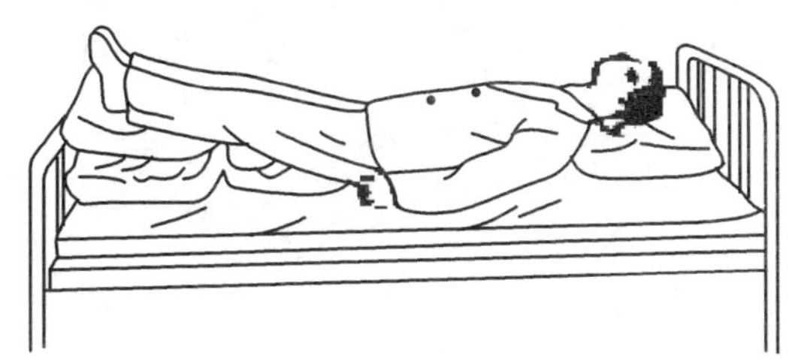

图 13-7　胃损伤后休克卧位示意图

19 胃损伤患者的术前准备有哪些？

（1）做好血型和交叉配血试验，备好一定数量的全血、红细胞或血浆。

（2）术前准备期间应加强病情观察和生命体征的监测，对有休克表现的患者，应在积极抗休克治疗的同时争取尽快行急诊手术治疗。

（3）做好肝肾功能、电解质等检查以及出凝血时间的检查。

（4）皮肤准备是预防切口感染的重要环节。做好手术区皮肤的准备，剃除毛发、清洁皮肤污垢，尤其要注意脐部的清洁。

（5）留置导尿管、胃管等，并妥善固定。

(6) 拭去指甲油、口红等化妆品;取下活动的义齿、眼镜、首饰和其他贵重物品。

20 胃损伤患者术后如何护理?

1) 患者的卧位及活动　全麻清醒后病情平稳者即可抬高床头取半坐卧位(图 13-8),有利于引流及呼吸。术后早期可鼓励患者定时做深呼吸、有效咳嗽和排痰,预防肺不张和坠积性肺炎等肺部并发症的发生。协助患者进行肢体的屈伸运动,预防深静脉血栓的形成。协助患者床上活动,有利于肠蠕动的恢复,预防术后肠粘连的发生。同时还可预防压疮的发生。

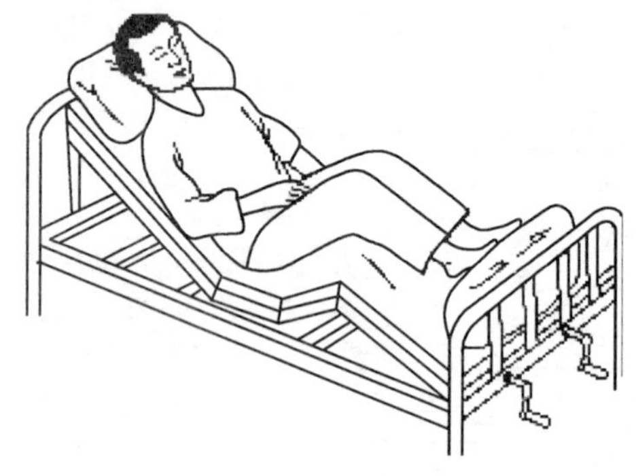

图 13-8　半坐卧位示意图

2) 保持胃管、腹腔引流管(图 13-9)通畅　有效的胃肠减压可防止胃肠道内积气、积液,减轻胃肠内压力,有利于术后胃肠吻合口的愈合和胃肠道功能的恢复。管道的护理包括妥善固定,防止滑脱。保持通畅,避免因受压、扭曲、折叠而引流不畅。观察并记录引流液的颜色、性状及量,若引流出大量血性液体,提示有出血的可能。

3) 严密监测生命体征　术后需要严密监测生命体征直至患者病情平稳,同时要注意观察患者肾功能的变化。胃、十二指肠损伤后,特别有出血性休克时,肾脏会受到一定的损害,有发生急性肾功能衰竭的危险,所以术后应密切观察尿量,保持每小时尿量在 30 mL 以上。

4) 补液和营养支持　合理补充水、电解质和维生素,必要时输

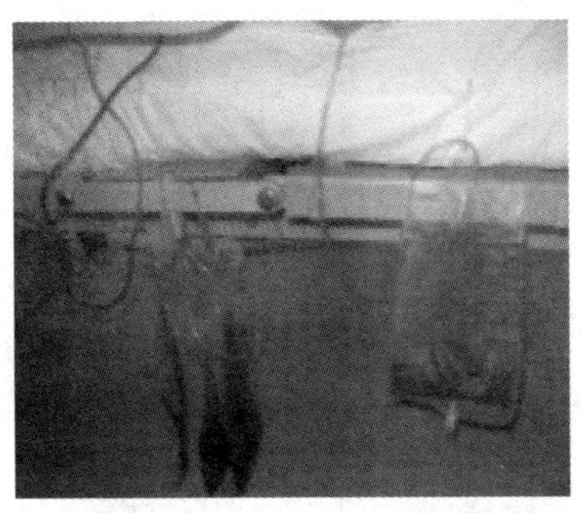

图 13-9 腹腔引流管

全血、血浆，维持水、电解质、酸碱平衡。给予肠内、外营养支持，促进合成代谢，提高机体抵抗力。

5）合理应用抗生素　预防感染，控制腹腔内感染。

21 胃损伤患者术后可能发生哪些并发症?

1）术后出血　包括胃或腹腔出血。胃手术后 24 h 内可有少量暗红色或咖啡色液体从胃管引出，一般不超过 300 mL。若术后持续从胃管、腹腔引流管引出大量新鲜血性液体，须及时通知医生处理。

2）吻合口瘘　多发生在术后 3～7 天，表现为体温升高、腹部疼痛和腹膜刺激征，腹腔引流管中的引流液可混有肠液或胆汁。

3）感染

(1)术后放置腹腔引流管的目的是及时引流腹腔内的渗血、渗液，避免腹腔内液体积聚而导致继发感染和脓肿形成。

(2)定时做深呼吸，有效的咳嗽、咳痰，可以预防肺部感染的发生。

22 胃损伤患者术后饮食有哪些要求?

胃损伤行胃修补患者，待胃肠功能恢复后开始恢复饮食，由流质饮食逐步过渡至半流质饮食、软食。行胃大部切除患者，待术后肛门排气后可拔除胃管，给予少量饮水，每次 4～5 汤匙，第 2 天进半量流质饮食(图 13-10)，如米汤、菜汤等，每次 50～80 mL，1～2 h 1 次；第 3 天进全量流质饮食，每次 100～150 mL，2～3 h 1 次，进食后无不适，第 4 天可进半流质饮食，如稀饭等，术后 2 周后逐渐过渡到软食。一般需要 6 个月到 1 年才能恢复到正常饮食，避免进过甜、过咸、过热的流质饮食，进餐后平卧 10～20 min，以防止倾倒综合征。行全胃切除患者由于食管与空肠吻合，考虑到吻合口的愈合，一般至术后 8 天左右开始经口进食，由流质饮食逐步过渡。经口进食前采取肠内、肠外营养支持。

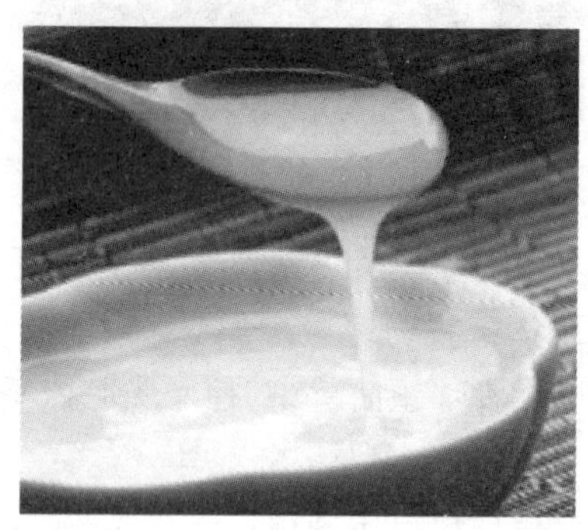

图 13-10　流质饮食

23 胃损伤患者术后如何进行家庭照护?

（1）避免工作过于劳累，不熬夜，注意劳逸结合。

（2）吸烟、饮酒有损胃黏膜和健康，患者应戒烟、酒。

（3）注意少食多餐，忌进辛辣刺激性食物及易产气食物。

（4）避免长期大量服用非甾体抗炎药，如布洛芬等，以免引起胃肠道黏膜损伤。

（5）行胃大部切除的患者一般 6 个月到 1 年才能恢复正常三餐饮食，全胃切除患者终身不能暴饮暴食。

24 胃损伤患者术后需要复诊吗?

胃损伤患者出院后要适当休息，加强锻炼，增加营养，促进康复。出院 1 个月后，来院复查。若有恶心、呕吐、腹痛、腹胀、肛门停止排便等不适，应及时到医院就诊。

（张慧芳　谭翠莲）

（三）十二指肠损伤患者的健康指导

25 何谓十二指肠损伤？

十二指肠大部分位于腹膜后，故十二指肠损伤较少见，占腹内脏器损伤的3%～5%。十二指肠穿透伤显著多于钝性损伤，国外以开放性损伤多见，受伤因素以腹部枪伤、刀伤为主。国内损伤以腹部钝性闭合性损伤多见，受伤因素以车祸挤压、撞击伤、高速摩托车摔伤及高空坠落伤多见。发生机制主要是外界冲击力将十二指肠挤压在脊柱上，依靠剪切力将十二指肠撕裂。十二指肠爆裂伤是由于十二指肠相对固定，乘坐高速载体骤然减速时十二指肠向前抛掷，可使肠内压骤然升高而破裂。

26 十二指肠损伤患者有哪些表现？

1）腹腔内十二指肠破裂　患者表现为右上腹剧烈刀割样疼痛，呕吐物常带血液。

2）腹膜后十二指肠破裂　表现为右上腹和右腰部疼痛和压痛。

3）十二指肠肠壁内血肿　十二指肠肠壁内血肿多由钝性挫伤引起，病情一般进展缓慢，除上腹不适、疼痛外，主要表现为数日后逐渐出现的十二指肠梗阻，反复大量呕吐胆汁样液体，严重的水、电解质紊乱。

27 十二指肠损伤术前患者需要做哪些检查？

1）CT检查　尤其是增强CT，对十二指肠损伤的判断非常重要。可清楚显示腹膜后的解剖结构，有助于判断十二指肠损伤破裂或血肿形成，为手术提供依据。

2）血清淀粉酶检查　血清淀粉酶持续升高尤其对诊断胰腺合并十二指肠损伤有帮助。

3）腹部X线检查　如见到腰大肌轮廓模糊、右上腹腹膜后积气、十二指肠侧方和右肾轮廓显影，这是十二指肠破裂的征象。

28 如何缓解十二指肠损伤患者术前焦虑情绪？

患者及家属对突如其来的损伤多表现为紧张、焦虑或恐惧，不知如何应对并担忧预后，因此需要采取措施缓解患者的不良情绪。

1）耐心解释病情　关心和安慰患者，加强与患者的沟通和交流，及时向患者解释腹部损伤的病情变化、可能出现的腹部症状与体征。

2）介绍治疗过程　介绍辅助检查的目的以及手术治疗的必要性；做好各项检查及术后相关知识的指导，使患者消除对手术及愈后的恐惧感，积极配合治疗。

3）理解和同情患者　鼓励患者说出自己内心的感受，并耐心倾听，对患者的恐惧和担心表示理解和同情，并及时给予帮助。

4）现身说教法　请病区其他腹部损伤恢复期的患者讲解自己的经历和经验，帮助患者增强战胜疾病的信心和勇气，往往可以事半功倍。

29 十二指肠损伤后对患者的体位和活动有哪些要求？

十二指肠损伤后应绝对卧床休息，禁止随意搬动患者，以免加重腹痛及出血情况。无休克者可协助患者取半卧位，如患者腹部剧痛，应让其屈膝，以使腹部肌肉松弛，减轻疼痛。有休克表现者可将患者头部和躯干抬高 20°～30°，下肢抬高 15°～20°，以增加回心血量及改善脑血流量。

30 十二指肠损伤后对饮食有哪些要求？

十二指肠损伤发生后，对未明确诊断或疑有十二指肠破裂、穿孔或明显腹胀者予以禁食和胃肠减压，同时静脉补充能量和其他营养素。

31 十二指肠损伤术前需做哪些准备？

(1) 做好血型和交叉配血试验，备好一定数量的全血、红细胞或血浆。

(2) 术前准备期间应加强病情观察和生命体征的监测，对有休克表现的患者，应在积极抗休克治疗的同时争取时间尽快行急诊手术治疗。

(3) 做好肝肾功能、电解质等检查及出凝血时间的检查。

(4) 皮肤准备是预防切口感染的重要环节。做好手术区皮肤的准备，剃除毛发、清洁皮肤污垢，尤其要注意脐部的清洁。

（5）留置导尿管、胃管并妥善固定。

（6）拭去指甲油、口红等化妆品；取下活动的义齿、眼镜、首饰和其他贵重物品。

32 十二指肠损伤患者术后如何护理?

（1）卧位及活动：全麻清醒后病情平稳者即可抬高床头取半卧位，减轻腹壁切口张力，有利于呼吸与引流。每 2 h 翻身 1 次，可预防压疮的发生。

（2）术后可能会留置胃管、导尿管、腹腔引流管等，这些管道对患者来说都非常重要。避免管道扭曲、折叠、受压；翻身活动时避免脱管；活动及搬运时，引流袋要低于引流口平面，避免引流液倒流至腹腔而引起腹腔感染。

（3）十二指肠损伤术后应禁食、禁饮，一般情况下肛门排气拔除胃管后才开始进少量流质饮食，根据病情变化逐步过渡到半流质饮食、软食。

33 十二指肠损伤患者术后可能发生哪些并发症?

（1）十二指肠损伤术后主要并发症有十二指肠瘘和十二指肠梗阻。

（2）十二指肠瘘常发生于手术 5 天后，十二指肠周围放置引流管者，引流出胆汁样液体。未放置引流管者，术后出现体温骤然升高、低血压、心动过速和腹痛等应考虑发生十二指肠瘘的可能。处理时可采取禁食、禁饮、持续胃肠减压、有效的腹腔引流等措施；支持治疗时，对漏出液量多且估计短期内瘘口难愈合的患者，遵医嘱给予补液，纠正水、电解质紊乱和酸碱平衡失调，并给予肠内、外营养支持，以促进愈合；根据医嘱合理应用抗生素；有外瘘者注意保护瘘口周围皮肤，保持瘘口周围皮肤清洁、干燥，局部可涂抹氧化锌软膏或造口护肤粉、使用皮肤保护膜。

（3）十二指肠梗阻发生率为 5%～8%，十二指肠破裂做了大的修补未行胃空肠吻合术者较常见。处理时可采取禁食禁饮、持续胃肠减压等措施，记录出入液量，维持水、电解质和酸碱平衡，给予肠外营养支持，纠正低蛋白血症；若经非手术治疗后，梗阻症状仍不能缓解，应做好手术准备。

34 十二指肠损伤患者术后如何进行家庭照护？

(1) 避免工作过于劳累，不熬夜，注意劳逸结合。

(2) 劝告患者戒烟、酒。

(3) 注意少食多餐，忌进辛辣刺激性食物及易产气食物。

(4) 避免长期大量服用非甾体抗炎药，如布洛芬等，以免引起胃肠道黏膜损伤。

(5) 十二指肠损伤术后需要定期复查，如有腹痛、腹胀、呕吐等症状要立即到医院就诊。

(张慧芳　谭翠莲)

(四) 小肠损伤患者的健康指导

35 小肠由哪几部分组成？

小肠是消化道中最长的一段，成人小肠长为 5～7 m。上端起于胃幽门，下端接盲肠，分为十二指肠、空肠和回肠 3 个部分(图 13-11)。

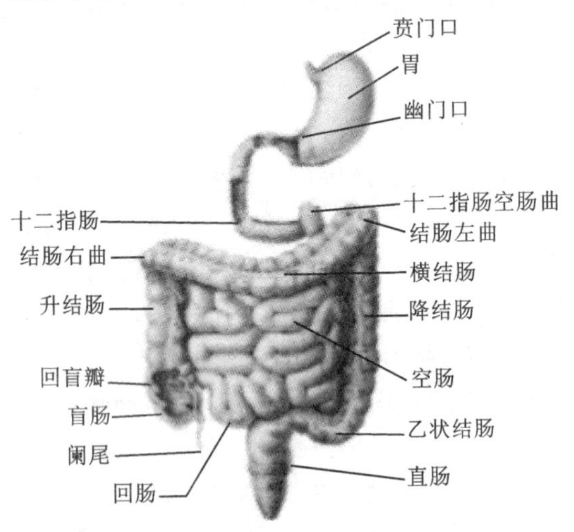

图 13-11　小肠解剖图

36 小肠的功能有哪些?

小肠是进行消化和吸收的重要器官。小肠黏膜分泌的肠液呈弱碱性,其内所含的酶可激活胰液中的酶原,促进蛋白质消化。小肠还吸收大部分的水、无机盐、各种维生素、胆固醇以及包括胃肠道分泌液和脱落的胃肠上皮细胞在内的大量内源性物质。正常成人每天经小肠分泌的液体量可达 8 L 左右。

37 何谓小肠损伤?

小肠损伤多见于腹部穿通伤,常由枪伤和刺伤造成。腹部钝性损伤较少见,如马踢伤、高空坠落或车把、方向盘直接撞击腹部所致的损伤等。

38 小肠损伤患者有哪些表现?

小肠及肠系膜损伤后,临床表现主要有急性腹膜炎和腹腔内出血,但常可因损伤原因、损伤程度及损伤类型的不同而有所不同。肠破裂、穿孔时,肠内容物外溢,腹膜受消化液的刺激,患者可表现为剧烈的腹痛,伴有恶心、呕吐。查体可见患者面色苍白、皮肤厥冷、脉搏微弱、呼吸急促、血压下降。可有全腹压痛、反跳痛、腹肌紧张、移动性浊音阳性及肠鸣音消失等。随着受伤时间的推移,感染中毒症状加重,患者可出现体温升高、脉率过快、呼吸急促等全身性感染表现。

39 小肠损伤患者术前需要做哪些检查?

1)实验室检查　血常规检查可出现白细胞计数升高,中性粒细胞比例增高,若伴有红细胞计数和血细胞比容下降则提示有内出血。

2)腹部 X 线检查　腹部 X 线检查可有气腹、肠扩张及气液平面等表现。

3)肠系膜上动脉造影(图 13-12)　如伴肠系膜血管破裂可有造影剂外溢。

4)其他影像学检查　如 CT 检查是否有膈下游离气体、B 超检查是否有腹腔内积液、肠系膜水肿加重等。

5)腹腔穿刺术　可抽出血性液体、浑浊液体或胆汁样液体。

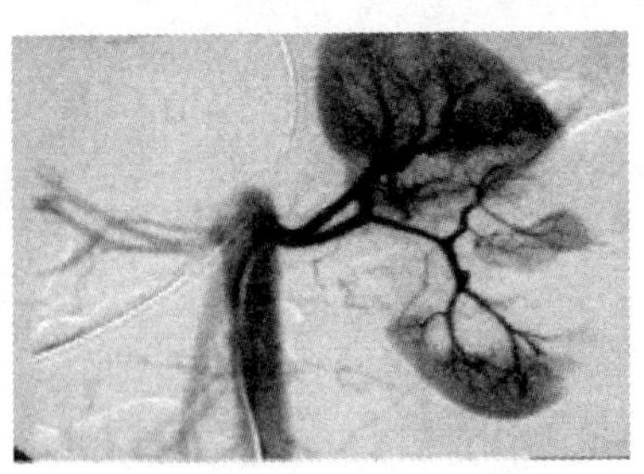

图 13-12　肠系膜上动脉造影

但在刀刺伤及枪弹伤时腹腔与外界相通，多数需要行急诊剖腹探查，故不需要行腹腔穿刺术明确诊断。

6）腹腔灌洗术　对疑有内脏损伤而腹腔穿刺阴性者，可改行腹腔灌洗术。

40 小肠损伤患者对饮食有哪些要求？

对未明确诊断或疑有小肠破裂、穿孔或明显腹胀者予以禁食和胃肠减压。静脉补充能量和其他营养素。

41 小肠损伤患者对体位及活动有哪些要求？

小肠损伤后患者应绝对卧床休息，取半卧位，禁止随意搬动患者，以免加重腹痛或出血。如患者腹痛剧烈，应让其平卧屈膝，以使腹部肌肉松弛，减轻疼痛。出现休克时，将患者头和躯干抬高 20°～30°，下肢抬高 15°～20°，可增加回心血量及改善脑血流量。

42 小肠损伤术前需要做哪些准备？

（1）做好血型和交叉配血试验，备好一定数量的全血、红细胞或血浆。

（2）术前准备期间应加强病情观察和生命体征的监测，对于有休克表现的患者，应在积极抗休克治疗的同时争取时间尽快行急诊手术治疗。

（3）术前做好肝肾功能、电解质等检查及出凝血时间的检查。

（4）皮肤准备是预防切口感染的重要环节。做好手术区皮肤的准备，剃除毛发，清洁皮肤污垢，尤其要注意脐部的清洁。

(5) 留置导尿管、胃管，并妥善固定。

(6) 拭去指甲油、口红等化妆品；取下活动的义齿、眼镜、首饰和其他贵重物品。

43 小肠损伤患者术后如何护理?

1) 体位　全麻清醒、血压平稳者可取半卧位，以利于呼吸、引流和炎症的局限。

2) 活动　术后早期应床上活动，可促进肠道的蠕动，同时减少压疮的发生。

3) 引流管的护理　保持引流管通畅，避免引流管受压、折叠，活动时避免引流管脱出。

4) 饮食　患者术后应禁食、禁饮，待肛门排气、拔管后才开始进少量流质饮食，根据病情逐步过渡到半流质饮食、软食。

44 小肠损伤患者术后可能发生哪些并发症?

1) 肠梗阻　术后肠梗阻的发病机制很多，神经反射、吗啡类药物的使用都可能导致梗阻。梗阻的处理包括：鼻胃管减压、早期下床活动、早期肠内营养支持以及应用胃肠动力药等。

2) 腹腔、消化道出血　若短期内从胃管或腹腔引流管内引流出大量鲜红色血液，持续不止，应警惕腹腔或消化道出血，应及时报告医生。

(1) 严密观察患者的生命体征。

(2) 禁食和胃肠减压。

(3) 加强对胃肠减压和腹腔引流液的量和色的观察。

(4) 遵医嘱应用止血药物和输血，或用冰生理盐水洗胃。若不能有效止血，准备再次进行手术。

3) 吻合口瘘　吻合口瘘常表现为腹膜炎和(或)肠外瘘。术后早期出现小肠瘘，炎症局限，需要再次手术修补并引流。如果吻合口完全破裂，有腹腔广泛感染，需行近端小肠造口术。

4) 短肠综合征　大段小肠切除可致患者吸收不良。其症状包括：腹泻，代谢性酸中毒，低钙，镁、锌、维生素 B_{12} 和铁缺乏，脂溶性维生素缺乏，碳水化合物、脂肪以及蛋白质吸收不良。

45 小肠损伤患者术后对饮食有哪些要求?

小肠损伤术后的患者应禁食、禁饮,肛门排气、拔管后进流质饮食,如米汤等,少食多餐,1 周后改为半流质饮食,2～3 周后逐步过渡为软食,且选择易消化、少渣饮食。

46 小肠损伤患者术后如何进行家庭照护?

(1) 小肠损伤患者术后应注意少进刺激性强的辛辣食物,宜进营养丰富、高维生素、易消化吸收的食物;适量进富含膳食纤维的食物;避免暴饮暴食,饭后忌剧烈活动。

(2) 注意饮食及个人卫生,饭前、便后洗手,不吃不洁食物。

(3) 便秘者应注意通过饮食、腹部按摩等方法保持大便通畅。

(4) 保持心情愉悦,每天进行适量的体育锻炼。

(5) 加强自我监测,若出现腹痛、腹胀、呕吐、停止排便等不适,及时就诊。

(张慧芳　谭翠莲)

(五) 结直肠损伤患者的健康指导

47 结直肠由哪几部分组成?

结肠是介于小肠与直肠之间的一段大肠,整体呈“M”形,包绕空肠、回肠周围,分为盲肠、升结肠、横结肠、降结肠和乙状结肠 5 个部分(图 13-13)。直肠是消化管位于盆腔下部的一段,全长为 10～14 cm。

48 结直肠的功能有哪些?

结直肠是人体消化道的下段器官,主要功能是形成、储存和排泄粪便。结肠特别是右半结肠可以将回肠排入结肠的 1000～2000 mL 内容物中 90%的水分进行重吸收,而左半结肠则主要起储存粪便的作用。此外结肠还可以吸收无机盐和葡萄糖,并能分泌黏液来润滑肠道。直肠的功能主要是分泌黏液以利于粪便排出。

49 何谓结直肠损伤?

结直肠损伤是较为常见的腹内脏器损伤,占腹部外伤的10%～

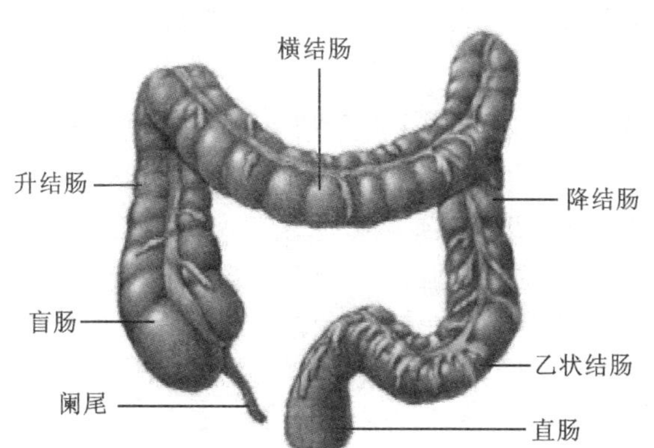

图 13-13　结直肠解剖图

22%，结直肠损伤多为开放性损伤，多为锐器所伤；闭合性结直肠损伤常常需要较大的暴力，故常合并其他脏器损伤，单独损伤较少。

50 结直肠损伤患者有哪些表现?

结直肠损伤属于空腔脏器损伤，如结直肠破裂后肠内容物溢出刺激腹膜可引起腹膜炎，这与其他空腔脏器破裂的临床表现一致，穿透性结直肠损伤主要表现为伤后腹痛、腹膜炎，或从开放性伤口流出粪样肠内容物。非穿透性结直肠损伤，临床表现复杂，腹痛是常见症状。

51 结直肠损伤患者术前需要做哪些检查?

1）腹部 X 线检查　部分患者可发现膈下游离气体，对诊断结直肠损伤有帮助。对有异物的患者可帮助定位。

2）诊断性腹腔穿刺术　简便易行，根据穿刺物的性质，可判断是否有空腔脏器破裂。如穿刺物为粪便样物质则为结直肠损伤。

3）CT 检查和 B 超检查　对实体器官损伤有较高的确诊率，对空腔脏器的损伤可提供参考。尤其对并发腹腔积液及脓肿的诊断较为准确。

4）诊断性腹腔灌洗术　对于闭合性腹部损伤有较高的诊断价值。

5）体格检查　结直肠损伤后进行体格检查包括直肠指检及会

阴部的仔细触诊，女性患者还应进行阴道指检。直肠指检时均有不同程度指套染血，检查时患者需收紧肛门或阴道，有助于判断括约肌能否有效收缩，并以此判断括约肌是否完整。

52 结直肠损伤患者对体位及活动有哪些要求？

结直肠损伤后患者应绝对卧床休息，取半卧位。禁止随意搬动患者，以免加重腹痛或出血。如患者腹痛剧烈，应让其屈膝，以使腹部肌肉松弛，减轻疼痛。出现休克者头和躯干抬高 20°～30°，下肢抬高 15°～20°，可增加回心血量及改善脑血流量。

53 结直肠损伤患者对饮食有哪些要求？

对未明确诊断前或疑有结直肠破裂或明显腹胀者予以禁食和胃肠减压。静脉补充能量和其他营养素。

54 结直肠损伤患者术后如何护理？

(1) 全麻清醒、血压平稳者取半卧位。

(2) 术后禁食、禁饮，肛门排气或造口开放，拔管后进流质饮食，如米汤等，少食多餐，1 周后改为半流质饮食，2～3 周后逐步过渡为软食，且选择易消化、少渣饮食。

(3) 早期床上活动，术后 1 天根据患者自身情况逐步下床活动。

(4) 长期卧床患者每 2 h 翻身 1 次，保持皮肤清洁、干燥，防止压疮发生。

(5) 结肠造口护理　①结肠造口一般于术后 2～3 天开放，造口开放初期，粪便稀薄，次数多，使用造口袋的目的是防止粪便污染腹部伤口，引起伤口感染。②保护造口周围皮肤：造口底盘裁剪大小合适，根据情况及时更换造口袋，防止大便渗漏造成皮肤刺激和损伤。更换造口袋时用温水清洗造口周围皮肤，不可使用消毒剂或碱性洗液，必要时使用造口护肤粉和皮肤保护膜来保护造口周围皮肤。③扩肛(扩张造口)：目的是预防造口狭窄。方法是术后 1 周开始使用手指扩张造口(图 13-14)，每周 2～3 次，每次 3～5 min。操作时戴手套或指套，涂石蜡油，将食指沿肠腔方向逐渐深入，到第 2 节指关节，动作轻柔，忌用暴力，以免损伤造口或肠管。

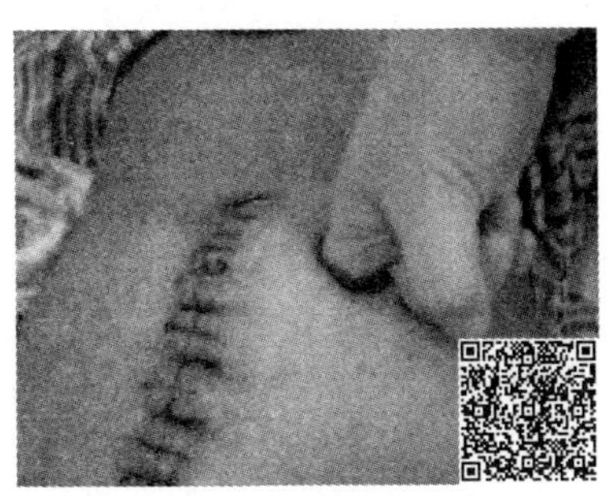

图 13-14　扩张造口

55 结直肠损伤患者术后可能出现哪些并发症?

1）吻合口瘘　多发生在术后 3～7 天，可表现为腹痛、呕吐、有腹膜刺激征、脉速、体温升高、血压下降，肠鸣音减弱或腹腔引流管有粪便样液体流出，白细胞计数增高，超声检查有腹腔积液。

2）肠造口术后并发症

（1）造口出血　常发生在术后 72 h 内，少量出血可用纱布压迫止血，大量出血更多可能是肠系膜小动脉出血，找到出血点加以钳扎，彻底止血。

（2）造口缺血坏死　是造口术后早期严重的并发症，一般发生在术后 24～48 h。造口黏膜由淡红色逐渐变为暗红色、紫色，甚至变成黑色，有臭味；肠造口坏死区域达到腹壁筋膜下时，肠内容物可渗入腹腔，患者可出现压痛、反跳痛、腹肌紧张等腹膜刺激症状。

（3）造口黏膜与皮肤分离　根据分离部分的深度选择伤口敷料，2～3 天更换伤口分离处敷料 1 次，直至完全愈合。

（4）造口水肿　通常发生在手术后早期，轻微者不用处理，严重者用高渗盐水湿敷，同时注意造口袋裁剪的大小，避免裁剪过小紧箍肿胀造口而影响血液循环。

3）伤口感染及伤口裂开　结肠损伤多有腹腔污染，手术后伤口感染率较高，合理应用抗生素及防止造口粪便漏出污染伤口尤为重要。

56 结直肠损伤患者术后如何进行家庭照护?

（1）注意饮食卫生，规律进食，少食多餐，逐步过渡。避免生冷、辛辣刺激性食物。少进易产气、易产生异味的食物。肠道功能完全恢复后保持均衡饮食,进富含膳食纤维的食物应适量,可根据大便的情况调节。

(2) 对行肠造口手术患者,鼓励其适应新的排便方式,规律生活,掌握活动强度,选择一些力所能及的运动,避免增加腹内压的活动。掌握正确的更换造口袋的方法,注意观察造口排便、排气情况,学会对肠造口及其周围皮肤的观察。出院后三个月,坚持扩肛,防止肠造口狭窄。

(3) 定期复查,不适随诊。

(4) 促使患者早日重返社会,融入社会。

(张慧芳　谭翠莲)

(六) 肝损伤患者的健康指导

57 肝脏在人体什么部位?

肝脏大部分位于右季肋部,小部分位于上腹中部及左季肋部,除上腹部的部分外,均被肋骨、肋软骨所覆盖,隐藏在右侧膈下和肋骨深面。(图 13-15、图 13-16)。

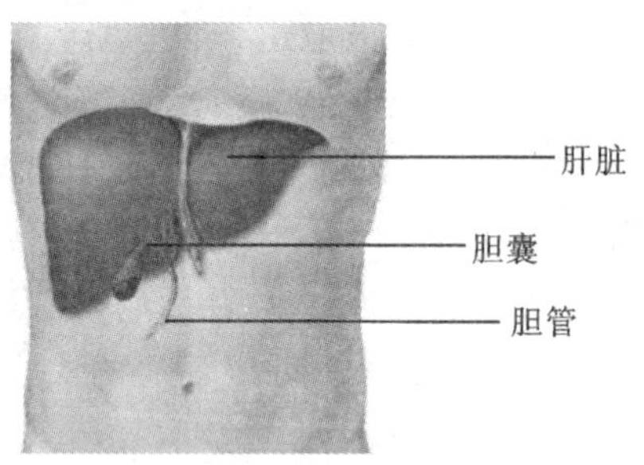

图 13-15　肝脏及胆管位置图

58 为什么肝脏容易受伤?

肝脏体积约占腹腔容积的 1/2,是腹腔内最大的实质性器官。肝内含有肝动脉、肝静脉、门静脉、胆管等,肝组织血流供应丰富,肝

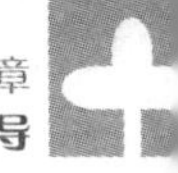

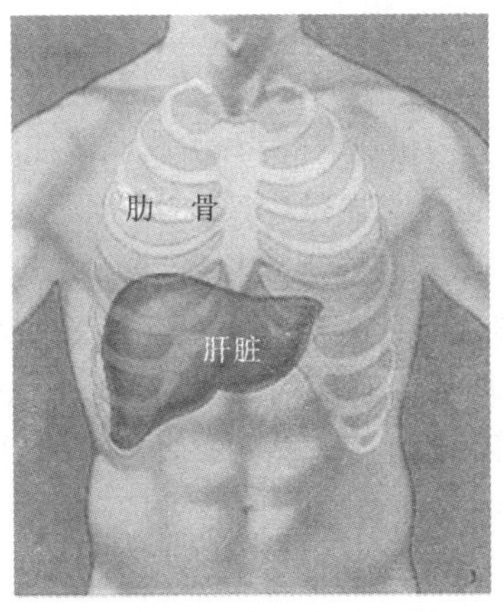

图 13-16 肝脏体表投影

脏质地柔软而脆弱，遭钝性暴力打击容易破裂；因其面积大，火器伤或刀刺伤都易损伤肝脏。

59 肝损伤的致伤原因有哪些？

肝损伤根据腹壁有无穿透，可分为开放性损伤和闭合性损伤两种。开放性损伤主要由锐性外力如穿刺伤、弹片伤或枪弹伤等所致。闭合性损伤由钝性外力如撞击、挤压、爆震伤和高处坠落等使肝脏直接遭到外力冲击，或受到间接对冲力而导致破裂。

60 肝损伤临床如何分级？

（1）Ⅰ级，肝损伤深度不超过 3 cm。

（2）Ⅱ级，伤及肝动脉、门静脉、肝胆管的 2～3 级分支。

（3）Ⅲ级或肝中央区伤，伤及肝动脉、门静脉、肝总管或其 1 级分支。

61 肝损伤会导致什么严重后果？

肝损伤后肝组织破裂出血、胆汁外溢和肝组织坏死。大量出血导致循环血量锐减，出现不同程度的休克。胆汁外渗引起腹膜刺激症状和继发性胆汁性腹膜炎。渗漏的胆汁不仅引起细胞外液的过多丢失，加重休克，还可引起继发性感染和出血。出血是肝损伤致死的主要原因，合并伤越多，死亡率越高。

62 肝损伤的临床表现有哪些?

凡遇有右下胸部或右上腹部的外伤,都有可能伤及肝脏。肝损伤的主要表现是腹腔内出血、休克和腹膜刺激症状。

1) 浅表裂伤　由于出血量少、胆汁外渗不多,且在短时间内出血多能自行停止,一般仅有右上腹疼痛,很少出现休克及腹膜炎。

2) 中央型肝挫裂伤或贯通伤　肝组织挫裂程度广泛,一般都累及较大的血管及胆管。腹腔内出血、胆汁外渗多,患者常出现急性休克症状及腹膜刺激症状,表现为腹部疼痛,面色苍白,脉搏细速,血压下降,尿量减少等。腹部压痛明显,腹肌紧张。随着出血的增加,上述症状进一步加重。肝脏严重挫裂伤或合并肝门附近大血管破裂时,如门静脉、下腔静脉破裂等,可发生难以控制的大出血。大血管损伤可导致大量动力性失血而引起致命的低血容量性休克,往往死于救治过程中,丧失手术治疗的机会。

3) 肝包膜下血肿或肝实质内小血肿　临床上主要表现为肝区钝痛,查体可见肝大或上腹部包块。若血肿与胆道相通,则表现为胆道出血,引起上消化道出血,长期反复出血可导致慢性进行性贫血。若血肿内出血持续增加,肝包膜张力过大,在外力作用下突然破裂,发生急性失血性休克。因此对于包膜下血肿患者行非手术治疗时,必须注意延迟血肿破裂出血发生的可能。若血肿继发感染,可出现寒战、高热、肝区疼痛等肝脓肿的征象。

4) 其他脏器合并伤　对肝损伤的患者应注意有无其他脏器合并伤。伴随肝开放性损伤的其他损伤多达63%,多数为胃肠道损伤。在肝脏闭合性损伤中,伴随损伤时应特别注意胸部损伤、心包填塞及腹部其他脏器损伤。

63 肝损伤如何诊断?

应结合受伤情况、临床表现和各种必要的辅助诊断方法迅速做出判断。

(1) 开放性损伤并不难诊断。闭合性损伤尤其是存在多处伤而腹部体征尚不够明显时,腹腔穿刺术可帮助做出腹腔内出血的诊断。如能抽出不凝固的血液,即为阳性。

（2）B 超和 CT 检查对鉴别有无肝损伤和损伤的部位及程度很有价值。特别是对于闭合性肝损伤，CT 已成为目前最有价值的诊断方法。增强 CT 能很好地显示损伤的严重程度。

（3）实验室检查：轻度肝损伤早期无明显变化。由于失血迅速，血液浓缩，许多患者并不出现血红蛋白的变化，但肝损伤患者的白细胞计数往往大于 1.5×10^9/L。如果红细胞计数、血红蛋白与血细胞比容下降，表示有大量失血。

64 肝损伤如何治疗？

1）非手术治疗的指征

（1）入院时患者神志清楚，能正确回答问题和配合体格检查。

（2）血流动力学指标稳定，收缩压在 90 mmHg 以上，脉率低于 100 次/分。

（3）无腹膜炎体征。

（4）B 超或 CT 检查确定肝损伤为轻度（Ⅰ～Ⅱ级）。

2）手术治疗的指征

（1）失血量超过全身血容量的 40%。

（2）非手术治疗后又继续出血，补充血容量后生命体征仍不稳定。

（3）伴有其他脏器损伤需手术治疗。

65 肝损伤手术方式有哪些？

根据具体情况选用肝单纯缝合术、肝动脉结扎术、肝叶切除术、纱布填塞法等手术方式。对于粉碎性肝破裂或严重肝损伤者，可将损伤的肝组织做整块切除或行肝叶切除术，但应尽量保留健康的肝组织。

66 肝损伤患者如何进行急救处理？

1）紧急措施　对于轻度肝脏挫伤、裂伤或包膜下血肿的患者，应绝对卧床。避免过多搬动患者，以免增加失血量，加重休克。保持呼吸道通畅，必要时行气管插管或气管切开。保持充分供氧。吸氧可增加动脉血含氧量，有利于减轻组织缺氧状态，并可适当应用镇静剂，使患者保持安静。

2）迅速建立补液通道　应迅速建立两条以上良好的补液通道，通常选上肢静脉、锁骨下静脉或颈内静脉，后两者补液通道口径大，能保证抢救时所需的输入量，又可监测中心静脉压。补液部位忌选下肢大隐静脉，因为肝损伤术中在处理大血管时可能需要暂时阻断下肢静脉血流，影响补液和输血效果。

3）抗休克治疗　肝损伤的失血量大，快速、及时地输血是成功治疗肝损伤的关键。一般患者宜在抗休克的同时施行手术，若患者已处于休克状态，应先予以输血、补液等抗休克治疗，使血压回升后实施手术。若伤情严重，输入 1000 mL 血液后血压及一般情况无明显改善，应立即施行手术止血，抢救生命。

4）严密观察意识及生命体征的变化　每 15～30 min 观察 1 次并记录血压、脉搏、呼吸及血氧饱和度；留置导尿管，观察每小时尿量。观察腹部症状和体征的变化。

5）积极做好术前准备　对于肝破裂累及肝包膜及肝损伤严重、坏死肝组织较多者，必须手术，应在短时间内迅速做好一切术前准备，对于意识清醒者，加强心理护理，缓解其因害怕手术而产生的恐惧、焦虑情绪，同时做好家属的指导工作，取得家属的配合。

67 肝损伤患者术后如何护理?

1）体位　术后给予去枕平卧位，头偏向一侧，保持呼吸道通畅。待病情稳定后取半卧位，有利于充分引流，预防膈下脓肿。

2）生命体征监测　密切观察体温、脉搏、呼吸、血压及血氧饱和度的变化，必要时监测中心静脉压，注意休克的纠正。

3）吸氧　持续吸氧 3～5 天，充分吸氧有助于增加肝细胞供氧量，促进肝断面愈合和肝功能恢复。

4）引流管护理　妥善固定引流管，保持引流管通畅，详细观察和记录引流液的颜色、性状和量。正常情况下术后 1～3 天引流量少于200 mL，颜色逐渐变淡。如果引流量大于 200 mL 且引流管温暖或 8 h 引流量超过 400 mL，心率加快，血压下降，应考虑出血的可能，需立即报告医生及时处理。

5）伤口护理　保持伤口敷料干燥，观察伤口敷料有无渗液、渗血，如有应及时更换。术后 24～48 h 内伤口疼痛较为剧烈时，可根据情况应用止痛泵或注射止痛药。

6）饮食与活动　暂禁食。胃肠功能恢复后，给予流质饮食，再逐渐过渡到半流质饮食、普食。以少食多餐为宜，可给予高热量、高蛋白质和高维生素、易消化食物，如鱼汤、瘦猪肉、蒸鸡蛋、牛奶、青菜、水果等。肝损伤患者早期不可剧烈活动，应卧床休息 2 周以上。

7）呼吸道护理　因手术创伤合并胸膜反应、呼吸道分泌物潴留，同时患者常因伤口疼痛，不敢用力咳嗽，容易出现肺部感染。术后应鼓励患者经常深呼吸，有效咳嗽，必要时给予雾化吸入，有利于痰液咳出。注意体温变化，术后 3 天体温超过 39 ℃，要警惕肺部感染的发生。

68 肝损伤术后可能有哪些并发症？

1）感染　最为常见，占并发症的半数左右，也是晚期患者死亡的主要因素。异物、失活组织和血凝块清除不彻底、创面胆管缝扎不完善、纱布填塞、引流不充分或过早拔除引流管，是发生肝脓肿、膈下或肝下脓肿和胆汁性腹膜炎的主要原因。对于肝损伤后肝脏或者肝周脓肿，可在 B 超或 CT 引导下行经皮肝穿刺置管引流。向患者家属重点讲解保持引流通畅的目的及方法，体温升高时注意降温。

2）胆瘘　遗留的失活组织液化、感染、脱离，都可能造成胆汁外溢，形成脓肿、胆汁性腹膜炎或外瘘。胆瘘发生后，如胆汁流出量少且无胆道梗阻，经持续引流，常可使其逐渐愈合。如流出量多，或伴有胆道下端引流不畅者，常经久不愈，需手术治疗。

3）再出血　其为肝损伤患者死亡的主要原因。多因止血不彻底，或因严重肝损伤用纱布填塞法治疗未能达到止血目的，或因大量输入库存血导致凝血功能障碍。当出血量大时，需再次手术止血。

4）外伤性胆道出血　可在术后早期发生，也可在数周、数月后发生。中央型肝破裂、肝内血肿感染后破溃至肝内胆管而引起胆道出血，表现为呕血、黑便、上腹部绞痛。治疗方法主要为手术，采用血肿切开止血、肝动脉结扎术或肝叶切除术，并行胆总管 T 形管引流术。

5）急性肝肾肺功能障碍　其为极严重而难处理的并发症，预后不佳，多继发于严重复合性肝损伤，大量失血后长时间休克，严重腹腔感染等。因此，及时纠正休克、正确处理创面、进行有效的腹腔引流、预防感染是防治多器官功能衰竭的重要措施。

69 肝损伤患者术后如何进行家庭照护？

（1）注意休息，术后近3个月内避免剧烈活动，6个月内避免重体力劳动。

（2）进富含蛋白质、维生素及高热量、易消化的饮食，遵循循序渐进、少食多餐的原则，促进创伤愈合。应避免刺激性食物，禁饮酒、吸烟。

（3）如有腹痛、腹胀、黄疸等不适时应及时复诊。一般每3～6个月复查血常规、肝功能1次，必要时行B超或CT检查。

（汤运红　许晶晶）

（七）脾脏损伤患者的健康指导

70 脾脏位于人体什么部位？

脾脏位于腹腔的左上方，左季肋区胃底与膈之间，与第9～11肋相对，其长轴与第10肋平行。呈扁椭圆形，外形似蚕豆，暗红色、质软而脆。正常情况下，脾脏在左肋弓下缘不能触及，当局部受暴力打击时易破裂出血，脾（脏）是腹部内脏中容易受损伤的器官。

71 脾脏有何功能？

脾是重要的淋巴器官，有造血、滤血、清除衰老细胞及参与免疫反应等功能。因其含血量丰富，能够紧急向其他器官补充血液，所以有“人体血库”“后天之本”之称。

72 脾脏损伤病因有哪些？

主要的病因有创伤性脾损伤、医源性脾损伤和自发性脾损伤三类。

1）创伤性脾损伤　占绝大多数，往往都有明确的外伤史，破裂部位主要取决于暴力作用的方向和部位，又可分为开放性损伤和闭合性损伤两类。

2）医源性脾损伤　主要是手术操作或医疗器械使用不当造成的。

3）自发性脾损伤　极少见，主要发生在病理性肿大的脾脏，多数有一定的诱因，如剧烈咳嗽、打喷嚏或突然改变体位等。

73 脾破裂如何分型？

根据脾破裂的病理性质分为中央型破裂（破裂处位于脾实质深部）、被膜下破裂（破裂处在被膜下脾实质周边部）和真性破裂（破裂累及被膜）。

74 发生脾破裂时会有哪些临床表现？

1）低血压和失血性休克　随着失血量的增加，患者会出现烦躁、口渴、心悸、呼吸急促、皮肤苍白、四肢厥冷等失血性休克症状。体格检查会发现患者的血压进行性下降、脉速而弱等。

2）腹痛　是最常见的症状，多因外伤所致的腹部软组织损伤等引起，而脾脏损伤所致的脾被膜感觉神经刺激常不能引起患者的重视。如伤情严重者突发剧烈的腹痛，自左上腹扩展至全腹，这是脾破裂出血扩散对腹腔产生刺激所致，提示病情严重。

3）恶心、呕吐　较常见，尤其是发病初期。主要是出血刺激腹膜自主神经所致。如果症状明显加重，还提示可能合并消化道穿孔、腹膜炎。

4）腹胀　多数情况下是出血所致。少量出血早期可能没有明显的腹胀，但随着时间的延长，由于腹膜炎出现，可导致肠麻痹而加重腹胀。

5）延迟性脾破裂　脾脏被膜下破裂形成的血肿和少数脾真性破裂后被网膜等周围组织包裹而形成局限性血肿，可在 36～48 h 冲破被膜而出现典型的出血和腹膜刺激症状。再次破裂一般发生在 2 周内，少数患者可延迟至数月以后发生。因此有血肿的患者重点强调绝对卧床休息。

75 脾破裂如何诊断？

外伤性脾破裂诊断一般不难，根据外伤史、临床表现以及腹腔

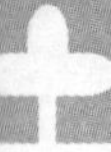

穿刺的结果，准确率高达 90%。出血量少、症状轻微的脾脏损伤易被忽视。自发性脾脏损伤诊断比较困难，渐趋明显的内出血表现是主要线索。腹腔穿刺术或者腹腔灌洗术常在诊断中起决定作用。床旁 B 超能对损伤部位和腹腔积血的多少提供有价值的信息。增强 CT 能很好地显示损伤的严重程度。这些客观指标，对临床分型分级、制订治疗方案和疗效评价也有重要意义(图 13-17)。

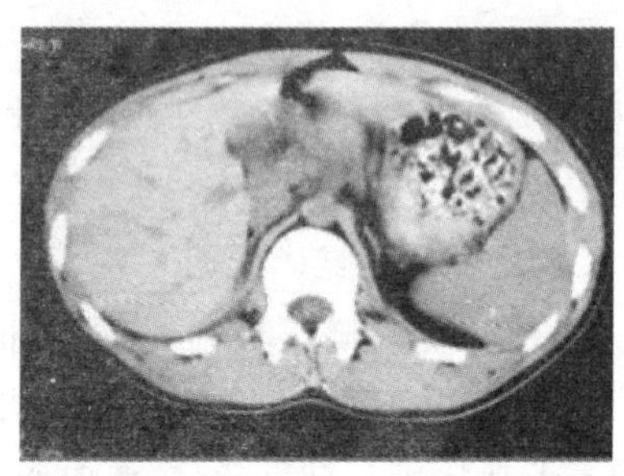

图 13-17　脾破裂影像学检查

76 脾脏损伤是否都需要做手术?

没有休克或者容易纠正的一过性休克，B 超或 CT 检查证实脾破裂比较局限、表浅，单纯性的脾脏损伤，无其他腹腔脏器合并伤，非开放性损伤者，可在严密观察血压、脉搏、腹部体征、血细胞比容及影像学变化的条件下行保守治疗。保守治疗观察中发现继续出血或发现有其他的脏器损伤，应立即手术。

77 脾脏损伤有哪些治疗方式?

20 世纪 80 年代以来，脾破裂一律进行脾切除的传统观念已经被改变。临床上观察到脾切除术后的患者，主要是婴幼儿，对感染的抵抗力减弱，可以发生以肺炎链球菌为主要病原菌的脾切除术后暴发性感染而致死。彻底查明伤情后尽可能保留脾脏，方式有单纯缝合、明胶填塞、部分脾切除等。高龄及多发伤情况严重需迅速结束手术者，或原先脾脏已经有病理性肿大的，应行全脾切除术。

78 脾脏损伤患者的心理活动及其指导是什么?

(1) 脾脏损伤的患者因多数由外伤引起，经受身体、精神的双重打击，如果患者家庭经济困难，再加上对疾病相关知识的缺乏，更容易出现焦虑及恐惧。患者的心理活动、对疾病的感受以及护理人员对患者的心理影响，会直接影响到治疗的效果。

（2）护理人员要根据患者的年龄、职业、文化程度针对性地做好精神安慰和心理疏导，讲解脾脏损伤的有关知识，介绍治疗效果好的病例，增加患者恢复的信心。同时做好家属的思想工作，不要在患者面前谈论病情的严重程度，避免引起患者情绪波动。

79 脾脏损伤对患者的卧位与活动有何要求？

术前患者应绝对卧床休息，如果出现休克症状应采取休克卧位，即将头和躯干抬高 20°～30°、下肢抬高 15°～20°，以增加回心血量。对于脾被膜下血肿的患者也要绝对卧床休息，床上大小便，以免因微弱外力作用后突然转变为真性破裂。若病情稳定，可取半卧位。不应随意搬动患者，以免加重伤情。对于保守治疗的患者，2～3 周可下床轻微活动，恢复后 1 个月内应避免剧烈活动。期间如出现继续出血，应及时手术治疗。

80 脾脏损伤术前准备及注意事项有哪些？

（1）体位：患者绝对卧床休息，不应随意搬动患者，以免加重伤情。

（2）迅速建立静脉通道：建立两条以上静脉通道，输血补液，维持有效的循环血量，及时给予止血药、抗生素治疗。

（3）病情观察：每 15～30 min 观察生命体征 1 次，包括脉搏、呼吸、血压、血氧饱和度；每 30 min 检查 1 次腹部体征，注意腹膜刺激征的程度和范围变化；动态了解红细胞计数、白细胞计数、血红蛋白和血细胞比容的变化，以判断有无活动性出血；观察每小时尿量的变化，准确记录 24 h 的出入液量；必要时可重复进行 B 超检查、协助医生进行诊断性腹腔穿刺术或腹腔灌洗术。

（4）禁食、禁饮、禁灌肠：因可能会有胃肠道穿孔或肠麻痹，以免肠内容物进一步漏出，造成腹腔感染而加重病情。

（5）对怀疑有空腔脏器损伤的患者，应尽早进行胃肠减压，以减少胃内容物漏出，减轻腹痛。在胃肠减压的同时做好口腔护理，观察并记录引流情况。

(6) 在全身损伤情况未明时,禁用镇痛剂,但可以通过分散患者注意力、改变体位等来缓解疼痛;空腔脏器损伤者进行胃肠减压可缓解疼痛。诊断明确者可根据病情遵医嘱给予镇痛剂。

(7) 积极做好术前准备。

81 脾脏损伤术后护理措施有哪些?

(1) 体位:全麻未清醒者去枕平卧,头偏向一侧。待全麻清醒、血压稳定后改为半卧位,协助患者深呼吸和咳痰,以防膈下积液和肺部感染的发生。

(2) 病情观察:术后应严密观察血压、脉搏、呼吸和引流液的性状,注意观察有无活动性出血、胰瘘、胃肠瘘等并发症发生。动态监测血小板数量,如血小板数量过高应及时给予抗凝治疗,避免长时间卧床导致下肢深静脉血栓形成。

(3) 饮食:术后禁食,等肠蠕动恢复、肛门排气后停止胃肠减压,若无腹胀等不适可拔除胃管。从少量流质饮食开始,根据病情逐渐过渡到半流质饮食,再过渡到普食。

(4) 禁食期间静脉补液,维持水、电解质和酸碱平衡。必要时给予完全肠外营养,以满足机体高代谢和修复的需要。应用抗生素预防感染。

(5) 引流管护理:术后要妥善固定各种引流管,引流管应贴标签注明其名称、引流部位,保持引流通畅。每天更换引流袋。患者下床活动时,引流袋不能高于腹部引流口,以免逆流引起感染,观察并记录引流液的颜色、性状和量的变化,防止脱管。

(6) 心理护理:根据患者的性格、心理状况及病情发展情况选择适当时机讲解手术治疗过程与预后情况,减轻患者的担心与疑虑,促进康复。

82 脾脏损伤术后的并发症有哪些? 如何预防及护理?

1) 腹腔内出血　一般发生在术后早期,是脾切除术后较为凶险的并发症之一,常由术中止血不彻底、结扎线脱落或凝血功能障碍引起。分为活动性出血和腹腔内渗血。术后注意监测生命体征和血红蛋白的变化,观察膈下脾窝引流管的情况,如有内出血倾向,

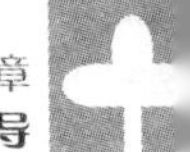

应及时输血补液,如确为持续性大出血,则应考虑再次手术止血。

2）感染　术后早期感染包括膈下脓肿、切口感染等,手术前后应用广谱抗生素可以预防感染的发生。术中常规放置引流管，术后加强对引流管的管理，保持引流管通畅，可以预防术后膈下脓肿的发生。如果患者出现发热、左上腹不适，则不排除左膈下积液及脓肿的可能，可进一步行B超和CT检查确定诊断。对于膈下脓肿已形成者，可先行B超下定位穿刺引流或置管引流，根据细菌培养和药敏试验结果，针对性应用抗生素。但如果引流不畅，应及时切开引流。

3）血栓形成　血栓是脾切除术后血小板计数升高和血液黏度增加引起的。脾切除24 h后即有血小板计数升高,一般于术后1～2周达高峰,即血栓形成的高发期。血小板计数升高至600×10^9/L是血栓形成的危险因素。栓塞发生于肠系膜上静脉、门静脉残端及主干时可造成严重后果。临床表现多为上腹钝痛、恶心、呕吐、便血、发热、体温升高、白细胞计数升高及血沉加快等。亦有无临床表现者。脾切除术后应常规监测血小板计数,及时给予肠溶阿司匹林、潘生丁等药物处理。静脉血栓形成多用抗凝、祛聚治疗或介入治疗等。

4）脾热　脾切除术后患者常有持续2～3周的发热,一般很少超过1个月,体温不超过39 ℃。脾热持续的时间、程度与手术创伤严重度成正比。脾热为自限性发热,如能排除其他感染性并发症及膈下感染则仅需对症治疗。

83 脾脏损伤术后如何进行家庭照护?

(1) 注意休息,避免疲劳,适当活动,提高机体抵抗力。

(2) 注意保暖,预防感冒,防止感染。

(3) 3个月内避免重体力劳动。

(4) 定期复查血小板计数,一旦发生腹痛、发热、血便及肢体肿胀应及时就诊。

(许晶晶　汤运红)

（八）胰腺损伤患者的健康指导

84 胰腺位于人体什么部位？

胰腺位于腹膜后，斜向左上方紧贴于第1～2腰椎体前面。位置较深，故受伤机会较少，仅占腹部损伤的2%～5%。胰腺分为头、颈、体、尾4个部分，其间无明显界线。位于脊柱中线右侧的为胰头和胰颈，两者以十二指肠上曲到肠系膜上动脉的连线为界；位于脊柱中线左侧的为胰体和胰尾，胰体较固定，而胰尾各面均有腹膜覆盖，故可翻动（图13-18）。

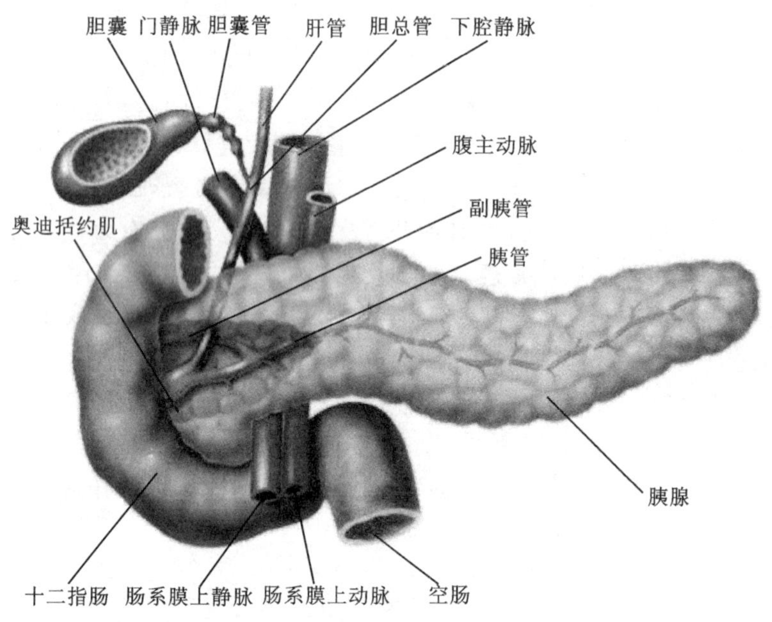

图13-18 胰腺解剖位置图

85 胰腺的生理功能是什么？

胰腺分为外分泌腺和内分泌腺两部分。外分泌腺由腺泡和腺管组成，腺泡分泌胰液，腺管是胰液排出的通道。胰液中含有碳酸氢钠、胰蛋白酶、脂肪酶、淀粉酶等。胰液通过胰管排入十二指肠，有消化蛋白质、脂肪和糖的作用。内分泌腺由大小不同的细胞团——胰岛组成，分泌胰岛素，调节糖代谢。胰腺损伤就会影响它的分泌功能，所以要监测血糖浓度变化。

86 导致胰腺损伤的原因有哪些?

1）闭合性损伤　常由钝性暴力如车祸所致。当暴力来自腰椎椎体右方时，挤压胰头部引起胰头挫伤，常合并肝脏、胆总管和十二指肠损伤；上腹正中的暴力作用于横跨腰椎椎体的胰腺，常引起胰体部横断伤；来自左方的暴力常引起胰尾部损伤，可合并脾破裂。

2）开放性损伤　占胰腺损伤的70%～80%，常伴一个或多个周围脏器损伤。

3）医源性损伤　主要见于胃大部切除术、脾切除术和十二指肠憩室手术，容易造成胰液漏出。

87 胰腺损伤时有哪些临床表现?

胰腺损伤的临床表现差异很大，主要受胰管有无损伤、损伤程度及部位等影响。临床表现主要是内出血及胰液性腹膜炎，尤其在严重胰腺损伤或主胰管破裂时，可出现上腹剧烈疼痛，放射至肩背部，伴恶心、呕吐和腹胀，肠鸣音减弱或消失，且因内出血和体液大量丢失而出现休克，脐周皮肤变色。

88 胰腺损伤如何分型?

了解胰腺损伤的分型有助于选择合适的治疗方案。

（1）Ⅰ型，小血肿、浅表裂伤，无大胰管损伤。

（2）Ⅱ型，较大血肿、较深裂伤，无大胰管损伤。

（3）Ⅲ型，远侧断裂伤，有大胰管损伤。

（4）Ⅳ型，近侧断裂伤或累及壶腹部，有大胰管损伤。

（5）Ⅴ型，胰头严重毁损，有大胰管损伤。

89 胰腺损伤要做哪些检查? 有何意义?

1）实验室检查

（1）血液检查　红细胞计数减少，血红蛋白及血细胞比容下降，而白细胞计数明显增加，早期白细胞计数增加是应急反应所致。

（2）血清淀粉酶测定　目前大多认为血清淀粉酶超过300 U/L，或在伤后连续动态测定血清淀粉酶，若出现逐渐升高趋势，应作为诊断胰腺损伤的重要依据。

(3) 尿淀粉酶测定　胰腺损伤后 12～24 h 尿淀粉酶即逐渐上升，虽然晚于血清淀粉酶升高时间，但持续时间较长，因此尿淀粉酶测定有助于胰腺损伤的诊断。对疑有胰腺损伤的患者进行较长时间的观察，若尿淀粉酶＞500 U/L 有一定的诊断意义。

(4) 腹腔穿刺液淀粉酶测定　在胰腺损伤早期或轻度损伤的患者，腹腔穿刺可为阴性。胰腺严重损伤的患者，腹腔穿刺液呈血性，淀粉酶升高，可高于血清淀粉酶值。

(5) 腹腔灌洗液淀粉酶测定　对疑有胰腺损伤的患者，腹部症状及体征不明显，全身情况稳定，若腹腔穿刺为阴性，可行腹腔灌洗后测定灌洗液中淀粉酶的浓度，对胰腺损伤的诊断有一定价值。

2) 影像学检查

(1) X 线检查　可见上腹部大片软组织致密影，左侧腰大肌及肾影消失，腹脂线前凸或消失，为胰腺肿胀和周围出血所致；若合并胃、十二指肠破裂，可见脊肋角气泡或膈下游离气体。

(2) B 超检查　可判断腹腔内实质性器官(肝、肾、胰腺等)的损伤和部位、程度、范围以及创伤后腹腔内局限性感染、脓肿。能发现胰腺局限性或弥漫性增大，回声增强或减弱，血肿及假性囊肿形成。

(3) CT 检查　CT 检查对胰腺损伤的早期诊断有很高的价值，CT 表现为胰腺弥漫性或局限性增大，胰腺边缘不清或包裹不全的非均匀性液体积聚。合并十二指肠损伤者还可见肠外气体或造影剂。

(4) 内镜逆行胰胆管造影(ERCP)　该检查有时对急性腹部损伤导致的胰腺损伤有一定的诊断价值，可发现造影剂外溢或胰管中断，是诊断有无主胰管损伤的可靠办法。腹部闭合性损伤的患者度过急性期后进行该检查，能够明确胰管的病理情况，对手术方案的确定有重要的价值。

(5) 磁共振胰胆管造影(MRCP)　MRCP 是一种最新的、无创的观察胰胆系统解剖和病理形态的技术，它可以显示胰胆管形态和组织结构的自然状态，无注射造影剂压力的影响，能够与 ERCP 互补，是胰胆系统疾病的重要诊断手段之一。

（6）诊断性腹腔镜探查。

90 胰腺损伤的治疗方法有哪些？

明确诊断或者怀疑胰腺损伤者均需手术治疗，手术的目的是有效止血、清创、控制胰腺外分泌、充分地胰周引流及处理合并伤。轻型损伤（Ⅰ～Ⅲ级），一般选择手术进行缝合修补，同时做开放或者闭式引流术（图 13-19）；重型损伤（Ⅳ级），原则上应切除损伤部分，体尾损伤可行体尾部切除，近端胰管结扎，远端胰体-空肠 Roux-Y 吻合术（图 13-20）；胰头部损伤患者可采取胰十二指肠切除术，但仅适用于严重损伤患者，因为术后并发症多，处理复杂，病死率也高。

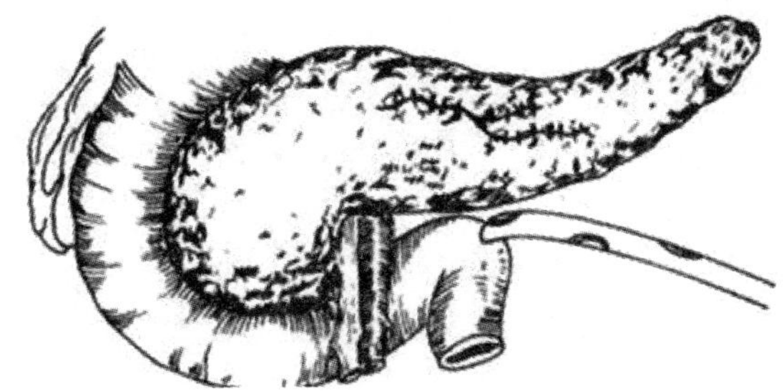

图 13-19　缝合修补加外引流术

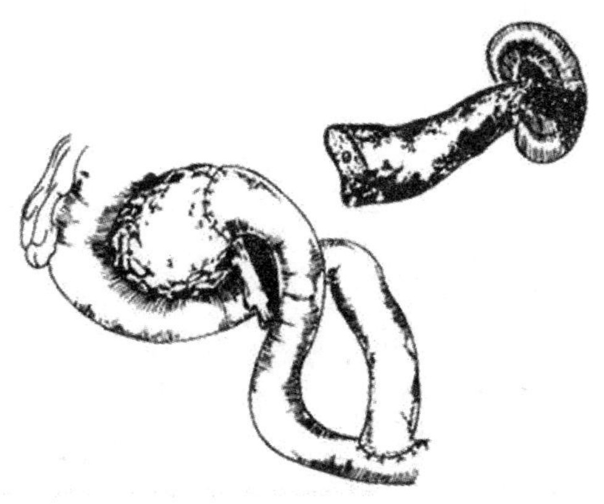

图 13-20　远端胰体-空肠 Roux-Y 吻合术

91 胰腺损伤术前护理措施有哪些?

1）急救 胰腺损伤可合并多脏器损伤，抢救时要分清轻重缓急。首先处理危及生命的情况，如开放性伤口、大出血等。绝对卧床休息，不应随意搬动患者，以免加重病情。对已发生休克者应迅速建立静脉通道，及时补液，必要时输血。同时给予氧气吸入，保证重要脏器氧供给。

2）严密观察腹膜炎或内出血征象 每15～30 min观察生命体征1次，包括脉搏、呼吸、血压、血氧饱和度；每30 min检查1次腹部体征，注意腹膜刺激征的程度和范围变化；动态了解红细胞计数、白细胞计数、血红蛋白和血细胞比容的变化，以判断有无活动性出血；观察每小时尿量的变化，准确记录24 h的出入液量；必要时可重复行B超检查、协助医生进行诊断性腹腔穿刺术或腹腔灌洗术。

3）应用抗生素 预防腹腔感染，开放性伤口者，常规注射破伤风抗毒素。

4）心理护理 关心、安慰患者，消除其紧张、恐惧心理，向患者解释胰腺损伤后的治疗及护理方法，使患者能积极配合。

5）积极术前准备

（1）禁食、禁饮。

（2）交叉配血、备血。

（3）留置胃管、导尿管等。

92 胰腺损伤术后护理措施有哪些?

1）体位 患者术后返回病房后，了解手术方式及术中情况，给予去枕平卧位，全麻未清醒者头应偏向一侧，以防呕吐物误吸，保持呼吸道通畅。全麻清醒的患者常需平卧6 h，待脉搏、血压平稳后改为半卧位，以利于腹腔引流。

2）持续心电监护及氧气吸入 严密观察体温、呼吸、血压、心率等生命体征情况，观察有无休克的征兆，发现有异常情况应及时通知医生。

3）保持输液通畅 合理补充水、电解质及维生素，维持体液平衡，必要时输入新鲜全血、血浆等。给予静脉高营养治疗，给患者提

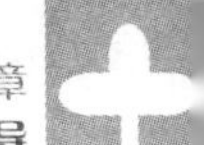

供足够的热量和必需的营养物质，不仅可以防止体内蛋白质的过度消耗，还能减少胰腺刺激，降低胰液分泌，促进胰腺细胞修复。补液时根据需要调节，观察并记录出入液量。

4）禁食、禁饮　持续保持胃肠减压管的负压吸引状态，及时抽出胃肠道内的积气、积液，以减轻积气引起的腹胀和减少胃酸对胰腺的刺激症状。

5）药物使用　遵医嘱应用抑制胰液分泌的药物，如生长抑素等，或应用抑制胰酶活性的药物，同时定期监测血糖和尿糖的变化，根据监测的结果，考虑是否需给予外源性胰岛素。

6）腹腔引流管的护理　保持腹腔引流管通畅，充分引流，是防治胰腺损伤术后并发症最有效的措施。护理上注意防止引流管受压、滑脱或扭曲，定时挤压引流管，以利于充分引流，避免堵管。观察并记录引流液的颜色、性状和量的变化，每天定时更换腹腔引流袋。通常引流管留置时间不少于5天，即使术后引流液不多也不宜过早拔除。若胰腺断面及胰床引流液淀粉酶含量较高，则拔管时间要求更长。若拔管后发现局部积液，可在B超或CT引导下穿刺抽液或放入细导管供引流冲洗。

7）饮食指导　术后进食不宜过早，即使肠蠕动已恢复，也应将进食时间延至术后7～10天。因为较长时间禁食可减少胰液分泌，有利于胰腺损伤的修复及减少胰瘘的发生。必要时医生结合病情采用深静脉插管的全肠道外营养或通过空肠造瘘管及鼻胃管的管饲要素饮食等满足患者的营养需要。

8）活动指导　术后3天禁止剧烈活动，卧床休息，以防吻合口处出血和伤口裂开等情况，3天后根据患者实际病情，指导患者自行床上翻身、活动四肢等，并依据自身体力恢复情况，逐步下床活动，以不感疲劳为宜，减少长期卧床的并发症。

9）心理护理　胰腺损伤的患者因为身体受创和疾病本身的复杂性，加上知识的缺乏，容易焦虑，做好患者和家属的心理疏导及健康教育尤为重要。

93 胰腺损伤术后如何满足患者的营养需求？

发生胰腺损伤的患者，术后需要较长时间的禁食以减少胰液分泌，使胰腺组织充分休息，促进胰腺损伤组织的自我修复，减少胰瘘的发生。

(1) 术后通过肠外营养和空肠造瘘联合补充营养，提供全身营养支持，保证机体代谢需要。

(2) 肠外营养制剂配制过程中应现配现用，遵守无菌操作原则，避免污染，液体需要 24 h 匀速滴入。

(3) 肠内营养制剂输注或营养泵入过程中应遵循由慢到快的原则，起始滴速以 40 mL/h 为宜，如无不适，可循序加快至 120 mL/h。营养液的浓度应遵循由低至高的原则，温度维持在 37～38 ℃。如发生腹泻，可更改肠内营养制剂品种或使用益生菌等。逐步过渡到经口进食。

94 胰腺损伤术后如何监测血糖变化?

胰腺组织接受手术后，胰腺组织的胰岛细胞功能会发生变化，导致内分泌功能失调，机体功能失调紊乱，需要动态持续监测血糖的变化。

(1) 观察有无发生低血糖的反应。如患者出现心悸、头晕、浑身无力的现象，应警惕是否发生低血糖，可静脉给予或口服葡萄糖治疗，同时每 1～2 h 监测血糖 1 次。

(2) 如有高血糖的情况，需要使用胰岛素泵维持正常血糖水平，一般术后血糖水平应控制在 6～8.5 mmol/L。

95 胰腺损伤术后的并发症有哪些?

胰腺损伤术后并发症的发生率较高，并发症的发生主要与胰腺损伤的部位、范围、临床病理类型、有无休克、是否合并其他脏器的损伤及其严重程度、手术方式、术者的临床经验及手术水平有关。主要的并发症如下。

1) 胰瘘　胰腺损伤后最常见的并发症，其中多数是低流量瘘，若引流充分，禁食，使用生长抑素，可减少胰液分泌，并给予胃肠外静脉高营养治疗，一般可在 2 周左右自行闭合。

2) 腹腔脓肿　常由于坏死胰腺组织清创不彻底、引流不畅所致，一旦发现需积极引流，以免引起脓毒血症甚至多器官功能衰竭，使用广谱抗生素控制感染。

3）继发性出血　表现为消化道出血或引流管引流出血液，近期出血多来自胰腺创面出血，晚期出血多由于腹腔内大血管被胰液腐蚀破裂所致。出血量少者给予止血药、输血等治疗；出血量大者应再次手术止血或采用血管介入动脉造影栓塞止血。

4）创伤性胰腺炎　胰腺损伤后患者出现上腹痛，伴麻痹性肠梗阻的体征，血清淀粉酶浓度增高，应考虑为创伤性胰腺炎。密切观察腹部体征。

5）胰腺假性囊肿　大多是手术中未发现胰管损伤或胰液积聚于裂伤的胰腺实质中未得到充分引流所致。必要时行囊肿空肠内引流术。

6）胰腺功能不全　由于胰腺损伤严重或切除过多，可发生胰腺功能不全。外分泌不足主要表现为腹胀、脂肪泻；内分泌不足主要表现为高血糖。

96 胰腺损伤患者出院后应注意什么？

（1）定期监测血糖的变化，随身携带糖果，以防低血糖的发生。

（2）应摄入含优质蛋白质、低脂肪的清淡食物，过多的脂肪会刺激胰液的分泌，加重胰腺细胞的负担，禁酒。忌暴饮暴食与辛辣刺激性食物。

（3）注意休息，避免疲劳与剧烈运动，因为疲劳、情绪激动和紧张会导致机体抵抗力下降，造成病情的反复。要适当参加活动，做到劳逸结合，避免意外损伤的发生。

（4）出院后每6个月复查1次。若出现腹痛、腹胀等不适，应及时就诊。

（汤运红　许晶晶　左晓艳）

（九）创伤性腹膜后血肿的基础知识

97 什么是创伤性腹膜后血肿？

外力的作用致腹膜后器官和血管损伤出血后，血液在腹膜后间隙扩散形成血肿称为创伤性腹膜后血肿。创伤性腹膜后血肿是严重腹部外伤后常见的并发症，病情急、发展快、死亡率高。腹膜后间隙位于腹后壁腹膜与腹内筋膜之间，上起横膈，下达骶岬、骨盆上口处。此间隙上经腰肋三角与后纵隔相通，下与盆腔腹膜后间隙延续。间隙内有疏松结缔组织，其内的创伤性血肿可以很小，也可以扩展，积血量可达数千毫升，可引起严重的失血性休克。

98 创伤性腹膜后血肿的病因是什么？

创伤性腹膜后血肿可由直接或间接暴力造成。最常见的原因是骨盆及脊柱骨折，其次是腹膜后脏器（肾、膀胱、十二指肠和胰腺等）破裂和大血管及软组织损伤。常合并严重复合伤、出血性休克等。

99 创伤性腹膜后血肿有哪些临床表现？

（1）创伤性腹膜后血肿缺乏特异性临床表现，且随出血程度、血肿范围不同有较大差异。腹痛为最常见症状。部分患者有腹胀和腰背痛，合并出血性休克。血肿巨大或伴有渗入腹膜腔者可有腹肌紧张和反跳痛，肠鸣音减弱或消失。

（2）因腹部大血管损伤引起的腹膜后血肿，绝大部分由穿透伤所致。应在积极抗休克的同时立即剖腹控制出血。

100 创伤性腹膜后血肿如何诊断？

X 线检查，可有脊柱或骨盆骨折、腰大肌阴影消失和肾影异常等征象，提示腹膜后血肿的可能。B 超和 CT 检查常能提供可靠的诊断依据。选择性动脉造影，不仅可明确出血部位，也可用于治疗。

101 创伤性腹膜后血肿如何治疗？

（1）非手术治疗　有休克者首先抗休克治疗，同时配血、备血、输血，尽早使用抗生素预防和控制感染扩散。输血、补液途径应选择上腔静脉系统，如上肢、颈部或锁骨下静脉穿刺。

（2）手术治疗　穿透性腹部损伤并发腹膜后血肿和大血管损伤性腹膜后血肿应迅速剖腹探查，阻断血流后修补血管。

102 创伤性腹膜后血肿术前准备有哪些？

（1）嘱患者平卧位休息，避免剧烈活动，防止由于剧烈活动挤压血肿造成血肿破裂。

（2）严密监测生命体征变化，注意腹膜刺激征的程度和范围变化；动态了解红细胞计数、白细胞计数、血红蛋白和血细胞比容的变化，以判断有无活动性出血；观察每小时尿量的变化，准确记录 24 h 的出入液量；必要时可重复行 B 超检查、监测血肿变化，协助医生进行诊断性腹腔穿刺术。

（3）禁食、禁饮：对疑有十二指肠和胰腺损伤的患者，尽早进行胃肠减压，以减少胃内容物漏出，减轻腹痛。观察并记录引流情况。

（4）抗休克治疗：维持体液平衡和预防感染，遵医嘱合理使用抗生素。补液以维持有效的循环血量。

（5）心理护理：稳定患者情绪，在患者接受各项检查和治疗期间耐心解释，减轻患者的焦虑和恐惧感。

（6）完善各项术前准备。

103 创伤性腹膜后血肿术后护理的措施有哪些?

（1）体位：术后平卧，待血压稳定后改为半卧位，以利于腹腔引流物流出，减轻腹胀、腹痛，改善呼吸和循环功能。

（2）生命体征观察：持续心电监护，严密监测生命体征变化，注意腹部体征的变化，及早发现并发症。

（3）饮食：术后禁食，等肠蠕动恢复、肛门排气后停止胃肠减压，若无腹胀不适可拔除胃管。从少量流质饮食开始，根据病情逐渐过渡到半流质饮食，再过渡到普食。

（4）营养支持：维持水、电解质和酸碱平衡，必要时给予全肠外营养，以满足机体高代谢和修复的需要。

（5）保证充分引流：术后要妥善固定各引流管道，引流管应贴标签注明其名称、引流部位，保持引流通畅。观察引流液的性状和量，如发现引流液突然减少，患者有腹胀、发热，应及时检查管腔有无堵塞或者引流管是否滑脱。

104 如何预防创伤性腹膜后血肿的发生?

（1）加强劳动保护、安全知识、交通法规知识宣传，避免意外的发生。

(2) 一旦发生腹部损伤,无论轻重都应及时就诊,经过专业医护人员检查,以免延误治疗。

105 出院后应注意什么?

注意休息,增加营养,促进康复。如有腹痛、发热等不适及时就诊。

(汤运红　许晶晶)

第十四章
泌尿系统损伤患者的健康指导

（一）肾损伤患者的健康指导

1 肾的解剖结构是怎样的?

肾脏为成对的器官，位于腹膜后脊柱两旁。男性肾重约 150 g，女性肾重约 135 g。肾长 10～12 cm，宽 5～7 cm，厚约 3 cm。肾分内、外缘，前、后面和上、下端。内侧缘中部凹陷，称为肾门，为肾血管、神经、淋巴管和肾盂的出入部位，肾门伸入肾实质内的潜在间隙称为肾窦。肾位于腹膜后间隙内，左肾较右肾高。肾的内部结构分为肾实质和集合系统两部分。从中切面看，肾实质包括外层皮质和内层髓质。每个肾有 7～8 个肾小盏，相邻 2～3 个肾小盏合成 1 个肾大盏(图 14-1)。每个肾有 2～3 个肾大盏，肾大盏合成扁漏斗状的肾盂。肾盂在出肾门后逐渐变窄变细，移行为输尿管。

2 肾容易受伤吗?

肾位于腹膜后，在解剖关系上受周围组织的保护，前有腹壁和腹腔脏器，后有脊柱、肋骨和肌肉保护，对于暴力还是有一定缓冲作用的，因此不那么容易受伤。

3 肾损伤有哪些类型?

(1) 以病因分类，肾损伤可分为以下四类。

①闭合性损伤。可以由直接外力，如钝性外力直接撞击腹部、腰部或背部造成肾实质损伤。也可由间接外力，如机动车突然减速、高处坠落等诱发瞬间的肾过度活动，进而导致肾实质损伤、肾血管内膜撕脱或肾盂输尿管连接部断裂等。

②开放性损伤。主要以刀刺伤、枪击伤多见。

③医源性损伤。在疾病诊断或治疗过程中发生的肾损伤，如体

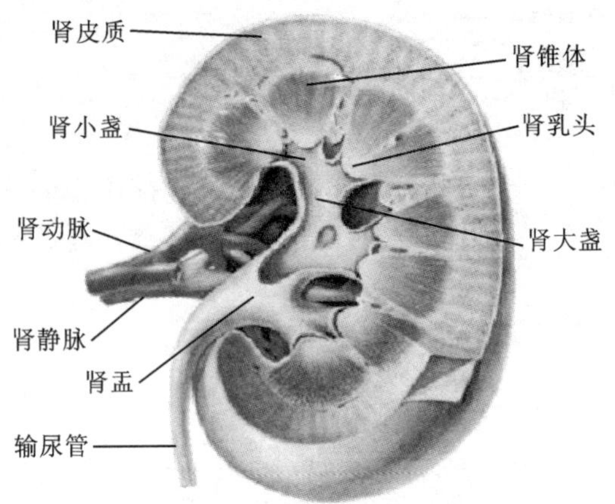

图 14-1　肾的解剖结构

外冲击波碎石、肾盂输尿管镜、经皮肾镜或腹腔镜检查或治疗。

④自发性肾破裂。在无明显外伤情况下突发的肾损伤，临床上罕见，往往由肾本身的疾病，如巨大肾错构瘤或肾癌、肾动脉瘤、肾积水等疾病引起。

(2) 从诊断及治疗方面来说，肾损伤可进行如下分级。（表 14-1、图 14-2）。

表 14-1　肾损伤分级

级别	分型	临床表现
Ⅰ级	挫伤	肉眼或镜下血尿，其他泌尿系统检查正常
	血肿	无肾实质裂伤的包膜下血肿
Ⅱ级	血肿	腹膜后肾周血肿
	撕裂伤	<1 cm 的肾皮质裂伤，无尿外渗
Ⅲ级	撕裂伤	>1 cm 的肾皮质裂伤，无尿外渗及集合系统损伤
Ⅳ级	撕裂伤	肾皮质、髓质及集合系统全层裂伤
	血管损伤	肾动脉或静脉主干损伤，伴出血
Ⅴ级	撕裂伤	肾碎裂
	血管损伤	肾蒂撕脱伤、肾缺血

该分级虽然被广泛接受和使用，但该分级只是根据肾脏本身的

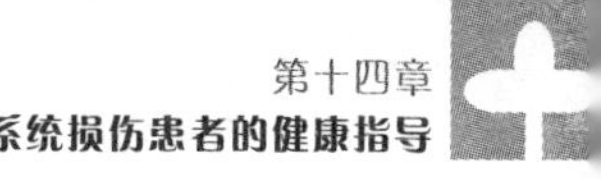

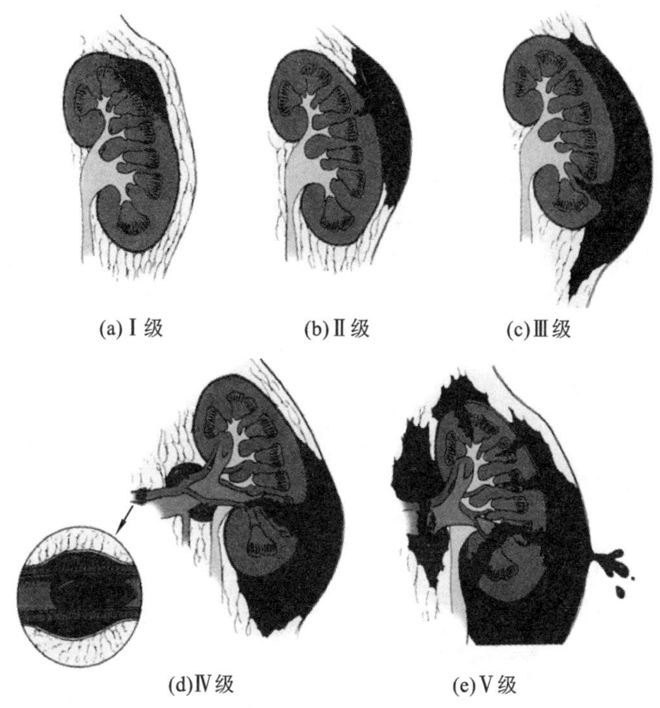

图 14-2　肾损伤分级示意图

损伤程度界定的，并不完全反映患者的整体状况。目前关注更多的问题是对肾损伤的评估应该建立在对患者全身状况的正确评估的基础上，尤其是合并多脏器损伤的患者，在诊治过程中常需要多个科室的医生密切配合。

4 肾损伤有什么临床表现？

1）血尿　血尿是肾损伤最常见、最重要的症状，多数为肉眼血尿，少数为镜下血尿，但有些情况如肾血管断裂、输尿管完全离断等可无血尿。

2）疼痛　疼痛往往是患者受到外伤后的第一个症状。腰部软组织损伤、肾被膜张力增强或者尿液渗入肾周组织刺激腹膜后神经可引起肾区或者上腹部钝痛，并可放射到同侧肩部、背部及下腹部。输尿管内存在血凝块可发生肾绞痛。腹膜后血肿、尿液刺激腹膜、腹膜破裂或者并发腹腔脏器损伤，可出现腹部胀气、疼痛及腹膜刺激症状。

3）肿块　出血或（和）尿液溢出积存于肾周形成腰部肿块。肿块可因肾被膜是否完整而存在局限和弥散两种情况。肿块的大小因出血量或（和）尿外渗量而异。

4）休克　可为创伤性休克或（和）失血性休克，轻度肾损伤很少发生休克，闭合性肾损伤的休克发生率约为40%，开放性肾损伤的休克发生率约为85%。

5 血尿的有无及严重程度与病情成正比吗？

尽管血尿被认为是肾损伤最常见也是最重要的临床表现，但是不能忽略的是有5%～10%肾损伤的患者可以暂时没有血尿表现。出现肉眼血尿通常预示着患者有较严重的肾损伤，但血尿的有无并不完全和肾损伤的机制及肾损伤的严重程度相关。某些重度肾损伤如肾血管断裂、肾盂输尿管连接部破裂、输尿管离断或血块阻塞输尿管，可能仅表现为镜下血尿，甚至无血尿情况发生。

6 肾损伤会危及生命吗？

通常，轻度肾损伤很少发生休克，闭合性肾损伤的休克发生率为40%，开放性肾损伤的休克发生率为85%。但如前所述，任何肾损伤的分类与分级都不能代替全身状况的评估，对于出现难以控制的出血及合并多脏器损伤的患者，往往会危及生命。

7 肾损伤一定需要手术治疗吗？

这要根据患者的创伤史、损伤的种类与程度、临床表现及全面的检查结果来决定。保守治疗为绝大多数患者的首选治疗方式。90%以上闭合性肾损伤的患者可以选择保守治疗。①Ⅰ级和Ⅱ级肾损伤推荐保守治疗；②Ⅲ级肾损伤倾向于保守治疗；③Ⅳ级和Ⅴ级肾损伤少数可行保守治疗；④对于开放性肾损伤，应进行细致的伤情分级，结合伤情、致伤因素等有选择地判断；⑤对于伴有尿外渗的患者，其保守治疗后的并发症发生率较高，应尽早手术治疗。

8 介入治疗在肾损伤中有何临床意义？

随着血管外科介入治疗的发展，越来越多的患者可以通过介入

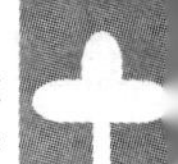

治疗获得明确的效果。目前介入治疗可以达到超选择性血管栓塞的效果，对于止血和保护肾功能都具有临床意义。尤其适用于对侧肾缺如或肾功能不全的患者。但需要注意的是，介入治疗失败或介入治疗后病情发生恶化，仍有进一步行外科治疗的可能。

9 为什么保守治疗的肾损伤患者需绝对卧床？

保守治疗的肾损伤患者需绝对卧床 2 周以上，直到尿液变清，并限制活动至镜下血尿消失。因损伤组织脆弱，或局部血肿，尿外渗易发生感染，过早活动常会导致继发性出血。

10 为什么肾损伤患者需行导尿及膀胱冲洗？

因保守治疗的肾损伤患者要求绝对卧床 2 周以上，所以建议留置导尿管。更重要的是，留置导尿管后可以方便观察尿液颜色及记录尿量。对于持续性出血或出血较重的患者，应行膀胱冲洗，以免血凝块堵塞导尿管或并发泌尿系统感染。当尿液澄清后，应停止膀胱冲洗以便记录尿量变化。

11 对于肾损伤并发症有哪些要注意的？

肾损伤常见的并发症有尿外渗与尿性囊肿、迟发性出血、肾周脓肿、损伤后高血压、外伤后肾积水、肾动静脉瘘、假性动脉瘤。

1）尿外渗　最常见，早期给予有效抗生素，多数情况下会自然消退。如果尿外渗持续存在，可放置输尿管支架引流。若长期引流仍不见好转，则应考虑输尿管梗阻因素。

2）尿性囊肿　可发生于伤后 3 周到数年。大部分可自行吸收，无须处理。巨大或持续存在、出现发热或败血症、囊肿伴有肾脏碎片的患者则需要外科处理。

3）迟发性出血　通常发生在创伤后 3 周内，血管造影可明确出血部位，超选择性血管栓塞术为首选治疗方式。

4）肾周脓肿　常发生在伤后 5～7 天内。应及时选用有效抗生素控制感染，首选经皮肾穿刺引流术，以减少肾切除的风险。

5）损伤后高血压　当内科治疗无效时，可以行血管成形术、肾部分切除术或患肾切除术，监测血压变化。

6）外伤后肾积水　根据梗阻程度和对肾功能的影响程度决定

处理方案。

7）肾动静脉瘘　通常表现为延迟出现的明显血尿。可行血管造影术明确诊断，同时行超选择性血管栓塞术。

8）假性动脉瘤　钝性损伤的罕见并发症，超声和血管造影可明确诊断。首选超选择性血管栓塞术。

12 肾损伤患者保守治疗的护理要点有什么？

（1）应密切观察基本生命体征是否平稳，包括血压、呼吸、脉搏及体温变化。

（2）对于有肿块的患者，应准确测量并记录大小，以便比较，了解疾病转归。

（3）密切观察尿量及尿色变化。对于尿量减少的患者，要注意有无休克，判断因伤后休克期过长导致发生急性肾功能衰竭的可能性。

（4）定期复查血、尿常规及肾功能、电解质等生化指标。

（5）遵医嘱输血、补液，扩充血容量。

（6）预防及治疗感染，选择广谱、低肾毒性的抗生素。

（7）绝对卧床，加强基础护理，预防压疮发生。

（8）保守治疗期间注意观察，随时做好手术准备。

13 什么情况应进行手术治疗？

（1）开放性肾损伤。

（2）严重休克经大量输血仍不能纠正。

（3）肾区包块迅速增大。

（4）影像学检查证实为肾蒂损伤。

（5）检查证实为肾盂破裂。

（6）合并腹腔脏器损伤。

（7）经 24～48 h 非手术治疗无效者应进行手术治疗。

14 为什么术前必须行 CT 检查？

肾损伤时，首选的影像学检查是增强 CT。它是肾损伤影像学检查的“金标准”，具备以下几个优点。

（1）使损伤能够更容易地被准确分级，为选择进一步的治疗方式提供依据。

（2）肾实质裂伤能够清楚确定。

（3）对比增强的尿外渗易于被发现。

（4）可鉴别合并的其他脏器损伤。

（5）通过腹膜后血肿的大小和范围评估腹膜后出血的程度。

15 为什么术前必须行肝肾功能、血常规等实验室检查？

肾损伤手术探查属于急诊手术。对于任何手术患者，术前都需行肝肾功能、血常规等实验室检查以评估患者基本身体状态及围手术期风险。对于肾损伤患者，术前了解肾功能也为术中决定手术方式提供了一定的参考价值。

16 手术治疗意味着要做肾切除吗？

首先，需要清楚的是，肾损伤的外科治疗包括肾修补缝合术、肾部分切除术及肾切除术。术中需根据具体情况决定手术方式。但要注意手术探查往往会出现难以控制的意外而导致肾切除。总的来说，肾切除有以下适应证：低体温、凝血功能差的患者（病情不稳定）但对侧肾功能良好；广泛肾损伤，如行修补缝合术会危及患者生命时；修补过程中出现血流动力学不稳定；伤肾原有病理改变无法修复，如肾肿瘤、肾脓肿、巨大肾结石和肾积水。

17 对肾修补、肾部分切除术后的患者应如何护理？

（1）手术后绝对卧床 2 周以上。

（2）持续心电监护，密切观察生命体征的变化，若发现异常，应及时处理。

（3）观察伤口敷料及引流情况，准确记录 24 h 引流量。如 1 h 内引流量大于 100 mL，应密切观察有无继发性出血的可能。伤口敷料如渗湿要及时更换，预防感染的发生。

（4）准确记录 24 h 尿量，了解肾功能情况。

（5）合理使用抗生素，同时观察体温和白细胞计数的动态变化。

（6）倾听患者主诉，对伤口疼痛剧烈、局部胀痛明显者应警惕继发性出血的可能。

(7) 保持大便通畅,嘱其多饮水,进高维生素、富含膳食纤维的食物,避免因腹内压增高而出现继发性出血。必要时使用通便药物。

18 对于肾切除术后的患者有哪些护理要点?

(1) 持续心电监护,密切观察生命体征的变化,若发现异常,应及时处理。

(2) 正确合理使用广谱、低肾毒性的抗生素。

(3) 观察体温变化,预防术后感染。

(4) 观察伤口敷料是否干燥,如出现渗液应及时更换。

(5) 密切观察引流管的引流情况。详细记录引流液的性状及量。

(6) 准确记录 24 h 出入液量,定期检测血肌酐和 24 h 肌酐清除率,以了解对侧肾功能。

(7) 保持大便通畅,嘱其多饮水,进高维生素、富含膳食纤维的食物,避免因腹内压增高而出现继发性出血。必要时使用通便药物。

19 肾损伤患者出院后的健康指导有哪些?

(1) 伤口未拆线者定期换药,密切观察伤口情况,主要包括有无出血、渗液、感染等情况发生。

(2) 对于行肾部分切除术的患者,需要告知出院后 1～3 个月内仍以卧床休息为主,尽量减少体力活动。1 个月内不从事重体力劳动,不做剧烈运动。

(3) 告知肾损伤的近期及远期并发症,指导患者观察重要的体征,如尿量、尿液颜色、腰腹部肿块、血压,若出现异常,应及时就诊。

(4) 多饮水,保持尿路通畅。

20 对只有单肾的患者有哪些需要特别嘱咐的?

(1) 注意自我保护,避免今后再次受到肾损伤。

(2) 使用药物时选择肾毒性小的药物。

(3) 动态观察血压变化。

(4) 观察尿量变化,定期做肾功能测定。

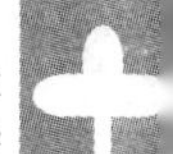

(5) 如出现腰痛、血尿等异常要及时就诊。提醒医生自己是单肾。

21 肾损伤患者出院后随访的时间是何时？内容是什么？

出院后 1 个月应门诊进行首次随访，之后根据具体情况制订进一步随访计划。随访内容主要包括：体格检查；尿常规；个体化的影像学检查，包括泌尿系统彩超、CT、静脉尿路造影等；动态的血压测量；肾功能测定。

(二) 尿道损伤患者的健康指导

22 为什么尿道损伤多发生在男性？

男性尿道长而弯，长为 17～20 cm，由尿生殖膈分为前尿道(悬垂部和球部)及后尿道(膜部和前列腺部)(图 14-3)。女性尿道短而直，发生损伤的机会较少。由于男性尿道的先天性解剖结构，尿道损伤多发生在男性。

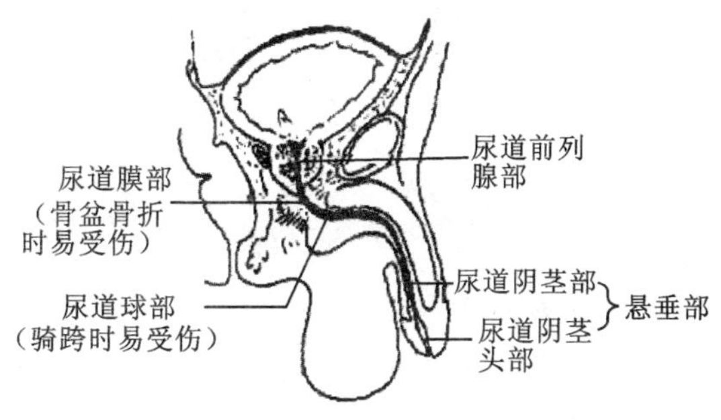

图 14-3　男性尿道的分段与损伤

23 尿道损伤的分类有哪些？

尿道损伤分为开放性损伤和闭合性损伤两类。开放性损伤多是弹片、锐器伤所致，常伴有阴囊、阴道或会阴部贯通伤。闭合性损伤分为球部损伤，多为骑跨时受伤；膜部损伤，多是骨盆骨折导致；尿道内损伤，多为医源性损伤、患者自放异物引起。

24 如何通过临床表现初步判断尿道损伤的部位？

1) 前尿道损伤　尿道口常有大量血液流出，受损处疼痛，会出现一定程度的排尿困难，伴有局部血肿及尿外渗。

2）后尿道损伤　骨盆骨折所致，常伴有休克，下腹部疼痛，伤后不能排尿，尿道口常无出血或仅有少量出血，会阴、阴囊出现尿外渗和血肿。

25 尿道损伤尿外渗范围一样吗？

不一样。前尿道损伤，尿液渗入会阴、阴囊、阴茎，有时向上扩散至腹壁（图 14-4）。后尿道损伤，尿液渗入范围是前列腺、膀胱周围（图 14-5）。

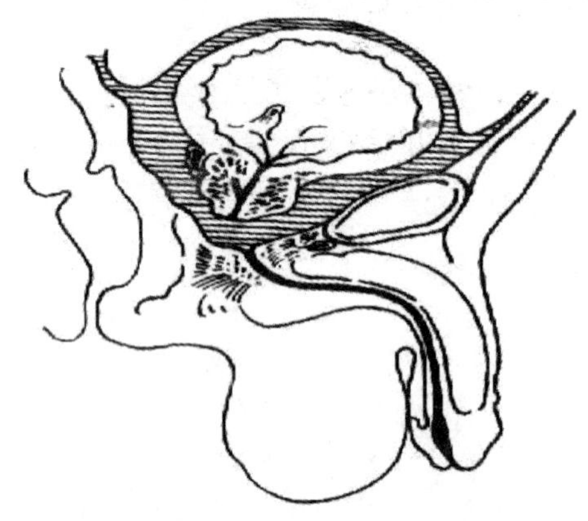

图 14-4　前尿道损伤尿外渗范围

26 尿道出血程度和损伤程度一致吗？

不一致。尿道黏膜损伤或尿道壁小部分撕裂可伴发大量出血，而尿道完全断裂则可能仅少量出血。后尿道损伤时患者尿道常无血液流出，而此时患者可能已经出现失血性休克。因此，需结合临床表现及影像学检查结果综合判断。

27 尿道损伤也会发生休克吗？

个别严重的前尿道损伤可因大量出血，发生失血性休克；后尿道损伤多由骨盆骨折所致，合并大出血，引起失血性休克或创伤性休克。

28 对于伴有排尿困难的尿道损伤，为何不宜行常规导尿？

伴有排尿困难的尿道损伤患者，在尿道黏膜损伤程度尚不明确

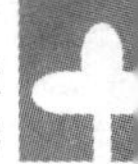

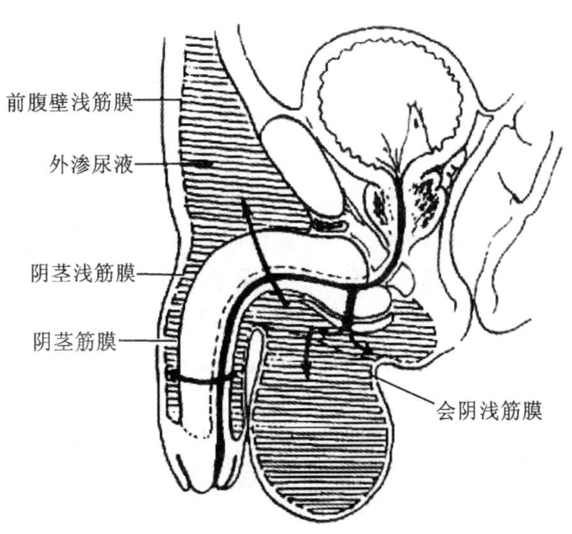

图 14-5　后尿道损伤尿外渗范围

的情况下常规导尿可能使部分性裂伤成为完全断裂伤，同时加重出血，并易造成血肿和继发感染，因此不宜行常规导尿。

29 尿道损伤的治疗原则是什么？

尿道损伤的治疗原则是纠正休克，引流尿液，恢复尿道连续性，引流外渗尿，预防尿道狭窄。

1）非手术治疗

（1）急诊首先处理休克、骨盆骨折等，不能排尿并不能导尿时，先行膀胱穿刺造瘘。

（2）对症处理，遵医嘱止血、镇痛、支持治疗。

（3）合理应用抗生素。

2）手术治疗

（1）前尿道损伤：行尿道修补或断端吻合术。

（2）尿外渗：放置引流管充分引流。

（3）后尿道损伤合并骨盆骨折：先行膀胱穿刺造瘘后择期手术，可选尿道会师术或尿道吻合术。

3）并发症的预防及治疗　预防尿道狭窄，必要时行尿道扩张术。

30 发生后尿道损伤后,为何强调行直肠指检?

直肠指检对于确定尿道损伤的部位、程度及是否合并直肠损伤等方面可提供重要线索,是一项重要的检查。后尿道断裂时前列腺向上移位,有浮动感;如前列腺位置仍较固定,多提示尿道未完全断裂。但有时因为骨盆骨折引起的盆腔血肿常常干扰较小前列腺的触诊,尤其在较年轻的男性患者,触诊时常触及血肿块,而前列腺触诊不清。此外,直肠指检是直肠损伤重要的筛查手段。检查时手指应沿直肠壁环形触诊 1 周以发现损伤部位;如指套染血或有血性尿液溢出时,说明直肠有损伤或有尿道、直肠贯通可能。

31 尿道造影为何是诊断尿道损伤的首选方法?

此检查被认为是评估尿道损伤较好的方法。如有骨盆骨折时,应先摄 X 线片,了解骨盆骨折情况。行尿道造影时,如尿道显影而无造影剂外溢,提示尿道挫伤或轻微裂伤;如尿道显影,造影剂能进入膀胱,并有造影剂外溢,提示尿道部分裂伤;如造影剂未进入近端尿道而大量外溢,则提示尿道断裂。

32 尿道损伤的心理护理如何?

尿道损伤后患者情绪低落,患者常对能否保住脏器和是否出现性功能障碍而担忧。尤其是合并骨盆骨折的患者,疼痛明显,活动受限,卧床时间长,情绪急躁,担心手术和预后,食欲下降等都会影响治疗和护理,护士要鼓励患者面对现实,树立战胜疾病的信心。加强与患者沟通,以了解患者恐惧的原因和程度;给患者和家属解释出现的各种症状如血尿、疼痛和尿外渗等的原因、治疗方法和效果,以消除患者和家属的顾虑。

33 尿道损伤患者术后的饮食指导有哪些?

早期给予高热量、高蛋白质、高纤维素及高维生素饮食,以满足机体恢复所需,增强机体免疫力。忌辛辣刺激性食物,如洋葱、生姜、辣椒等。多饮水,每天约 3000 mL,特别是带有引流管的患者,大量饮水可自行冲洗尿路,预防尿路感染。

34 尿道损伤患者术后休息与活动应注意哪些?

注意劳逸结合,合理安排作息时间,保证充足睡眠。单纯尿道

损伤的患者，出院后若体力恢复可从事原来的工作。合并其他部位损伤，如骨盆骨折的患者，根据功能康复情况，逐步恢复体力劳动。

35 尿道损伤常见并发症的健康教育有哪些?

指导患者自我观察伤口处的变化情况，讲解尿道损伤后尿外渗导致感染，表现为伤处肿胀、搏动性疼痛、体温升高，如发现异常应立即通知医护人员。遵医嘱应用有效抗生素。讲解尿道损伤术后尿道狭窄发生的可能性，指导患者观察尿线变化及评估排尿困难程度，指导尿道狭窄患者术后定期进行尿道扩张术。

(李　明)

第十五章 骨关节损伤患者的健康指导

(一) 骨关节损伤的基础知识

1 骨关节损伤的发病原因有哪些?

创伤造成的骨关节损伤,主要是遭受各种暴力所致,多有严重的骨折、脱位和软组织损伤。首要原因是交通事故,占 45.0%;其次为摔倒或滑倒,占 30%;最后为从建筑物上跌落,占 18%。在交通伤所致骨折方面,以中青年男性为主,机动车是造成人员伤亡的主要原因,每年的 1—2 月和 7—10 月是交通伤发生的高峰阶段。但 65 岁以上老年人(以女性居多)骨关节损伤主要原因是跌倒,主要危险因素是居住条件欠佳(室内灯光昏暗、楼梯狭窄)、老年人独居等。

2 骨关节损伤患者的临床表现有哪些?

1) 局部表现　包括骨折的特有体征和其他表现。

(1) 骨折的特有体征　①畸形:骨折断端移位可使患肢外形发生改变,主要表现为缩短、成角、延长。②异常活动:正常情况下肢体不能活动的部位,骨折后出现不正常的活动。③骨擦音或骨擦感:骨折后两骨折断端相互摩擦撞击,可产生骨擦音或骨擦感。以上三种体征只要发现其中之一即可确诊,但未见此三种体征者也不能排除骨折的可能,如嵌插骨折、裂缝骨折。一般情况下不要为了诊断而检查上述体征,因为这会加重损伤。

(2) 其他表现　骨关节损伤部位疼痛、压痛、局部肿胀、皮下淤斑、患肢功能障碍等。

2) 全身表现

(1) 创伤性休克:对于多发性骨折、骨盆骨折、股骨骨折、脊柱骨折及严重的开放性骨折，患者常因广泛的软组织损伤、大量出血、剧烈疼痛或并发内脏损伤等而引起休克。

（2）发热：骨折处有大量内出血，血肿吸收时体温略有升高，但一般不超过 38 ℃，开放性骨折体温升高时应考虑感染的可能。

（3）多器官功能衰竭是在严重感染、创伤、大手术等后，同时或有顺序地发生两个或两个以上的器官功能衰竭的临床综合征，是创伤骨科死亡率极高的临床症状之一。

3 骨关节损伤患者的辅助检查有哪些?

1）X 线检查　凡疑为骨折者应常规进行 X 线检查，可显示临床上难以发现的不完全性骨折、深部的骨折、关节内骨折和小的撕脱性骨折等。即使临床上已表现为明显骨折者，X 线检查也是必需的，因为通过 X 线检查可以了解骨折的类型和具体情况，对治疗具有指导意义。X 线检查应包括正位片、侧位片，必须包括邻近关节，有时需加摄斜位、切线位或健侧相应部位的 X 线片。

2）CT 检查　对于骨折不明确但又不能排除者、脊柱骨折有可能压迫脊髓神经根者及复杂骨折者均可行 CT 检查。三维 CT 重建可以更直观、便捷地进行骨折分型，对选择治疗方案帮助很大，目前临床上常用。

3）MRI 检查　虽然显示骨折线不如 CT 检查，但对于脊髓神经根及软组织损伤的显示有独特优点，目前已广泛用于脊柱骨折的检查。

4 骨关节损伤患者的伤情特点有哪些?

（1）伤情严重，休克发生率高。多合并严重的颅脑外伤、胸腹腔脏器的损伤，损伤范围大、出血多，甚至可直接干扰呼吸和循环系统而威胁生命，休克发生率甚高。

（2）生理紊乱严重，早期死亡率高。严重影响机体的生理功能，此时机体处于全面应激状态，其数个部位创伤的相互影响很容易导致伤情迅速恶化，出现严重的病理生理紊乱而危及生命。创伤骨科患者的主要死亡原因是严重的颅脑外伤和胸部损伤。

（3）伤情复杂、处理顺序矛盾。创伤骨科患者由于伤及多处，往往都需要手术治疗，但手术顺序上还存在矛盾。如果没有经验，就不知从何下手。此时医护人员要根据各个部位伤情、影响生命程度、累及脏器不同和组织深浅来决定手术部位的先后顺序，以免错过抢救时机。

(4) 伤后并发症和感染发生率高。创伤骨科患者处于应激状态时一般抵抗力都较低，而且伤口大多是开放性伤口，有些伤口污染特别严重，因而很容易感染。

5 创伤骨折患者的一般处理方式有哪些?

1) 伤口处理　开放性伤口的处理除应及时恰当止血外，还应立即用消毒纱布或干净布包扎伤口，以防伤口继续被污染。伤口表面的异物要除去，外露的骨折断端切勿推入伤口，以免污染深层组织。有条件者最好用高锰酸钾等消毒液冲洗伤口后再包扎、固定。

2) 简单固定

(1) 迅速使用夹板外固定患处(图 15-1)，固定不应过紧；木板和肢体之间垫松软物品，再用绷带绑好，木板长出骨折部位上、下两个关节。

(2) 石膏绷带固定，由于石膏有吸水后再硬化及再柔软的可塑性，在骨科领域中，常用作手术修复后的固定、封闭伤口、治疗和矫正关节畸形等。

图 15-1　夹板外固定

(3) 支具外固定(图 15-2)，保护患肢，固定骨折断端，促进愈合，并减少骨折引起的痛感。支具外固定后注意事项：避免支具直接与皮肤接触，应垫全棉毛巾；用下肢支具固定患者足跟处时常疼痛，可用毛巾垫于足踝空隙；经常运动不受支具限制的关节，如手指或脚趾，以减少肿胀及保持灵活性。

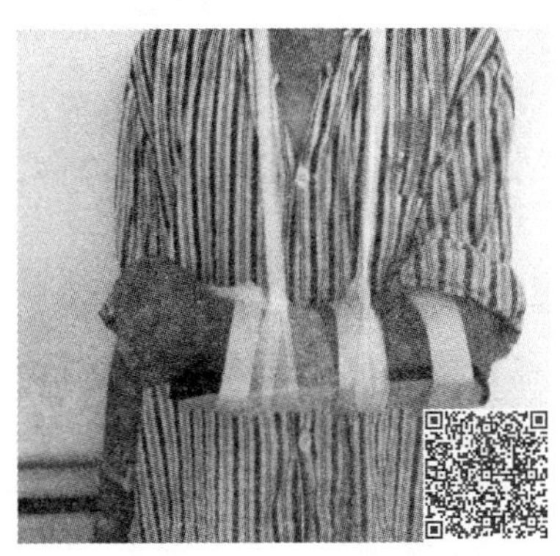

图 15-2　支具外固定

（4）牵引制动固定（图 15-3），使骨折、脱位部位复位，同时固定患肢，纠正骨折、脱位继发的肌肉挛缩。牵引制动固定的注意事项：下肢牵引抬高床尾 15～30 cm，或垫高患肢；保持牵引绳和受伤肢体呈一直线，尽可能保持脚尖不要左右歪斜；牵引滑轮不要被卡住，牵引重量不要随意加减。

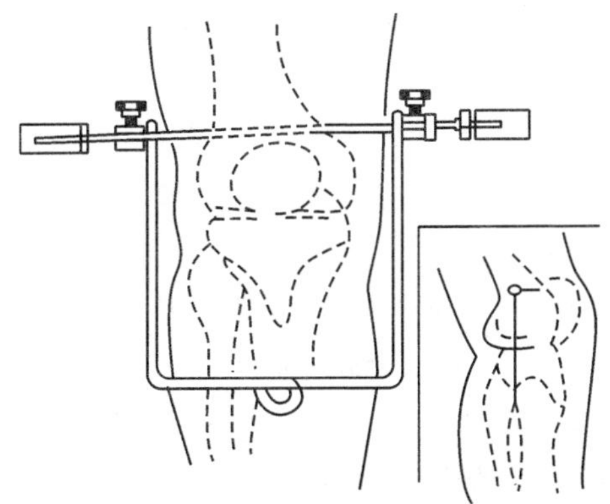

图 15-3　牵引制动固定

6 牵引制动固定患者的护理要点有哪些?

(1) 维持有效的牵引　①每天检查牵引装置及效果、包扎的松紧度、有无滑脱或松动;②应保持牵引锤悬空、滑车灵活;③嘱咐患者及家属不要擅自改变体位,不能随便增减牵引重量;④肢体牵引时,应每天测量两侧肢体的长度,避免发生过度牵引。

(2) 维持有效循环　观察患肢末端的血液循环,有无肿胀、麻木、皮温降低、色泽改变及运动障碍,如发现异常,应及时通知医生并做出相应的处理。

7 石膏绷带固定患者的护理要点有哪些?

(1) 石膏绷带包扎后应待其自然硬化,在石膏未干前,尽量少搬动患者,不要用手指按压,避免石膏向内压迫局部组织。必须搬动时,应用手掌平托。为使石膏尽快干燥,以免变形,夏天可用电扇吹,冬天可用灯烤,灯烤的距离和温度应适宜,以免烫伤。

(2) 抬高患肢,使患处高于心脏水平 20 cm,以利于淋巴和静脉血液回流,减轻肢体肿胀。

(3) 保持石膏整洁,如有污染可用毛巾蘸肥皂水及清水擦洗干净,擦洗时水不宜过多,以免石膏软化变形,严重污染时应及时更换。

(4) 观察石膏创面有无出血,是否渗到石膏表面,必要时开窗或拆除检查。拆除石膏绷带后,用温水清洗患肢,并用凡士林涂擦皮肤。

8 骨折患者如何进行功能锻炼?

在骨折复位及固定后,应及时指导患者进行功能锻炼,最大程度恢复患肢的功能,减少骨折并发症的发生。

(1) 早期康复:一般在 2 周内。此时,损伤部位肿胀消退,骨痂尚未形成。锻炼方法主要限于肢体原位不动,做自主的肌肉收缩和舒张,如握拳和足趾运动。

(2) 中期康复:一般在骨折后 3～6 周。损伤反应消退,肿胀消失,骨痂逐步生长成熟。进行上肢练习时可较大幅度活动肩、肘、腕关节,进行下肢练习时可抬腿及伸膝关节。

(3) 后期康复:骨折愈合坚固,可以除去外固定,进行全面锻炼,直到功能恢复。克服肌肉挛缩和全身关节的活动。

9 什么是骨筋膜室综合征?

骨筋膜室综合征是四肢受伤后骨筋膜间隔区肌肉、神经、血管等组织严重缺血而产生的一种病变。常由创伤骨折的血肿和组织水肿使室内内容物体积增加或外包扎过紧、局部压迫使骨筋膜室容积减小而导致骨筋膜室内压力增高所致。最多见于前臂掌侧和小腿。若处理不及时,可造成肢体坏死,甚至危及生命。

10 骨筋膜室综合征如何观察与护理?

1) 受伤部位观察

(1) 观察好发人群,特别是四肢创伤中有挤压、骨折、血管伤、用过止血带的患者。

(2) 密切观察患者患肢有无牵拉痛,定期测量患肢周径;观察有无进行性肿胀,皮肤张力增大,皮肤发硬苍白、远端脉搏减弱或消失及出现发热、白细胞计数增高及肌红蛋白尿等骨筋膜室综合征的症状。

(3) 受伤肢体远端脉搏存在,毛细血管充盈时间正常以及无肢体疼痛等并不是排除骨筋膜室综合征的安全指征,应结合临床表现综合分析和判断。

(4) 对于伤情严重者,有休克和中毒的表现,应密切观察病情变化,抗休克的同时积极做好术前准备,争取尽快获得确定性治疗。

2) 术后观察　骨筋膜室综合征的患者大多需要切开筋膜减压,严重者需要截肢治疗。

(1) 观察减压效果(症状是否改善)。

(2) 观察减压伤口有无渗液,以及渗出液的颜色、性状和量的变化,有无低蛋白血症发生。

(3) 观察体温的变化,有无继发感染。

(4) 观察患者的尿量和颜色,有无急性肾功能衰竭发生。

3) 护理要点

(1) 抬高受伤肢体 10°～15°,适当给予固定,但不宜过分抬高。

(2) 指导受伤肢体处于功能位,伤口敷料如有渗湿应及时通知医生更换,预防感染。

(3) 营养支持:创面大,渗出多,大量的蛋白质丢失,容易发生感染,应给予合理的营养支持,必要时补充新鲜全血或血浆。

(4) 保持床单清洁、干燥,使患者感觉舒适。

(5) 对于截肢的患者做好心理安抚和支持。

(二) 肱骨干骨折患者的健康指导

11 肱骨干骨折的解剖结构是什么?

肱骨干(图 15-4)骨折指肱骨外科颈以下 1～2 cm 至肱骨髁上 2 cm 之间的骨折。多发于肱骨干的中部,其次为下部,上部最少。肱骨中下段骨折容易合并桡神经损伤。

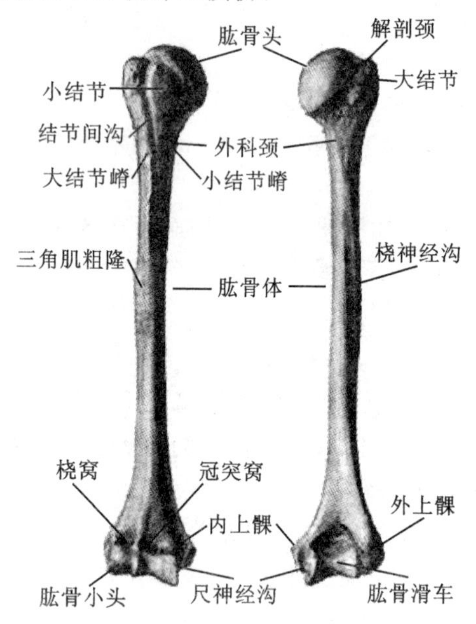

图 15-4　肱骨的解剖

12 肱骨干骨折发生的病因是什么?

(1) 直接暴力:多呈横形、粉碎性骨折。

(2) 间接暴力:跌倒时手掌或肘部着地所致。由于身体多伴有旋转或因附着肌肉的不对称收缩,骨折线多呈螺旋形或斜位走行,影响手法复位。

(3) 旋转暴力:主要是肌肉收缩所致,主要由于肌肉突然收缩,引起肱骨轴向受力,多呈螺旋形骨折,并伴有不同程度的移位。

13 发生肱骨干骨折会有哪些表现?

(1) 上肢肿胀疼痛,甚至出现张力性水疱。

(2) 肘部压痛剧烈,肘关节功能丧失。

(3) 骨折部位有异常活动和骨擦音。

(4) 患者神经干紧贴骨面走行,容易被挤压或刺伤。

(5) 周围血管也有可能被损伤。

14 肱骨干骨折需要做哪些检查?

(1) 正、侧位 X 线片可明确显示骨折的确切部位、类型、移位方向及骨折的特点(图 15-5)。

(2) 在临床检查及诊断时必须对肢体远端的感觉、运动及桡动脉搏动等加以检查,并将患肢与健肢进行对比观察。

(3) 对怀疑有神经损伤的患者,注意进行神经探查。

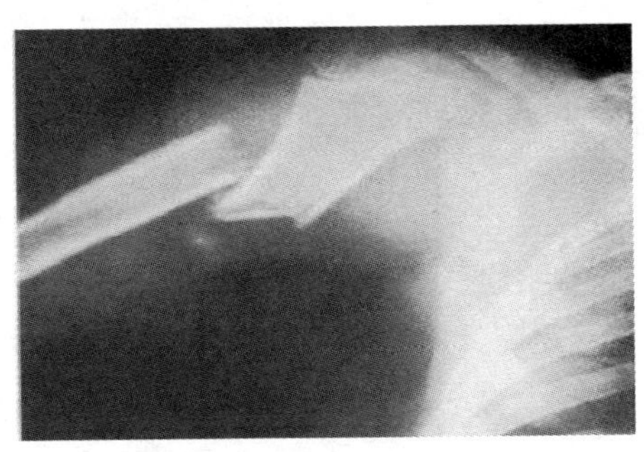

图 15-5　肱骨干骨折的 X 线片

15 肱骨干骨折有哪些治疗方法?

1) 非手术治疗　肱骨干有较多肌肉包绕,骨折轻度的成角或短缩畸形不影响外观及功能者,可采取非手术治疗。手法复位后进行上臂悬垂石膏绷带固定,或者利用功能支架外固定。用三角巾悬

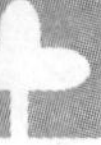

臂吊带固定上肢时，应将前臂屈曲，用三角巾悬吊于胸前。方法是将三角巾放于健侧胸部，底边和躯干平行，上端越过肩部，顶角对着伤臂的肘部，伤臂弯成直角放在三角巾中部，下端绕过伤臂反折越过伤侧肩部，两端在颈后或侧方打结。也可采用肩外展支架、小夹板固定、尺骨鹰嘴牵引等方法。

2）手术治疗　普通钢板螺钉固定（图 15-6）、加压钢板固定、交锁髓内钉固定等。

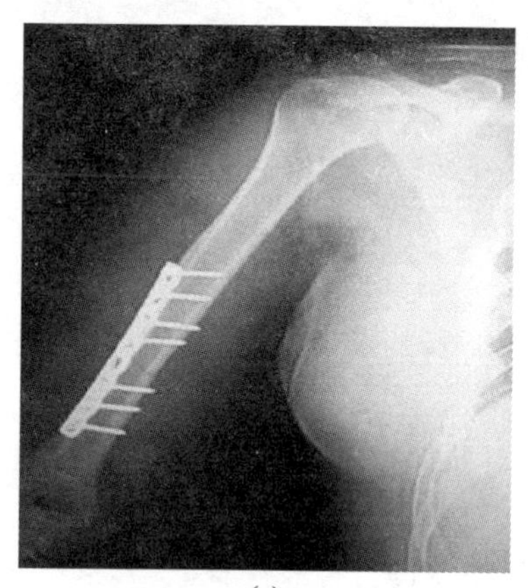

(a)

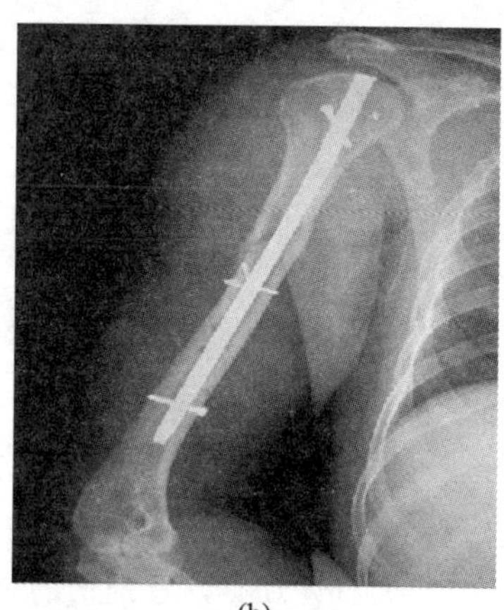

(b)

图 15-6　肱骨干骨折钢板螺钉固定

16 肱骨干骨折患者的心理活动及其指导有哪些？

一旦患者确定进行手术治疗后，会因为担心术后疾病症状恢复程度、肩关节能否恢复正常活动，以及担心术后疼痛程度、手术并发症等或多或少地产生焦虑、紧张、恐惧等心理，护理人员要根据患者的年龄、职业、文化程度针对性地做好精神安慰和心理疏导，讲解手术相关知识，介绍疗效好的病例，增加患者恢复健康的信心。

17 术前护理应注意哪些并发症，如何防范？

1）血管神经损伤　严密观察损伤局部情况及患肢桡动脉搏动、手指活动、远端毛细血管反应、皮肤颜色及感觉等情况。应注意观察腋窝是否出现明显肿胀，如出现肢体肿胀明显、皮温下降、肤色苍白、桡动脉搏动弱，必须立即报告医生，以便进行及时处理。开放性骨折应注意观察伤口渗血情况，如有大量持续渗血应及时报告

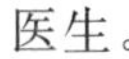

医生。

2）骨折合并其他并发症　肩部一处或多处骨折时，有可能同时伴随其他部位的骨折如肋骨骨折，应严密观察患者是否有胸闷等异常情况出现，如出现异常情况，应立即报告医生，以利于早期诊断和治疗。

18 术前饮食要求有哪些？

（1）骨折患者机体内处于高代谢状态，要重视饮食调节，以利于骨折的愈合。①进高热量、高蛋白质、低脂、高纤维素、高维生素及易消化食物，以保证营养供给，多饮水，保持大便通畅。②多吃新鲜蔬菜和水果，如白菜、菠菜、苹果、香蕉等，苹果、香蕉有防止便秘的作用。饭菜不宜太咸，盐分过多会加重伤处组织水肿。③注意骨折早期不适合喝骨头汤，因为骨头汤较油腻，会影响食欲，另外此阶段不需要补钙，骨头汤主要补充钙、磷，从而使骨内的无机成分增高，导致钙、磷代谢失调，使骨质内的有机骨胶原生成受阻，阻碍骨折的早期愈合。

（2）术前 6 h 禁食，4 h 禁饮，以防止患者在手术过程中发生呕吐、误吸而引起吸入性肺炎、窒息等意外。

19 肱骨干骨折术后护理的要点有哪些？

（1）麻醉恢复期定时监测血压、脉搏、呼吸的变化，并进行记录。

（2）观察患肢血液循环及询问手的感觉、运动等情况。若皮肤青紫、发冷，毛细血管充盈迟缓，桡动脉搏动异常，应及时通知医生进行相应的处理。

（3）观察伤口渗血情况：出血多时应立即通知医生给予相应的处理。

（4）正确评估疼痛程度：遵医嘱使用镇痛剂，必要时进行多模式联合镇痛。

（5）体位护理：在行手法整复或术后，卧硬垫床，取半卧位或平卧位，禁止患侧卧位，以防外固定松动。卧位时可将肩部或患肢上臂适当垫高，屈肘 90°，掌心贴腹放置或用三角巾悬吊于胸前。站立位时，可将上臂略前屈、外展，腋下垫大棉垫，悬吊于胸前。上肢功能位见图 15-7。

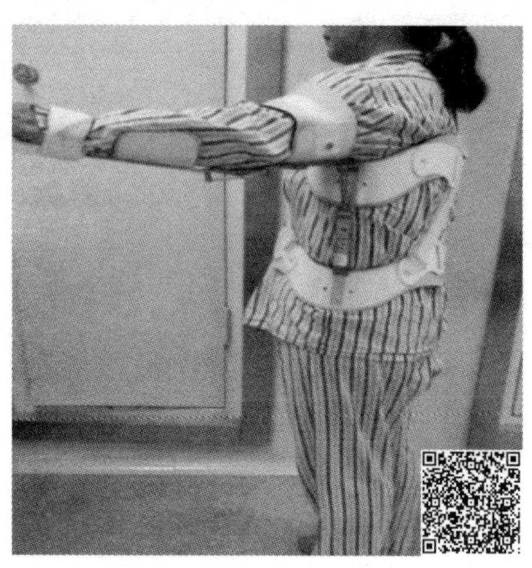

图 15-7 上肢功能位

20 肱骨干骨折术后的并发症有哪些？有哪些防范措施？

1）神经损伤　以桡神经损伤最为多见，一般 2～3 个月，如无神经功能恢复表现，再行手术探查。在观察期间，将腕关节置于功能位，使用可牵引手指伸直的活动支架，自行活动伤侧手指各关节，以防关节畸形或僵硬。

2）血管损伤　一般肱动脉损伤不会引起肢体坏死，但可造成供血不足，所以仍应及时手术，修复血管。

3）骨折不愈合　骨折愈合是一个连续不断的过程，在整个过程中应避免发生再移位的不良应力的干扰，尤其是剪切及旋转应力，因此骨折断端必须得到妥善的固定。

4）畸形愈合　因为肩关节的活动范围大，肱骨骨折虽有些成角、旋转或短缩畸形，也不太影响患肢的活动功能，但如果肱骨干骨折移位特别严重，达不到骨折功能复位的要求，且严重破坏了上肢生物力学关系，以后可能会继发肩关节或肘关节创伤性关节炎，因此对青壮年及少年伤员，在有条件治疗时，还是应该进行截骨术矫正畸形愈合。

5）肩、肘关节功能障碍　对老年伤员不宜长时间固定，应鼓励患者尽早加强肌肉、关节功能活动，若已经发生肩或肘关节功能障碍，更要加强其功能活动锻炼，并辅以理疗，使其尽快恢复关节功能。

21 肱骨干骨折术后锻炼方法有哪些?

（1）术后当天，上肢用三角巾或肩肘吊带保护。

（2）术后5天，白天抬高患肢去除吊带，主动练习手指屈伸活动。开始锻炼的时间越早，手术后恢复的效果就越好。

（3）练习指、掌、腕关节活动，鼓励患者做上臂肌肉主动收缩练习，以加强两骨折断端在纵轴上的挤压力。在术后早期禁止做上臂的旋转运动。

（4）2～3周后开始练习肩、肘关节活动。

①屈伸肩、肘关节，健侧手握住患侧腕部，使患肢向前伸展，再屈肘后伸上臂。②旋转肩关节，身体向前倾斜，屈肘90°，使上臂与地面垂直，以健侧手握患侧腕部，做画圆圈动作。③双臂上举，两手置于胸前，十指相交，屈肘45°，用健侧肢体带动患肢，逐渐双臂同时上举，再慢慢放回原处。

（5）5～8周后加大活动量，并做肩关节旋转活动。

（6）解除外固定后的功能锻炼。

①全面练习肩关节活动，如向前弯腰，使上臂自然下垂，顺时针在水平面画圆圈，活动上肢。②将患侧手置于背后，然后用健侧手托扶患侧手去触摸健侧肩胛骨，举臂摸头后部。③指导患者用患侧手横过面部去触摸健侧耳朵。

（7）外固定解除后，要特别加强肩关节的活动，尤其是外展后伸及旋转，肘关节的屈伸等活动，帮助患者不断提高生活自理能力，以逐步达到生活自理。

22 肱骨干骨折术后出院指导有哪些?

（1）不提倡患者卧床休养，鼓励患者尽可能离床活动。

（2）注意维护患肢固定的位置，观察患肢的血液循环情况。如出现外固定松动、手指末端的颜色发生改变，应及时到医院检查，予以调整和处理。

(3) 禁止在拆除固定后让患肢长期处于下垂状态或用前臂吊带将患肢长期悬吊于胸前,否则将导致患者肩关节外展、上举活动障碍,甚至可能出现关节僵硬等并发症,且难以恢复。

(4) 指导并督促患者在日常生活中尽可能使用患肢,发挥患肢功能,要求患者用患肢端碗、夹菜、刷牙、系鞋带等,逐步达到生活自理。

(5) 中老年肱骨干骨折术后易发生肩周炎,建议每 2 周复查 1 次,尽早进行功能锻炼,防止肩关节功能丧失。

(陈慧芬　周文娟)

(三) 前臂双骨折患者的健康指导

23 前臂的基本结构是什么?

前臂由尺桡骨(图 15-8)组成,尺骨近端的鹰嘴窝与肱骨滑车构成肱尺关节,桡骨小头与肱骨小头构成肱桡关节,尺桡骨近端相互构成尺桡上关节,尺骨下端为尺骨小头。前臂的旋转活动由上、下尺桡关节主导,桡骨围绕着尺骨转动,可任意做旋前和旋后活动。

24 前臂双骨折发生的原因有哪些?

1) 直接暴力　多为暴力打击,如火器伤可为开放性粉碎性骨折,易感染。有严重的软组织损伤,骨折愈合慢,对前臂和手的功能影响大。也可由机器或车轮压伤等直接暴力引起。

2) 间接暴力　跌倒时手掌着地,地面反作用力通过腕及桡骨向上传导,致桡骨骨折。

3) 扭转暴力　多为机器皮带绞伤或跌倒时前臂发生旋转,尺桡骨相互扭转发生螺旋形或斜形骨折,致两种骨折成角相反,多为高位尺骨骨折和低位桡骨骨折。所以对骨折后复位要求高,要像对待关节内骨折一样慎重。

25 前臂双骨折有哪些临床表现?

(1) 以局部肿胀、疼痛、皮下淤血、肢体畸形、前臂旋转功能障碍为主要症状。

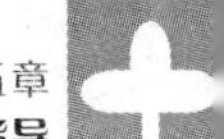

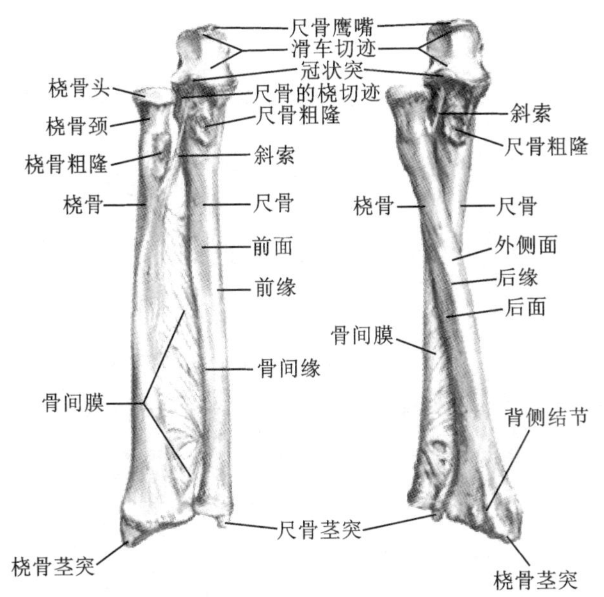

图 15-8　前臂尺桡骨解剖图

（2）前臂骨筋膜室综合征。

（3）特别是前臂不能旋转活动，骨折部位压痛明显，且有肢体环形压痛。检查时可触及骨擦感及假关节活动，骨传导音可减弱或消失。

26 前臂双骨折分型有哪些？

常见的前臂双骨折类型见图 15-9。

（1）直接暴力引起的同一平面骨折。

（2）间接暴力引起的不同平面骨折。

（3）扭转暴力引起的螺旋形骨折。

27 为什么尺骨和桡骨容易同时骨折？

尺骨和桡骨两骨组成前臂骨骼。尺骨上端参与构成肘关节，桡骨下端参与构成腕关节，两骨由上、下尺桡关节和骨间膜连接。骨间膜是强韧的纤维组织，起自桡骨，斜向内下至尺骨，几乎连接尺

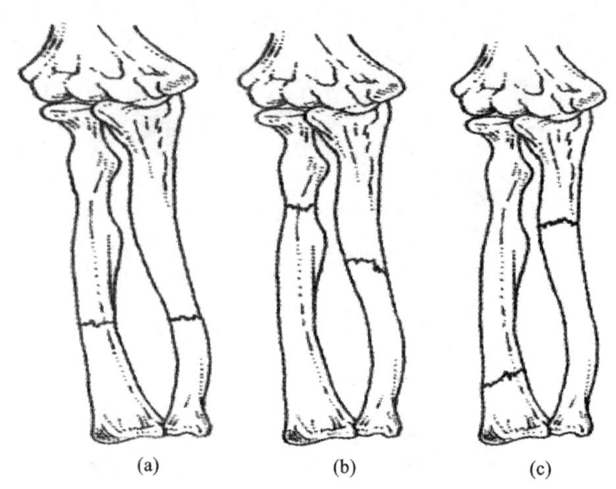

图 15-9　常见的前臂双骨折类型

骨、桡骨全长，跌倒时手掌触地，暴力向上传达至桡骨中或上 1/3 造成桡骨骨折，残余暴力沿骨间膜转移到尺骨，造成尺骨骨折。

28 什么是孟氏骨折，什么是盖氏骨折？

孟氏骨折是指尺骨上 1/3 骨折合并桡骨头脱位。盖氏骨折是指桡骨下 1/3 骨折合并下尺桡关节脱位，为不稳定性骨折。孟氏骨折可由直接暴力或间接暴力所致，盖氏骨折可因直接打击桡骨远端 1/3 段的桡背侧而造成，也可因手撑地的传导应力造成。

29 前臂双骨折为什么会引起周围神经卡压症？

周围神经在行走的过程中，可能经过某些骨纤维隧道，跨越肌腱膜或穿过筋膜，当这些隧道、腱膜、筋膜等由于各种原因发生狭窄、增生、肥厚、粘连时，就会使经过该处的神经受到挤压，造成神经传导功能障碍。主要表现为患肢疼痛和感觉异常，夜间疼痛加重，疼痛可向近侧和远侧同时放射，肌肉萎缩、无力，运动不协调，交感神经受累征和卡压点的局限性压痛。

30 发生肱骨干骨折应做哪些检查？

X 线检查可明确骨折的部位，骨折的类型及方向。注意 X 线片应包括肘关节或腕关节，以免遗漏关节脱位，有助于手法复位外固定治疗。

31 前臂双骨折有哪些治疗方法?

闭合性前臂双骨折在骨科最为常见,多发生于青少年。一般前臂双骨折后,骨折断端可发生重叠、旋转、成角和侧方移位四种畸形。治疗时必须将其远、近骨折断端正确对位,四种畸形均得到矫正,并保持在整复后的位置,直到愈合,才能恢复前臂的旋转功能。大部分前臂双骨折需行切开复位内固定术,术后辅以石膏外固定。

32 术前休息与活动有何要求?

患者应卧床休息,注意保暖,预防感冒,石膏固定的患者可练习腕部运动。

33 术前饮食要求有哪些? 皮肤准备有哪些?

(1) 术前6 h禁食,4 h禁饮,以减轻胃肠道负担,防止手术过程中呕吐或误吸。术前戒烟、酒,不吃辛辣刺激性食物,以免引起咳嗽,影响手术安排。

(2) 患者术前一天进行理发、洗澡、更衣等清洁卫生工作,并进行手术区域的皮肤准备。

(3) 骨折患者机体内处于高代谢状态,要重视饮食调节,以利于骨折的愈合。

①进高热量、高蛋白质、低脂、高纤维素、高维生素及易消化食物,以保证营养供给,多饮水,保持大便通畅。

②多吃新鲜蔬菜和水果,如白菜、菠菜、苹果、香蕉等,苹果、香蕉有防止便秘的作用。饭菜不宜太咸,盐分过多会加重伤处组织水肿。

③注意骨折早期不适合喝骨头汤,因为骨头汤较油腻,会影响食欲;另外此阶段不需要补钙,骨头汤主要补充钙、磷,从而使骨内的无机成分增高,导致钙、磷代谢失调,使骨质内的有机骨胶原生成受阻,阻碍骨折的早期愈合。

34 前臂双骨折术后护理的要点有哪些?

(1) 严密观察患肢末梢感觉、运动、颜色,桡动脉搏动以及患肢肿胀情况。因为前臂是骨筋膜室综合征的好发部位。

(2) 如有剧烈疼痛、皮肤苍白、感觉异常等,应警惕为骨筋膜室综合征,并立即报告医生。

(3) 抬高患肢,减轻因肿胀引起的胀痛不适。

35 前臂双骨折术后的并发症有哪些?

(1) 骨折不愈合:一旦确定不愈合,必须进行手术治疗。

(2) 前臂骨筋膜室综合征。

(3) 前臂旋转功能受限。

(4) 骨折畸形愈合。

36 前臂双骨折术后康复锻炼有哪些?

(1) 术后当天,患者睡觉时可将前臂放在胸前(图 15-10)或用东西吊过头,将拳头攥紧再放松,或反复屈伸,促进肿胀消退。

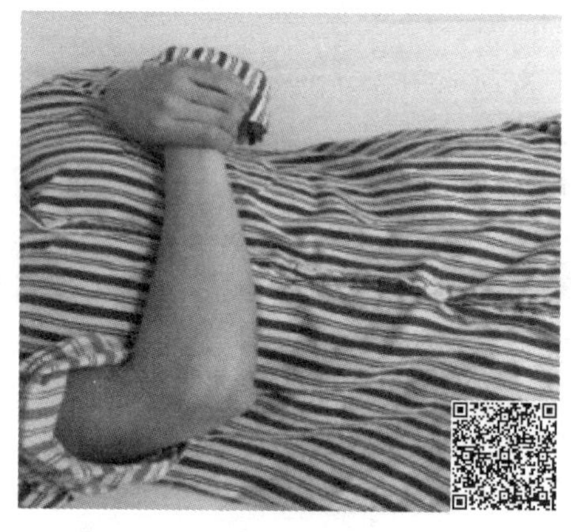

图 15-10　手术当天康复锻炼方式

(2) 术后第 1 天,握拳练习。握拳(图 15-11)时,嘱患者伸展五指时必须尽量用力。待手部肿胀基本消退,并可以握紧拳头时,再开始做肘关节活动。愈合前,禁止行前臂旋转活动,以防再次错位。

(3) 术后第 2～10 天,手术后若以石膏或支具保护,固定期间不要做肘关节和手臂旋转等活动。肘腕关节可同时进行锻炼,主要进行屈曲、伸直两个方向的运动(图 15-12)。每天做 3～5 组练习,每组 50～80 次。

(4) 术后 2 周后进行主、被动训练,在患者不进行体位恢复训

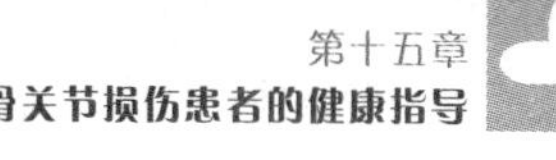

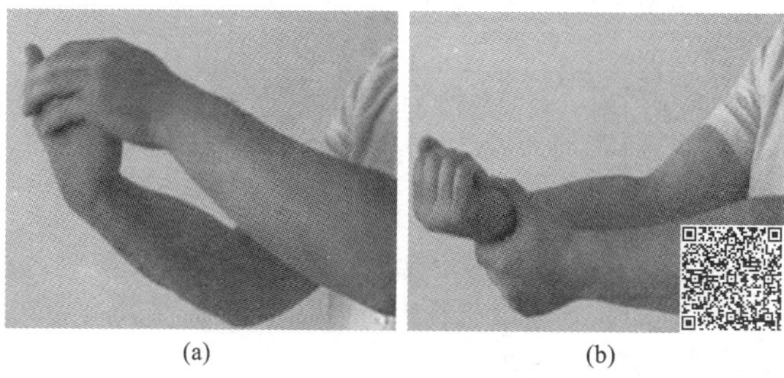

图 15-11　握拳练习

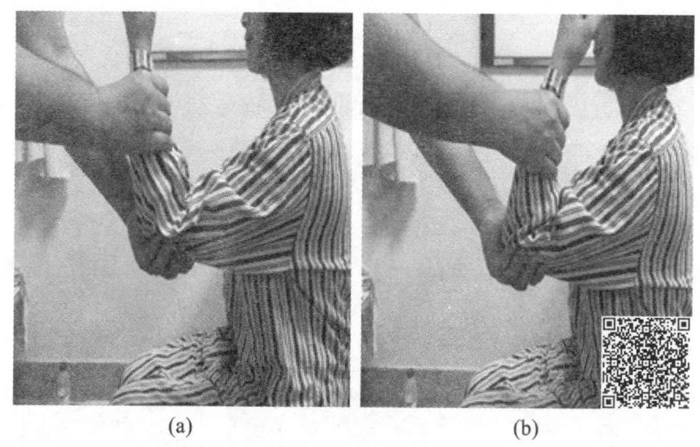

图 15-12　在他人帮助下屈伸肘关节

练、卧床休息期间，医护人员应该教会患者进行关节活动的主动训练方法，如手指屈伸活动和腕关节活动。轻轻旋转按压手臂内侧，逐渐增加按压力度至各关节，由其家属或医护人员对其进行被动训练或用运动器材进行辅助性训练，活动患者患肢的腕关节、肘部，同样，时间不宜过长，以略微引起疼痛为限度，不要强行用力。

(5) 术后 4 周后开始练习肘、肩关节活动，8～10 周后拍片证实骨折已愈合，才可进行前臂旋转运动。

37 术后饮食有哪些注意事项?

在饮食上保证断骨生长所必需的营养物质，饮食只要易于消化和吸收即可，进补应放到骨折的中、后期进行。骨折初期饮食配合

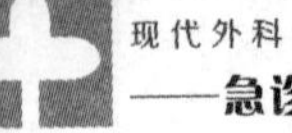

原则上以清淡为主，如蔬菜、蛋类、豆制品、水果、鱼汤、瘦猪肉等，忌食酸辣、燥热、油腻的食物，尤不可过早进肥腻滋补的食物，如骨头汤等，否则瘀血阻滞，难以消散，延长病程，使骨痂生长迟缓，影响日后关节功能的恢复。

38 前臂双骨折术后出院指导有哪些?

(1) 第一阶段：无论是手法复位外固定，或是切开复位内固定，术后均应抬高患肢，严密观察肢体肿胀程度、感觉、运动功能及血液循环情况，警惕骨筋膜室综合征。

(2) 第二阶段：术后 2 周即开始练习手指屈伸活动和腕关节活动。

(3) 第三阶段：4 周以后开始练习肘、肩关节活动，8～10 周后拍片确定骨折已愈合，才可以进行前臂旋转运动(图 15-13)。

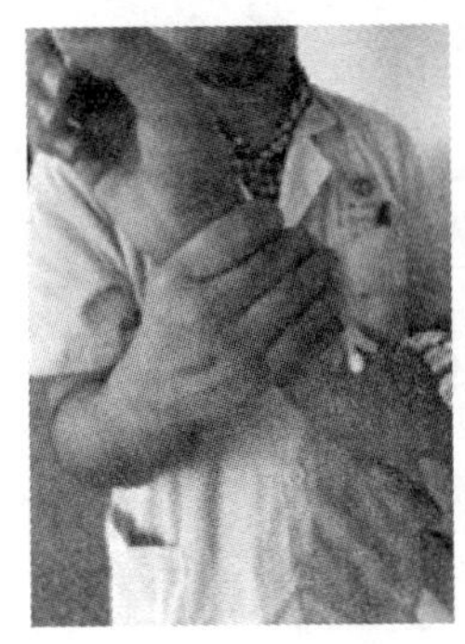
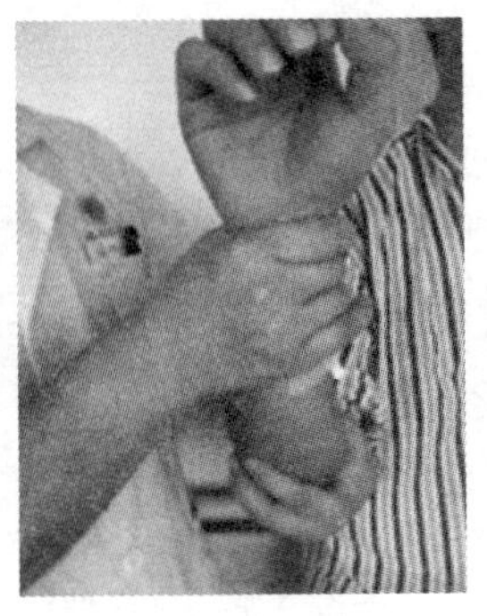
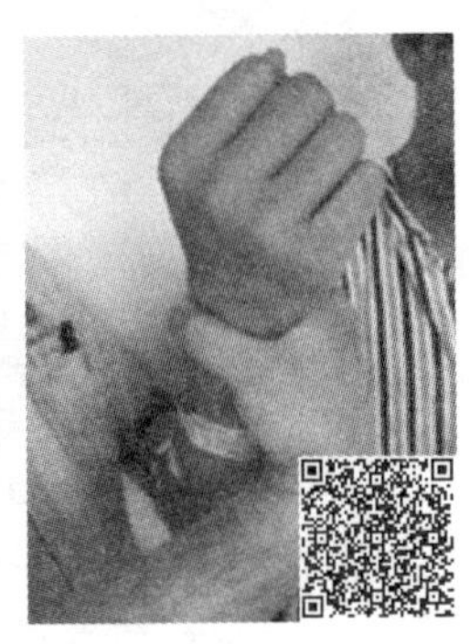

图 15-13　前臂旋转运动

(4) 注意：骨折愈合早期或外固定去除后早期阶段，禁止强制性被动运动，练习强度应控制在不引起患肢疼痛及肿胀加重为宜；每次练习 15～20 min，3～4 次/天。

(陈慧芬　周文娟)

(四) 胫腓骨干双骨折患者的健康指导

39 胫腓骨干的解剖特点有哪些?

胫骨是小腿部支撑体重的主要骨骼，腓骨主要供小腿肌肉附着

(图 15-14),承担约 1/6 的体重,两者通过上、下胫腓关节和骨间膜成一体。直接暴力可导致其开放性损伤。

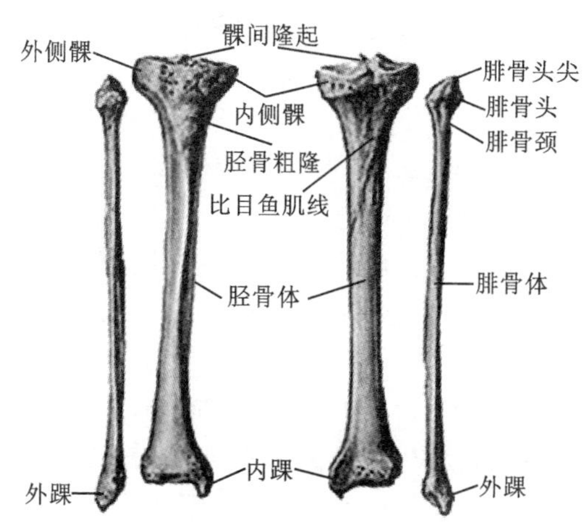

图 15-14　胫腓骨干解剖图

40 胫腓骨干双骨折的病因有哪些?

1) 直接暴力　如打击、撞击、车轮碾压等。

2) 间接暴力　如从高处跌下、强烈扭转或滑倒。

41 何谓胫腓骨干双骨折?

胫腓骨干双骨折指自胫骨平台以下至踝上部位发生的骨折,由于胫骨前方仅有皮肤覆盖,容易发生开放性骨折。

42 胫腓骨干双骨折的临床表现有哪些?

(1) 患肢疼痛、肿胀,可有反常活动及畸形。

(2) 开放性骨折可见骨折断端外露。

(3) 小儿青枝骨折表现为不敢负重和局部压痛。

(4) 常伴有腓总神经损伤,胫前、胫后动脉损伤,胫前区和腓肠肌区张力增加。

43 胫腓骨干双骨折要做哪些检查?

主要是进行 X 线检查。X 线检查有助于骨折和骨折类型的诊断。另外还需注意,在临床上发现有胫骨螺旋形或斜形骨折时,即使骨折为中下段骨折，也需拍小腿全长X线片，以检查有无腓骨上段骨折。

44 胫腓骨干双骨折有哪些治疗方法?

1）保守治疗

(1）石膏固定：无移位或整复后骨折面接触稳定无侧向移位趋势的横断骨折、短斜形骨折等，膝关节应保持20°左右轻度屈曲位，3～4周后可开始部分负重行走。

(2）骨牵引：适用于斜形骨折、轻度粉碎性的不稳定性骨折。

2）手术治疗　不同类型的骨折采用不同的方式和内固定方法。

(1）单纯螺钉固定：适用于胫骨螺旋形或长斜形骨折。

(2）接骨板螺钉固定：斜形骨折、横断或粉碎性骨折均可应用。

(3）髓内钉固定：在临床上用于固定胫骨骨折的髓内钉有很多种，但应用最多的有Ender髓内钉、矩形髓内钉、Lottes钉和带锁髓内钉四种。

(4）外固定架：有皮肤软组织开放性损伤的胫腓骨骨折，外固定架可帮助骨折得到固定，便于观察和处理软组织损伤。

45 胫腓骨干双骨折患者的心理活动及其指导有哪些?

护士应细心做好心理护理，讲解手术目的、方法及手术前和手术后的护理程序、注意事项等，消除其紧张、恐惧心理，增强信心，取得患者的积极配合，术前正确指导患者进行肌肉和关节功能锻炼，增加关节活动度及肌力，如进行股四头肌等长收缩锻炼，以及膝关节的主动、被动运动等。

46 术前牵引及石膏固定的指导要点有哪些?

1）牵引患者的护理

(1）维持有效的牵引：①每天检查牵引装置及效果、包扎的松紧度、有无滑脱或松动。②应保持牵引锤悬空、滑车灵活。③嘱咐患者及家属不要擅自改变体位，不能随便增减牵引重量。④肢体牵引时，应每天测量两侧肢体的长度，并与健肢做对比，避免发生过度牵引。3～4周后局部消肿，皮肤愈合，骨折断端相对稳定时，再换用

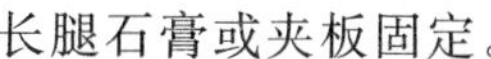

长腿石膏或夹板固定。

（2）维持有效循环　观察患肢末端的血液循环，有无肿胀、麻木、皮温降低、色泽改变及运动障碍，如发现异常，应及时通知医生并做出相应的处理。

2）石膏固定患者的护理

（1）石膏绷带包扎后应待其自然硬化，在石膏未干前，尽量少搬动患者，不要用手指按压，避免石膏向内压迫局部组织。必须搬动时，应用手掌平托。为使石膏尽快干燥，夏天可用电扇吹，冬天可用灯烤，灯烤的距离和温度应适宜，以免烫伤。

（2）抬高患肢，使患处高于心脏水平 20 cm，以利于淋巴和静脉血液回流，减轻肢体肿胀。

（3）保持石膏整洁，如有污染可用毛巾蘸肥皂水及清水擦洗干净，擦洗时水不宜过多，以免石膏软化变形，严重污染时应及时更换。

（4）观察石膏创面有无出血，是否渗到石膏表面，必要时开窗或拆除检查。拆除石膏绷带后，用温水清洗患肢，并用凡士林涂擦皮肤。

47 术前饮食要求有哪些？皮肤准备有哪些？

（1）饮食要求：术前禁食 6 h，禁饮 4 h。

（2）皮肤准备：术前行手术区域皮肤准备，范围是大腿中段至足踝部。

48 胫腓骨干双骨折术后护理的要点有哪些？

（1）麻醉术后返回病房，去枕平卧 6 h。

（2）术后应抬高患肢，以促进静脉血液回流，减轻肿胀，观察有无神经功能障碍及伤口渗血情况，妥善固定各留置引流管，观察引流液的颜色、性状、量并做好记录。

（3）做好皮肤的护理，预防压疮发生。患肢可用软枕垫高，可垫毛巾于足踝下用以垫高足跟，预防足跟处压疮，每 2～3 h 翻身 1 次。

（4）密切观察患肢末端血液循环、感觉、运动，足背动脉及胫后动脉搏动情况，观察患肢皮肤颜色、温度、肿胀情况。

（5）患肢功能锻炼应尽早开始，防止膝、踝关节强直和肌肉萎缩。

（6）预防感染：遵医嘱使用抗生素。

（7）指导患者进高蛋白质、高维生素、高纤维素饮食，如豆类、禽蛋类、海鲜类、奶制品、牛肉、动物内脏，同时还可以多吃些新鲜蔬菜、水果以保证营养供应，增强抵抗力及免疫力，预防便秘发生。

49 胫腓骨干双骨折术后的并发症有哪些？有哪些防范措施？

并发症主要分为早期和晚期两种。

1）早期并发症　早期并发症主要是失血性休克以及神经血管损伤。防范措施：受伤早期立即固定患肢，使患肢制动，防止骨折断端刺破神经及血管，造成损伤。

2）远期并发症

（1）骨筋膜室综合征。防范措施：患者应严格遵医嘱使用脱水消肿药，抬高患肢以利于静脉血液回流并可减轻肢体肿胀。一旦确诊为骨筋膜室综合征，应早期切开、彻底减压，防止肌肉和神经坏死。

（2）关节僵直，肌肉萎缩。防范措施：在有内固定的情况下，逐步进行关节屈伸、收缩锻炼，但负重锻炼必须严格掌握。无内固定或内固定不可靠者，去除外固定后要谨慎进行关节功能锻炼。如患者肌肉萎缩，可指导患者进行股四头肌的等长收缩运动、踝泵运动和直腿抬高运动等。

（3）深静脉血栓形成。防范措施：指导患者早期进行肌肉收缩锻炼，行股四头肌收缩运动。多饮水，遵医嘱使用抗凝药物等。

50 胫腓骨干双骨折术后康复锻炼方法有哪些？

（1）术后 24 h 即开始指导患肢踝背伸、跖屈运动（图 15-15）及股四头肌的等长收缩锻炼，收缩 10 s，放松 10 s，患肢 20～30 次/组，健侧肢体 20～30 次/组，3～5 组/天。健侧肢体可练习直腿抬高运动，抬高时慢慢抬起，当抬到 10～20 cm 时停止 3～5 s，再缓慢放下，反复练习，以不疲劳为宜。

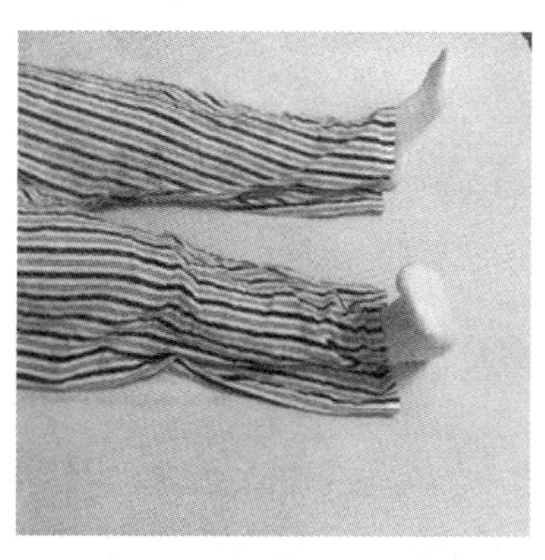
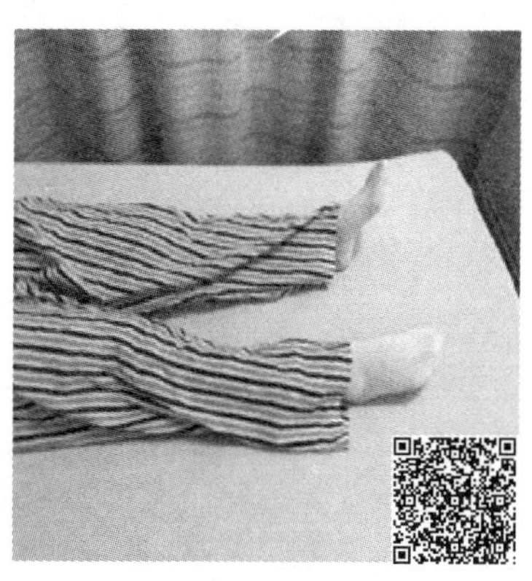

图 15-15 踝背伸、跖屈运动

（2）术后 2～14 天，每天在床上弯曲膝关节 3～5 组，每组 50～100 次。2 周后，肿胀消失，可以用脚尖轻触地面，对伤肢施加少许的力量，以不引起小腿骨折处疼痛为宜。此动作持续锻炼 4～5 周，就可以扶拐不负重行走，在此基础上锻炼 2 个月，恢复到不需扶拐、独立行走状态。

（3）伤后 3～6 周指导患者进行膝关节挺直、抬腿练习（图 15-16）及扶拐下床练习，患肢由伸直位，逐渐屈曲 90°，以防止关节强直，注意循序渐进训练。

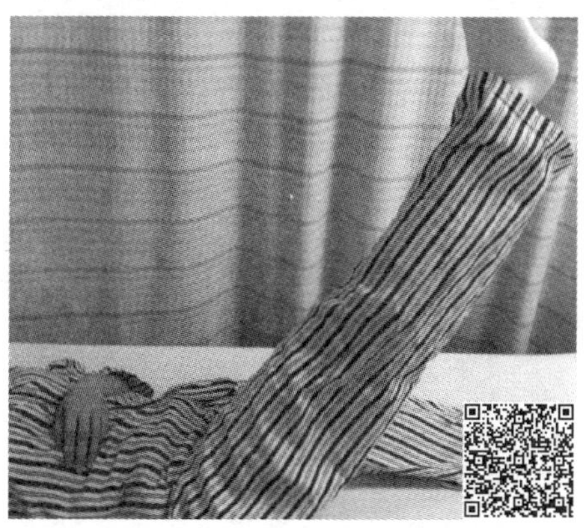

图 15-16 膝关节挺直、抬腿练习

(4) 伤后6～8周不仅强调局部的锻炼，还必须进行全面的肌肉和关节锻炼(图15-17)，坚持全身活动，逐步恢复肢体功能。稳定性骨折X线片复查显示骨折基本愈合后，可逐步扶拐部分负重行走，待骨折达到临床愈合标准后可拆除外固定逐步锻炼膝关节和踝关节。

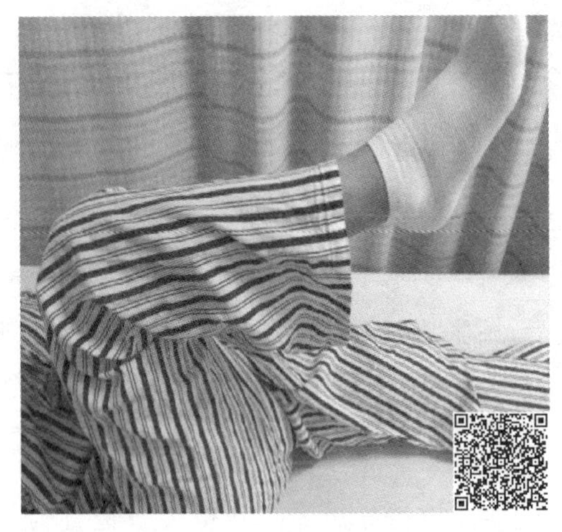

图15-17　膝关节的功能锻炼

51 胫腓骨干双骨折术后出院健康指导有哪些?

1) 休息　术后1个月可指导患者扶拐下地活动，禁止患肢负重剧烈活动，鼓励患者有意识地使用患肢完成日常活动，但不宜用力拖拉重物，保持生活规律、心情愉快、睡眠充足。

2) 饮食　加强营养，多进富含蛋白质、维生素、钙、铁的食物，如动物肝脏、鸡蛋、海产品、青菜等，增强自身抵抗力，控制体重的增加，减少患肢的负重。

3) 复查　出院复查时间为出院后第1个月、第3个月和第6个月，有下列情况应及时就诊，患肢出现胀痛，局部切口出现红、肿、热、痛，伤口有渗液流出。

4) 避免感冒　鼓励患者继续进行患肢功能锻炼。

5) 指导患者　将患肢平放，不能抬高，以免加重组织缺血，不能热敷或按摩。

（陈慧芬　周文娟）

（五）胸腰椎骨折患者的健康指导

52 为什么胸腰椎在脊柱上占有最重要的位置?

胸椎与肋骨相连而组成了坚固的胸廓，它是胸腔内脏的保护“城堡”，腰椎是脊柱中的“顶梁柱”，它承受着身体大部分重量。正常脊柱前后看似直线形状，左右看，为 4 个弯曲。颈弯曲、腰弯曲向前，胸弯曲、骶尾弯曲向后(图 15-18)。胸腰段脊柱处于两个生理弧度的交汇处，是应力集中之处，活动度最大，骨折伴脊髓损伤也最为常见。

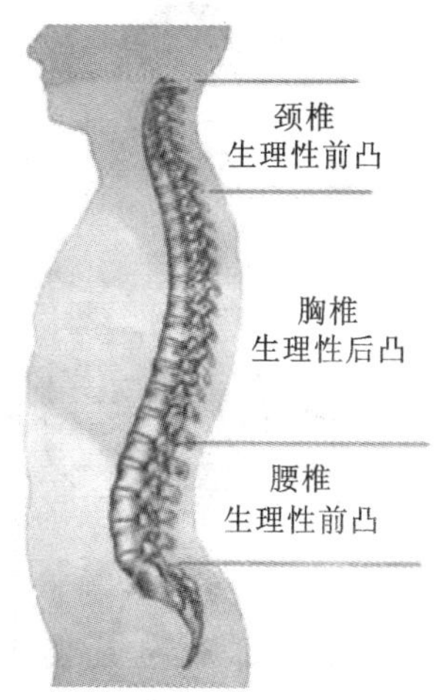

图 15-18　脊柱骨骼图

53 何为胸腰椎骨折?

胸腰椎骨折是指由于外力造成的胸腰椎骨质连续性破坏，是最常见的脊柱损伤。除了骨结构损伤外，胸腰椎骨折合并脊髓、马尾的损伤，可能导致截瘫甚至死亡，并可严重影响内脏的解剖和生理变化。

54 哪些原因会导致胸腰椎骨折?

在青壮年患者中,主要原因是坠跌伤,如车祸、高处坠落、体育意外、交通事故等。在中老年患者中,由于本身存在骨质疏松,致伤因素多为低暴力损伤,如跌倒等。

55 胸腰椎骨折后会出现什么症状?

(1) 局部疼痛:腰背部肌肉痉挛、局部疼痛,站立时疼痛加剧。

(2) 活动受限:椎旁肌紧张,腰背部无力,胸腰椎活动受限,不能翻身或站立。

(3) 腹痛、腹胀:由于腹膜后血肿对腹腔神经丛的刺激,肠蠕动减慢,可出现腹痛、腹胀等症状。

(4) 受损部位出现后凸畸形(图 15-19)。

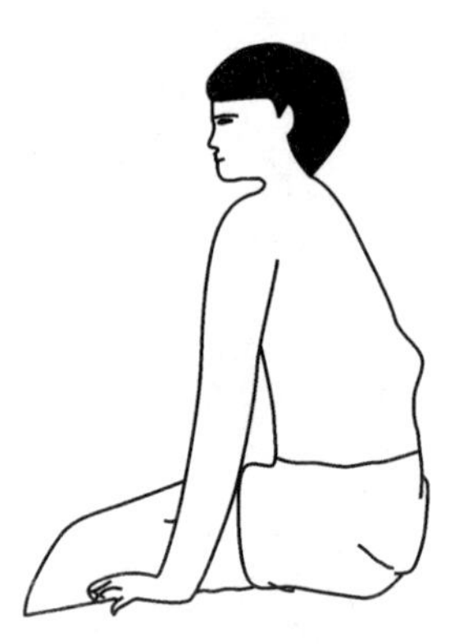

图 15-19　后凸畸形

(5) 胸腰椎骨折合并脊髓及马尾神经损伤表现:受累平面以下的躯干及双下肢出现感觉、运动功能障碍(麻木感、无力,严重者双下肢感觉运动丧失),大小便失禁或无法自主排便。

56 发生胸腰椎骨折后怎样进行现场的急救与搬运?

现场急救宜保持脊柱制动,禁止 人背送。使用木板或硬担架进行搬运,切忌用棉絮、软担架等。搬运方法有滚动法和平托法。

1) 滚动法　患者四肢伸直,三人扶患者躯干,使之成一整体滚动到木板上(图 15-20)。

2）平托法　三人站于患者一边，分别托住患者的头颈肩、腰骶、双下肢，同时将患者平稳置于木板上（图 15-21）。

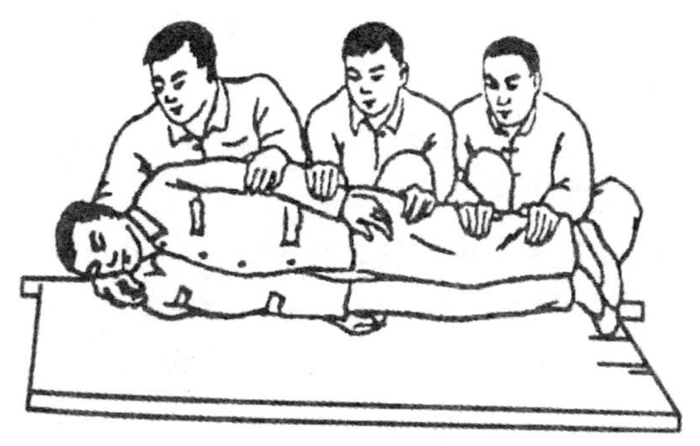

图 15-20　滚动法

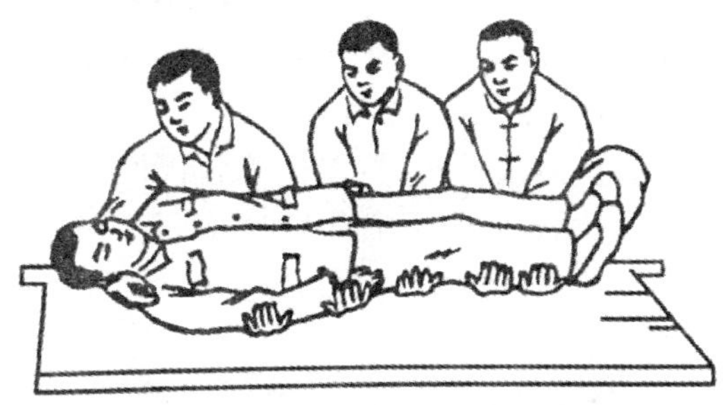

图 15-21　平托法

57 胸腰椎骨折后可能会合并哪些其他的疾病?

（1）压疮是最常见的并发症之一。患者长期卧床，受压部位皮肤缺血、缺氧，营养缺乏而产生压疮。

（2）呼吸功能障碍及肺部感染与长期卧床和脊髓损伤有关。

（3）泌尿系统感染与排尿功能障碍有关。

（4）关节挛缩与关节失去主动活动的能力和肌肉萎缩有关。

（5）深静脉血栓：瘫痪部位的静脉淤血，为血液呈高凝状态引起。

58 胸腰椎骨折需要做哪些检查来判断脊髓损伤的严重程度?

（1）X 线检查可确定骨折的部位及类型。

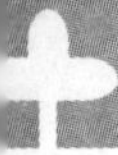

（2）CT 检查可判定骨折块侵犯椎管的程度和发现突入椎管的骨块或椎间盘。

（3）MRI 检查对判定脊髓损伤情况极有价值。

59 胸腰椎骨折有哪些治疗方法?

（1）保守治疗适用于单纯压缩性骨折、稳定性骨折、单纯棘突或横突骨折无神经损伤者。

（2）手术治疗适用于椎体压缩超过 1/2、不稳定性胸腰椎骨折。

60 进行保守治疗时怎样正确佩戴胸腰椎支具？胸腰椎支具应该佩戴多长时间?

（1）选择一个合适的胸腰椎支具(图 15-22)：与自身腰的长度、周径相适应，具有腰椎的弧度，有一定的弹性和良好的支撑性。胸腰椎支具过长会引起不适，过短则起不到固定作用。

（2）胸腰椎支具的佩戴：上缘至肋弓，下缘至髂嵴下部。松紧合适，以免过松或过紧而引起患者不适。

（3）胸腰椎支具佩戴的时间：需佩戴胸腰椎支具进行下床活动，尤其是久坐或久站时。睡眠或休息时可去除。待症状消除后，遵医嘱可循序渐进地去掉胸腰椎支具，恢复胸腰部的正常活动。

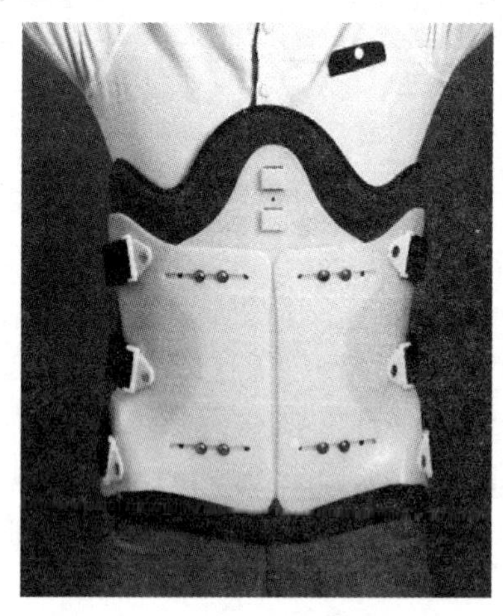

图 15-22　胸腰椎支具

61 胸腰椎骨折需要进行手术时术前的心理活动及其指导有哪些?

胸腰椎骨折导致患者失去部分生活自理的能力。合并神经损伤的患者,可导致肢体的运动功能障碍甚至完全瘫痪,而且病程较长,患者往往会出现焦虑、情绪低落等心理问题。手术前,应及时了解患者的病情,做好沟通,用通俗易懂的语言向患者及家属讲解手术目的及手术方式、功能锻炼的意义以及预防并发症的重要性,以消除患者的紧张感,稳定其情绪。

62 胸腰椎骨折患者术前休息与活动有何要求?

术前应绝对卧床休息,包括进食及排大小便,均在床上进行。卧硬板床,防止因身体活动而带来再次损伤,腰部下垫软枕,保持脊柱过伸位。每 2～3 h 轴线翻身(图 15-23)1 次,即操作者站于患者同侧,双手分别置于患者的肩、腰和臀部,使头、颈、肩、腰在同一水平线上,将患者翻转至侧卧位,避免躯干扭曲。侧卧时,用一软枕放于患者背部支持身体,另一软枕放于两膝之间,使两膝自然弯曲。卧床期间,应做四肢屈伸运动及握拳练习,对于四肢出现功能障碍的患者,由护士或家属协助其进行被动运动。

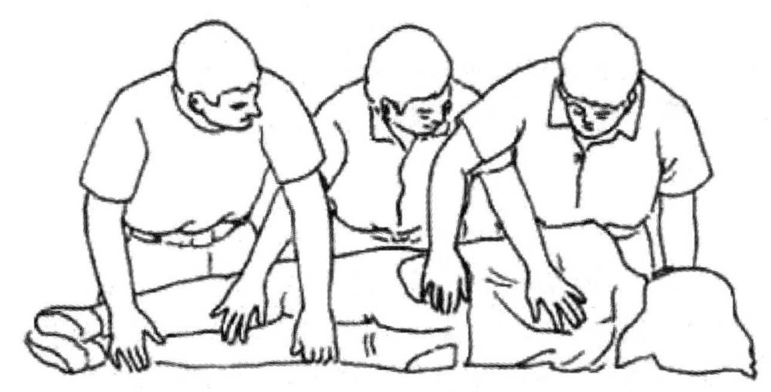

图 15-23 轴线翻身法

63 胸腰椎骨折患者术前饮食要求有哪些?

由于患者绝对卧床休息,活动量减少,胃肠蠕动减慢,因此食物的摄入量应适当减少。少食多餐,戒烟酒,不吃辛辣刺激性食物,进高热量、高蛋白质、高维生素、高纤维素食物,多吃新鲜蔬菜、水果,尽量少吃甜食及易产气食物，以避免腹胀。

64 胸腰椎骨折术后的观察要点有哪些?

(1) 定时监测患者的生命体征，包括血压、体温、脉搏、呼吸、血氧饱和度等。

(2) 保持呼吸道通畅，术后 6 h 去枕平卧，头偏向一侧，防止窒息。

(3) 观察伤口敷料有无渗血，保持引流通畅，防止伤口引流管折叠、扭曲、受压、松动或脱出。注意观察引流液的颜色、性状、量。

65 胸腰椎骨折术后可能会出现哪些并发症? 该如何进行防范?

(1) 脊髓和神经根损伤为术后最严重的并发症。术后注意观察患者四肢的颜色、温度、感觉、运动、肿胀程度、毛细血管充盈度、足背动脉搏动等情况，与术前对比，及时发现患者的病情变化，及时报告医生处理。

(2) 失用性肌萎缩和关节僵硬术后指导并协助患者进行适当的功能锻炼。

①正确的体位:保持各关节处于功能位，预防足下垂。

②关节活动:进行四肢屈伸活动及握拳练习，对于四肢出现功能障碍的患者，由护士或家属协助其进行被动运动。

③腰背肌功能锻炼:根据胸腰部骨折以及脊髓受损的严重程度进行相应的腰背肌功能锻炼(图 15-24)。

66 胸腰椎骨折术后的饮食指导有哪些?

术后禁食，待肠功能恢复、肛门排气后，逐步从流质饮食(如米汤、果汁、藕粉等)或半流质饮食(如稀饭、面条等)过渡到软食(如切碎煮熟的肉、菜等)。进高热量、高蛋白质、高维生素、高纤维素饮食，尽量少吃甜食及易产气食物(如牛奶、豆类等)，以避免腹胀。

67 胸腰椎骨折术后的出院指导有哪些?

(1) 防止外伤，避免疲劳，不过早弯腰、负重，纠正不良的姿势和习惯。

(2) 加强营养，增强体质，注意保暖，预防感冒。

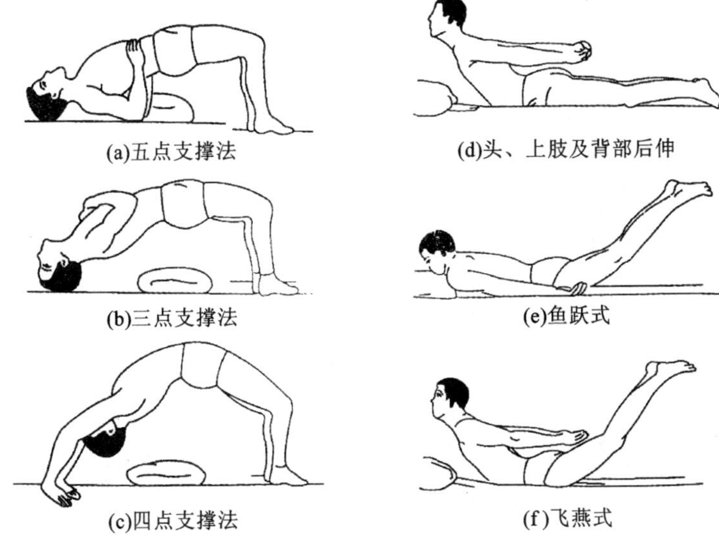

图 15-24　腰背肌功能锻炼

(3) 坚持腰背肌功能锻炼。

(4) 定期复查，一般要求术后 3 个月、半年、1 年复查，不适随诊。

68 胸腰椎骨折术后正确佩戴胸腰椎支具的方法是什么？佩戴时间为何时？

(1) 合格的胸腰椎支具与自身腰的长度、周径相适应，具有腰椎的弧度，有一定的弹性和良好的支撑性。胸腰椎支具过长会引起不适，过短则起不到固定作用。

(2) 胸腰椎支具的佩戴：上缘至肋弓，下缘至腰臀部。佩戴 30 min 左右，以不产生不适感为宜。

(3) 佩戴的时间为术后 3 个月，睡眠或休息时可去除。待症状消除后，可循序渐进地去掉胸腰椎支具，恢复胸腰部的正常活动。特殊情况时遵医嘱解除胸腰椎支具。

69 胸腰椎骨折合并截瘫患者术后的居家生活指导有哪些？

1) 皮肤护理　保持床单清洁、干燥，保持皮肤清洁、干爽，避免尿液、粪便等其他潮湿物的刺激。预防压疮，避免局部组织长期受压，每 2～3 h 更换体位 1 次，加强受压部位皮肤的按摩。

2）预防坠积性肺炎　鼓励患者进行深呼吸及有效咳嗽训练，定时翻身叩背，以利于痰液排出。

3）预防深静脉血栓　抬高双下肢，促进下肢静脉血液回流，按摩四肢，促进血液循环。

4）预防便秘　给予高热量、高蛋白质、高维生素、高纤维素食物，多吃新鲜蔬菜、水果，尽量少吃甜食及易产气食物。行腹部环形按摩，促进肠道蠕动，必要时服用便乃通等中成药或使用开塞露肛塞以辅助排便。

5）预防泌尿系统感染　每天饮水量以大于或等于 2000 mL 为宜，记录每天尿量。间断夹闭导尿管，每 2～3 h 放尿 1 次，然后夹管，以训练膀胱功能。

6）功能锻炼　进行瘫痪肢体的被动活动及肢体按摩，每天 3～4 次，每次 30 min，平卧位时，穿丁字鞋，以预防足下垂。

（陈　婷　周文娟）

（六）骨盆骨折的基础知识

70 骨盆由哪些结构组成？

骨盆（图 15-25）是一个环形的骨性结构，它由双侧髋骨及骶骨构成。髋骨又可以分为髂骨、耻骨和坐骨三个部分，并在外侧组成髋臼窝。骨盆环的前方、左右双侧耻骨形成了耻骨联合，后方由骶骨及髂骨构成了人体的骶髂关节。

71 骨盆在人体里起什么作用？

骨盆在人体上承担着负重、保护盆腔内的各个重要脏器的作用。

72 何为骨盆骨折？

骨盆骨折是指骨盆壁的一处或多处连续性发生中断，是一种严重的外伤。由于骨盆具有负重和保护盆腔内脏的作用，所以严重的骨盆骨折不但会造成内脏损伤，对人体的负重也会造成严重的影

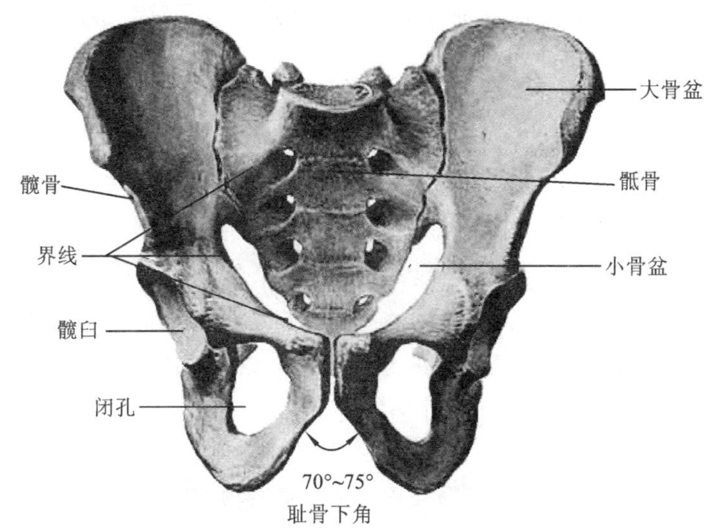

图 15-25 男性骨盆

响。骨盆骨折在半数以上都伴有并发症或多发伤,其中最严重的并发症是创伤性失血性休克,可直接危及生命。

73 哪些原因可以导致骨盆骨折?

骨盆骨折多是直接暴力挤压骨盆所致,常见于压砸伤、碾轧伤、车祸撞击、严重挤压伤和高处坠落伤等。

74 发生骨盆骨折时该怎样进行现场的急救处理?

骨盆骨折在高处坠落伤、挤压伤(地震时)和车祸现场很常见,一旦发生了骨盆骨折,现场的急救一定要以抢救生命、抗休克、预防骨折断端再次移位和迅速转移为目的。在现场首先应该检查患者的全身情况,如处于休克状态,应注意保暖,尽量减少搬动,有条件者立即补液、输血,如果合并颅脑损伤且处于昏迷期时,应注意保持呼吸道通畅。立即拨打急救电话,请求相关人员支援,并进行迅速、安全的转移。

75 骨盆骨折需要做哪些检查?

1）X 线检查　通过进行骨盆的正、侧位片检查,以明确骨折及脱位的部位、骨折的类型和移位的程度。

2）CT 检查　通过进行 CT 检查来进一步了解骨折的移位情况和骨性结构的损伤程度。

3）B 超检查　通过进行 B 超检查来了解有无内脏损伤。如有无腹膜后的血肿、有无腹腔出血和腹腔积液等。

4）血管造影　通过血管造影来发现有无大血管破裂，并通过栓塞血管来控制出血。

76 骨盆骨折的治疗方法有哪些？

1）非手术治疗　一般稳定性的骨盆骨折可采取非手术治疗。多为卧床休息和牵引复位。一般用于年龄较大的患者。

2）手术治疗　手术治疗都用于不稳定的骨盆骨折。常见的手术方式有切开复位内固定和外固定器固定两种。

77 骨盆骨折进行下肢牵引时的注意事项有哪些？

牵引疗法是临床上一种常见的康复治疗方法，它通过特殊的牵引装置对人体的某些部位进行牵拉，使其达到复位与缓解疼痛的目的。骨盆骨折时医生会根据骨折的类型和骨折的不同部位以及患者的自身身体状况为患者选择不同的牵引类型。一般多以下肢皮牵引（图 15-26）和股骨髁上牵引为主，以使患者达到复位、缓解疼痛的目的。在为患者牵引的过程中，应该注意以下几点。

1）心理护理　患者进行牵引时需长时间卧床，从而导致活动受限，自理能力下降，常常会表现出焦虑、烦躁甚至自卑的情绪。针对患者的这种心理，应该向患者耐心讲解牵引的目的及注意事项，多与患者沟通，倾听患者的主诉，帮助其树立一个健康的心态来面对疾病。

2）维持有效的牵引

（1）牵引时向患者及家属讲解牵引重量不可随意增减，如患者在牵引过程中出现下肢麻木、疼痛剧烈或感觉、运动消失等不适症状时应立即通知医生进行处理。

（2）保持患者牵引的功能位，骨盆骨折在进行下肢牵引时，应保证患者患肢始终处于外展中立位。

（3）保持牵引锤处于悬空状态，在牵引绳上不可搭盖衣物或棉被，以免因重量的偏差而影响牵引的效果。

（4）因牵引患者需要长期卧床，需要做好皮肤的护理，预防压疮的发生。

（5）如果是年龄较大的患者，应指导患者深呼吸、有效咳嗽，必要时遵医嘱给予雾化吸入，以预防长期卧床导致的肺部感染。

（6）在进行下肢骨牵引时，每天应进行 2 次针眼处的消毒，以预防感染。

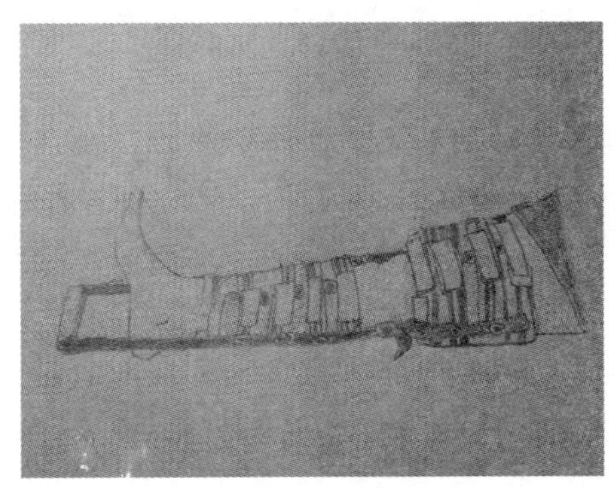

图 15-26　下肢皮牵引

78 骨盆骨折需手术的患者术前心理活动及其指导有哪些？

骨盆骨折的患者因长期卧床，无法自主活动，往往会出现生活自理能力缺陷，都需要家属的照顾，生活质量明显下降，容易产生沮丧、自卑、绝望的心理，再加上对疾病相关知识的缺乏，更容易出现焦虑、恐惧感。护士要根据患者的年龄、职业、文化程度针对性地做好精神安慰和心理疏导，讲解有关手术的知识，介绍治疗效果好的成功病例，增加患者对疾病恢复的信心。同时做好家属的思想工作，使其不要在患者面前流露出厌烦的情绪，避免患者情绪波动。

79 术前休息与活动有何要求？

骨盆骨折的患者应注意保暖，预防感冒。指导患者在床上进行适应性的训练，练习床上卧位排尿和排便，避免因术后排便习惯改变而引起尿潴留和便秘。对于长期卧床进行下肢皮牵引的患者，可

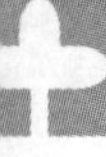

以指导其做双下肢的踝泵运动、股四头肌的等长收缩运动，以促进血液循环，防止肌肉萎缩和关节僵硬的发生。

80 术前饮食的要求有哪些?

(1) 指导患者进高蛋白质、高热量、高维生素的食物，以保证营养供给和增强抵抗力。

(2) 术前 6 h 禁食，4 h 禁饮，以减轻胃肠道负担，防止手术过程中呕吐或误吸。

(3) 指导患者在术前戒烟、酒，不吃辛辣刺激性食物，以免引起咳嗽。

81 骨盆骨折术后的观察要点有哪些?

(1) 患者卧位：去枕平卧，术后 6 h 指导患者进行轴线翻身，以免引起压疮。术后 6 h 如患者未诉腹部不适可少量饮水，每次 5～10 mL。

(2) 引流管的观察：密切观察伤口敷料渗血及引流情况，包括引流液的颜色、性状和引流量。保持引流管通畅，避免引流管反折、扭曲和脱落。

(3) 患肢末梢血液循环观察：密切观察患者患肢的末梢血液循环情况，包括颜色、感觉、皮温、肿胀程度、运动情况，并与健肢做对比。

82 骨盆骨折术后可能会出现哪些并发症? 该怎样进行防范?

骨盆骨折的患者术后可能出现的并发症有术后伤口感染、骨折不愈合、关节僵硬和下肢深静脉血栓。

1) 术后伤口感染　观察患者体温的变化及伤口敷料的情况，保持敷料的清洁、干燥，保持引流管引流通畅，防止引流液逆行。遵医嘱给予抗生素治疗。

2) 骨折不愈合　影响骨折愈合的因素包括全身和局部两类。全身因素包括营养不良或患有代谢障碍性疾病。局部因素则包括骨折的部位、类型、程度；骨折断端的血供不良；骨折处的局部有感染均能导致骨折延迟愈合或不愈合。所以骨盆骨折术后的患者应加强营养，多吃高蛋白质、高热量、高维生素和高钙食物，以确保机体营养的供应，加快骨折的愈合。

3）关节僵硬　骨盆骨折患者由于术前进行了一段时间的下肢皮牵引或骨牵引，加上术后如未进行正确的功能锻炼，可导致膝关节僵硬。所以，骨盆骨折术后的功能锻炼显得尤为重要。在术后6 h后，就可以指导患者进行双下肢股四头肌的等长收缩运动和双下肢足踝的踝泵运动，以促进血液循环、防止肌肉萎缩和关节僵硬的发生。

4）下肢深静脉血栓　观察患者双下肢末梢血液循环的变化、皮肤温度和肿胀程度以及是否出现腓肠肌压痛。指导患者在术后返回病房即开始进行脚趾的屈伸运动、下肢肌肉的等长收缩运动及双下肢足踝的踝泵运动，根据医嘱使用抗凝药物，预防血栓形成。

83 骨盆骨折术后如何进行康复锻炼?

1）早期功能锻炼

(1) 术后6～24 h为第一个阶段。可指导患者进行双下肢股四头肌的等长收缩运动和双下肢足踝的踝泵运动。股四头肌的等长收缩运动每天进行3组，每组进行15～20 min。双下肢足踝的踝泵运动每天进行3组，每组练习30～45次，足背完全的跖屈和背伸为1次。

(2) 术后24～48 h为第二个阶段。可指导患者进行双下肢膝关节的屈伸运动。双下肢膝关节的屈伸运动每天进行3组，每组进行25～40 min。

2）中期功能锻炼　术后3～9天，指导患者在床上继续进行屈膝、屈髋的运动。可以由刚开始的被动运动逐步转变成为患者的主动运动。

3）晚期功能锻炼　术后2～3周，患者可以拄拐下床练习站立和行走的活动。在此期间应指导患者预防跌倒，避免因跌倒所导致的二次损伤。术后3～4周，可以指导患者弃拐独立行走，并逐步练习下蹲的动作。

84 骨盆骨折术后的出院指导有哪些?

1）休息注意　适当休息，劳逸结合，避免重体力劳动和剧烈

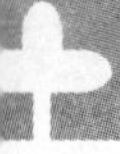

运动。

2）饮食指导　患者继续进营养丰富、清淡、易消化、含钙丰富的食物，如瘦猪肉、鸡蛋、鱼汤，多吃新鲜蔬菜和水果等，多喝牛奶。牛奶富含钙、磷、钾，所含蛋白质和钙易于吸收，是骨折患者最好的饮食。戒烟、酒、浓茶和咖啡。

3）生活指导　稳定患者情绪，避免不良刺激。指导患者注意保暖，避免患者长期受寒、凉和潮湿的刺激。

4）功能锻炼　指导患者继续加强双下肢和髋关节的功能锻炼，活动度应循序渐进，活动范围逐渐增大。

（陈　婷　周文娟）

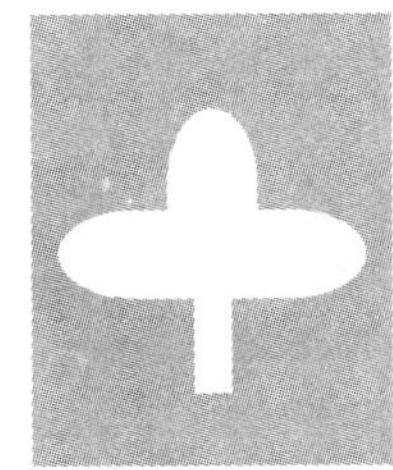

第十六章 手外伤患者的健康指导

1 手部开放性损伤的原因有哪些?

手部的开放性损伤,大部分是由于刀具、电锯、电刨、铡草机、轧花机、压铸机、水压机、油压机、冲床以及各类工业辗轴或汽车车轮等碾压所致。与设备条件不完善、违反操作规程、技术不熟练、注意力不集中、互相配合不好等因素相关。

2 手部开放性损伤有哪些类型?

手部开放性损伤根据其受伤的原因可分为五类:包括皮肤切割伤、刺伤、挤压伤,皮肤撕脱伤,压砸性损伤,碾压撕裂性损伤,高速贯穿性损伤、炸伤。

3 如何对手外伤患者进行现场急救处理? 处理原则是什么?

对手外伤患者进行急救处理主要包括简单、有效地处理手部伤口,正确、迅速、及时地转运患者,使患者得到有效的治疗。主要处理原则是抢救生命,抗休克治疗。

1）现场急救处理

(1) 迅速判断有无威胁生命的体征与合并伤。监测患者生命体征情况,包括血压、脉搏、呼吸、体温。重点观察患者的全身情况及生命体征的变化,如发现异常,应及时处理。同时充分暴露患者受伤的肢体,脱去或剪开受伤肢体的衣袖;观察受伤肢体有无活动性出血及有无畸形、缺损等,观察受伤肢体的手指感觉及主动运动功能、上肢各关节的运动情况,了解有无骨折或关节脱位。

(2) 创面处理,制止出血和防止再污染。一般应争取在伤后6～8 h进行清创。

(3) 临时固定,就地取材。对怀疑骨折的患者在急救现场应选用树枝、木棍、竹棒等临时简便固定,紧急情况下,可直接借助患者的躯干或健肢进行临时固定；骨折固定时，不要盲目复位，避免骨折移位，损伤软组织、血管、神经或内脏，防止加重损伤程度。为患者固定时应动作轻巧，快速稳妥，松紧适度；肢体骨折固定时，将指(趾)端露出，便于密切观察患者患肢末梢血液循环情况。

(4) 迅速转运。在转运过程中，可就地取材，也可借助一定的工具，不要因为寻找搬运工具而贻误转运时机。转运现场搬运多为徒手搬运，搬运时工作人员应密切观察患者生命体征及患肢伤口敷料渗血情况、患肢末梢血液循环情况。注意患者安全，保持各种管道有效固定、通畅。

2) 处理原则　早期正确急救，首先处理危及生命的严重并发症和合并伤，其次处理局部的并发症与合并伤。

4 现场无专业固定物时，如何对患肢进行固定?

现场无专业固定物时，可以就地取材，使用木板、树枝、竹竿等作为临时固定材料，进行临时简便固定；如现场无任何物品可将衣服、裤子叠成条形作为临时固定使用，或将患肢固定于健肢上。

5 止血的方法有哪些? 应用止血带止血的注意事项有哪些?

1) 止血的方法

(1) 加压包扎止血法　一般用于小动脉、静脉或毛细血管的出血。首先在患肢出血部位的上方覆盖无菌敷料，然后用绷带加压包扎。

(2) 指压止血法　一般用于动脉止血。即用手指将患肢出血动脉的近心端，用力压向其相对的骨面端，以阻断血液来源从而达到临时止血的目的。

(3) 止血带止血法　一般用于四肢大动脉的出血。在患肢出血的部位覆盖无菌纱布，将止血带扎于患肢出血部位的近心端，避免其接触皮肤，止血带的松紧度以压住患肢动脉血流为原则，严密观察患肢的末梢血液循环、准确及时记录止血带的部位与时间。如扎于上肢，应每隔 20～30 min 放松 1 次，如扎于下肢应每隔 40～60 min 放松 1 次。

(4) 屈肢加垫止血法　一般用于四肢非骨折性创伤的动脉出

血的临时止血。当患肢前臂或小腿出血时，在其肘窝或腘窝内放置纱布、棉花、毛巾等物品用作衬垫，并用绷带将肢体固定于屈曲体位。

(5) 填塞止血法　一般用于机体腹股沟、腋窝、鼻腔、宫腔出血以及盲管伤、组织缺损等。将无菌纱布填塞于伤口，填满填紧后再选用加压包扎法。

2) 应用止血带止血法的注意事项

(1) 使用止血带时，扎止血带的部位要准确无误，一般应扎在伤口的近心端，靠近伤口的部位，使用止血带扎上臂时，不可扎在上臂下 1/3 处，以免损伤桡神经。

(2) 使用止血带时压力要适当。

(3) 使用止血带时，止血带下面要加衬垫，严禁用绳索或铁丝直接加压。

(4) 使用止血带时，应有明确标记，及时准确记录使用止血带的时间。

(5) 使用止血带时，应加强巡视，止血带的使用时间不可超过 3 h，每 0.5～1 h 应松解止血带 1 次。

(6) 使用止血带的过程中，要密切观察患者的生命体征变化及患肢伤口敷料出血情况，松解止血带前要及时补充血容量，纠正休克，让止血物品处于备用状态。

6 严重创伤伤员在转运过程中主要的护理措施有哪些?

1) 根据病情给予适当卧位　患肢摆放正确，昏迷、烦躁的患者应使用约束带，防止坠床。

2) 保持呼吸道通畅　及时清除口鼻腔、气道分泌物，避免误吸，防止舌后坠。休克、呼吸困难者给予吸氧。

3) 严密观察病情　监测生命体征、尿量、意识、瞳孔、出血情况、末梢循环、疼痛、专科症状及体征情况，记录 24 h 出入液量，发现异常及时处理。

4) 安全护理　确保抢救用物、药品和器械均处于备用状态。进行必要的抢救护理，使患者在转运途中得到连续性的治疗。

5) 止血带的护理　对使用止血带的患者，加强巡视，密切观察，及时监测扎止血带的效果，每 1 h 松开 1 次，并及时记录。

6）患肢的护理　严密观察患肢伤口敷料渗血情况及末梢血液循环情况，注意观察伤口敷料是否包扎合适，松紧度是否适宜。

7）管道的护理　保持各种管道的妥善固定及通畅，防止脱落、扭曲、堵塞，同时注意使用无菌技术，防止逆行感染。

8）护理记录　准确、及时做好护理记录。

7 手外伤患者的心理需求是什么?

手外伤患者因意外伤残，患肢剧烈疼痛，易导致患者产生情绪危机，使其产生紧张、焦虑、恐惧、烦躁等心理变化，因此，患者的心理需求大都为改善及美化患肢的外观，重建及恢复手部功能，缓解疼痛，帮助其树立战胜疾病的信心。

8 手外伤患者要做哪些检查?

1）一般检查　包括手部皮肤的外观检查、手的姿势及体位的改变及有无畸形等。

2）感觉功能检查　包括手部的触觉、痛觉、两点分辨觉、神经修复后的功能评定。

3）运动功能检查　关节活动度检查、肌肉的检查、肌腱的检查、握力和捏力的检查、手指关节总主动活动度测定。

4）手部特殊的检查　斜角肌挤压试验、上臂缺血试验、屈肘试验、腕背屈试验、神经干叩击试验等。

9 手外伤患者要做哪些术前准备?

（1）完善术前各项常规检查。

（2）药物准备：术前使用抗生素治疗。

（3）饮食准备：术前禁食 8 h 、禁饮 6 h。

（4）术前体位训练：必要时进行床上排便练习、床上排尿练习。

（5）皮肤准备：剃除手术部位汗毛。

（6）其他准备：如交叉配血。

10 手外伤患者术后如何护理?

1）一般护理　病房保持安静、整洁、温湿度适宜。定时通风换气。室温在 20～30 ℃，湿度在 50％～60％。

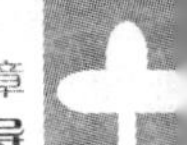

2）生命体征及意识的观察　严密监测血压、脉搏、呼吸和体温、血氧饱和度，密切观察患者的全身情况及生命体征变化。

3）患肢的观察与护理　严密观察伤口敷料是否有渗血、渗液、异味；石膏或外固定支架是否包扎过紧，松紧适宜；密切观察患肢末梢血液循环及手指末端皮肤的颜色、温度、张力等情况，如发现皮肤苍白或发绀、皮温降低、肿胀或指腹瘪陷等，应立即通知医生处理。

4）体位护理　根据不同的手术方式为患者安置不同的体位，患者卧位时抬高患肢30°，略高于心脏水平，患者坐位或站位时，指导患者将患肢悬吊于胸前，每天做患肢的上举运动，循序渐进，每天3次，每次15～30 min，或100～200次/天，以不感觉疲惫为宜。

5）疼痛护理　全面评估患者疼痛性质及其诱发因素，及时对症处理，必要时使用止痛药物；保持病房环境安静，避免不必要的刺激；治疗及护理过程中，动作轻柔，保护患肢，减少患者疼痛；稳定患者情绪，有效沟通，指导患者放松，保持心情愉快。

6）留置导尿管的护理　保持导尿管通畅，勿折叠、扭曲。密切观察尿量、颜色、性状，准确、及时记录。

7）饮食护理　改善全身营养状况，增加抵抗力。进高热量、高蛋白质、高维生素食物，鼓励患者多吃新鲜蔬菜、水果，多饮水。

8）药物的治疗与护理　严格执行无菌操作，遵医嘱应用抗生素、止血、营养神经、扩血管等药物，严密观察药物有无不良反应，如有异常，应及时处理。

9）心理护理　关心患者，向其讲解成功病例，使患者保持情绪稳定，积极配合治疗，以积极的心态面对生活。

10）功能锻炼　根据患者病情，为患者制订个性化的锻炼方法，并向患者及其家属说明功能锻炼的重要性，使患者主动配合医护人员，自觉完成锻炼计划。

（1）清创缝合术后　术后疼痛、肿胀减轻后，练习握拳、屈伸手指、腕部屈伸和旋转活动。伤口拆线后，练习用力握拳和手的屈伸、内收、外展等活动。石膏固定期应积极进行未制动关节的功能锻炼，去除固定后，早期进行主动和被动功能锻炼。

(2) 皮肤缺损带蒂皮瓣移植术后　皮瓣断蒂前,以活动健指为主,术后2天用健肢帮助患肢健指做被动运动,一周后做健指最大幅度主动屈伸活动。活动时避免皮瓣牵拉;水肿消退后,进行患指屈伸活动;皮瓣断蒂后,健指可做最大幅度的屈伸运动,患指做被动和主动屈伸活动;皮瓣拆线后,可加大活动幅度,可握拳、伸指、用手握橡皮圈等。

(3) 手部肌腱损伤　肌腱粘连松解术后24 h,患指进行主动伸指、屈掌指关节活动,3～5次/天,每次15 min;肌腱修复术后,在石膏固定的3～4周内,可活动未固定的关节,3～4周后拆除外固定,患指进行主动和被动活动,直至患指屈伸活动正常。

(4) 手部骨折和关节脱位　外固定期间,健指积极做屈伸活动,患指可在健肢的协助下被动屈伸活动,疼痛消失后转为主动活动,同时进行患肢腕部的屈曲和背伸练习;外固定去除后,手部各关节可进行缓慢的主动屈伸活动,特别是掌指关节和近端指间关节,每次屈伸都要达到最大范围。

(5) 作业训练　包括缝纫、编织、装配器件、打字以及雕刻、泥塑、制陶、工艺编织等。

(6) 家务劳动　清洗、烹饪、熨烫衣物、清扫、使用家用电器等。

11 手外伤术后患肢观察重点是什么?

(1) 患肢伤口敷料包扎是否过紧。

(2) 患肢伤口敷料渗血情况。

(3) 患肢肿胀情况。

(4) 患肢末梢血液循环情况。

12 手外伤患者末梢血液循环情况如何观察?

1) 远端肢体皮肤颜色与指腹张力　正常情况下皮肤颜色红润,轻度肿胀,弹性好,皮纹正常,指腹张力正常。

2) 肢体温度　皮肤温度测定是术后血液循环观察最为敏感的指标,患肢24 h内温度波动在0.5～1 ℃内,皮温的观察要与健肢相比较。

3) 毛细血管回流充盈试验　毛细血管充盈时间是反映组织成

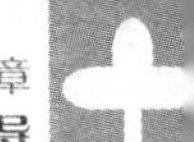

活状况的最实际的指标，毛细血管正常充盈时间为1～2 s。正常情况下供血的指(趾)甲床皮肤颜色红润，轻压甲床皮肤呈苍白色，去除压迫后，受压区域皮肤恢复红润，此过程所需的时间称为毛细血管充盈时间。

4) 针刺与切开放血　小切口放血是一种既简单又明确反映末梢血液循环情况的可靠方法，也是鉴别动、静脉循环障碍的一种直接有效的方法。术后48 h内，尤其是24 h内，每0.5～1 h放血1次，必要时使小切口呈持续的出血状态，以后酌情逐渐延长间隔放血的时间。一般放血5天左右，最多不超过7天。

13 手外伤患者为什么禁烟?

因为烟草中的尼古丁可以引起血管痉挛，它对显微血管刺激较大，严重者可致手指坏死。因此手外伤的患者要严禁吸烟，远离吸烟人群及吸烟区。

14 手外伤患者使用止痛药物需要注意什么?

(1) 不要盲目、随意地自行服用止痛药物，以免掩盖病情及引起肝肾损害。

(2) 针对疼痛的部位、性质、强度正确选用止痛药物。

(3) 同一种止痛药物长期反复使用、使用时间过长，易产生耐药性。

(4) 不宜同时使用2种及2种以上止痛药物。

(5) 严禁服用止痛药物后饮酒。

(6) 严禁空腹服用止痛药物。

(7) 严格遵照说明书或医嘱服药。

(8) 服用止痛药物的过程中如有不适立即停药。

15 石膏拆除的时间有何要求?

骨折患者当骨折明显移位时给予复位、石膏固定4周，指间关节可自由活动；再植术后患者石膏固定的时间一般为4～6周，血管缝合术后、神经修复术后一般需要固定3～4周。

16 克氏针拔出的最佳时间有何要求?

腕关节处的离断再植及手掌的离断再植术后，克氏针常规固定

4～6周，小儿克氏针固定时间为3周，不超过4周。

17 预防关节僵硬的方法有哪些？

关节僵硬的活动方法有主动运动、消肿热疗、手法治疗、外展、关节间断的屈伸。

18 预防患肢肿胀的方法有哪些？

1）患肢抬高制动　将患肢置于心脏平面以上20°～30°，使其重力转化为动力性因素，减轻肿胀，减少出血、疼痛，防止损伤加重。

2）冰敷　可有效降低患肢肿胀的程度，将多个冰袋交替使用，使用时尽量维持冰袋温度在0 ℃左右，防止冻伤，冰敷时间为每次15～30 min，反复交替使用，至局部疼痛消失为止。

3）加压包扎　患肢加压包扎后，可使损伤的组织内部压力增高，促进小血管闭合，减少出血，另一方面可减少伤口敷料渗血、渗液，减轻肢体肿胀。

4）用药　遵医嘱使用消肿的药物，注意观察药物的副作用及不良反应。

19 手外伤患者出院指导有哪些？

（1）强调皮瓣维持体位的重要性，特别是皮瓣移植者，应保持皮瓣良好的血液供应。

（2）教会患者自我观察血液循环的方法，以便发现异常，及时就诊。

（3）讲解功能锻炼对手外伤治疗和康复的重要意义，预防关节僵硬、肌腱粘连，促进手的功能恢复。

（4）注重日常练习，指导患者加强手的屈指练习与掌指关节练习。

（5）定期复诊：指导定期复查，术后伤口拆线时间为10～14天。

（袁　敏）

第十七章 特殊创伤患者的健康指导

(一) 挤压伤及挤压综合征患者的健康指导

1 什么是挤压伤及挤压综合征?

挤压伤及挤压综合征是指四肢或躯干的肌肉丰富部位受到长时间的挤压后,出现以肢体肿胀、坏死、肌红蛋白尿、高钾血症以及急性肾损伤为特点的临床综合征。该综合征死亡率高,所以早发现、及时治疗非常重要。

2 挤压综合征的临床表现有哪些?

主要表现为损伤的局部组织广泛挫伤、肢体肿胀、皮肤张力增加,有水疱形成;出血、皮下淤斑、局部疼痛和感觉障碍;全身表现有休克、酸中毒、高钾血症及急性肾功能衰竭的相关症状和体征。

3 发生挤压伤现场如何急救?

1) 解除挤压　快速解除外部挤压,搬动或松开挤压物,尽快将患者安置在安全地带。

2) 镇静止痛　根据患者情况,遵医嘱给予镇静剂、止痛药物,减轻患者的疼痛,缓解紧张情绪。

3) 口服碱性饮料　有条件的话可以将 8 g 碳酸氢钠溶入 1000 mL 水中给患者服用。

4) 妥善处理伤口和患肢　妥善包扎伤口,患肢制动,避免加重损伤。

4 挤压伤及挤压综合征如何观察与护理?

1) 建立静脉通道,快速准确补液　严密监测生命体征的变化,早期快速补液,纠正低血容量性休克和中毒性休克。

2) 密切观察尿量及性质　患者应留置导尿管,记录每小时尿量及 24 h 尿量，注意观察尿液的颜色、性状，如出现尿闭（24 h 尿量少于 100 mL）或少尿（24 h 尿量少于 400 mL）应警惕肾功能衰竭的发生。

3）保护肾功能　遵医嘱及时输入 5%碳酸氢钠溶液，碱化尿液；应用 20%甘露醇利尿；应用山莨菪碱，解除肾血管痉挛；维持水、电解质平衡。

4）患肢护理　密切观察挤压部位情况。

（1）伤情轻者：局部肿胀不明显，远端肢体没有明显血液循环障碍和功能未受影响时，可暂时制动，用关节夹板固定。

（2）伤情重者：肿胀明显，血液循环障碍，应立即通知医生，做好切开减压准备。减压引流后，应观察引流是否通畅以及渗液的情况，若伤口敷料浸湿应及时通知医生更换，预防感染。

（3）患肢制动，不可抬高，以免加重肢体缺血、缺氧。用冰袋冰敷患肢，降低其温度，减轻肿胀，减少毒素吸收，但要注意防止冻伤。

（4）截肢的患者：床边备止血带、止血钳，防止大出血的发生。

5）营养支持　挤压伤及挤压综合征造成大量组织坏死、渗出，能量需求大大增加，结合患者情况，无胃肠道功能受损者，应鼓励患者尽早就餐，饮食以高蛋白质、易消化、高维生素食物为主。不能经口进食者，通过静脉营养补充机体的需要。

（吴改平　汤运红）

（二）蛇咬伤患者的健康指导

5 如何判断是否为毒蛇咬伤?

是否为毒蛇咬伤主要靠观察伤口处特殊的咬痕、局部伤情及全身表现来区别。毒蛇咬伤后伤口局部常留下 1 对或 3～4 对毒牙痕迹，且伤口周围明显肿胀及疼痛或有麻木感，局部有淤斑、水疱或血疱，全身症状也较明显。无毒蛇咬伤后，局部可留下两排锯齿状咬痕。（图 17-1、图 17-2、图 17-3）

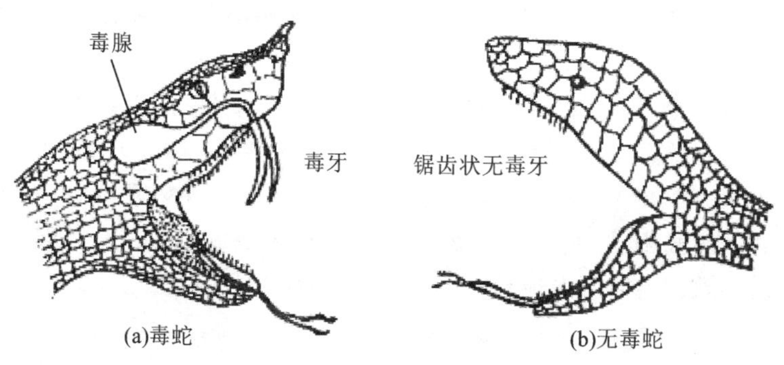

图 17-1　毒蛇和无毒蛇牙齿的区别

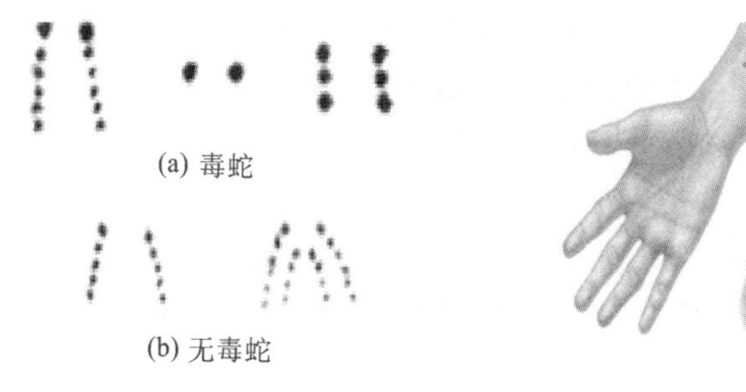

图 17-2　毒蛇和无毒蛇咬痕的区别图

图 17-3　毒蛇咬痕

6 蛇毒分为哪几类?

蛇毒可分为以下几类。

1）神经毒　毒液主要作用于神经系统,引起肌肉麻痹和呼吸肌麻痹。

2）血液毒　毒液主要影响血液及循环系统,引起溶血、出血、凝血及心脏衰竭。

3）兼有神经毒和血液毒　其毒液具有神经毒和血液毒的两种特性。

7 蛇咬伤患者有哪些临床表现?

蛇咬伤患者出现症状的快慢及轻重与毒蛇种类、蛇毒的剂量与性质有明显的关系。同时咬伤的部位、伤口的深浅及患者自身抵抗力也有一定的影响。

1）神经毒致伤的表现　神经毒经人体吸收快，毒性剧烈，但因局部症状往往较轻，故常被人忽略。此类伤者伤口处红肿不明显，出血量一般不大，伤口局部出现麻木或知觉丧失，偶有轻微痒感。伤者多在伤后半小时后，会出现头晕、嗜睡、恶心、呕吐及乏力。重者出现吞咽困难、声嘶、失语、眼睑下垂及复视。如未及时就医，可能会因呼吸困难、血压下降及休克，致使机体缺氧、发绀、全身瘫痪，最后导致出现呼吸及循环衰竭，患者会有生命危险。

2）血液毒致伤的表现　患者被咬伤的局部组织会迅速肿胀，并不断向近侧发展，伤口剧痛，流血不止。伤口周围的皮肤组织多伴有水疱或血疱，皮下淤斑，组织坏死。严重时全身广泛性出血，如结膜下淤血、鼻衄、呕血、咯血及尿血等。患者可伴头痛、恶心、呕吐及腹泻，关节疼痛及高热。血液毒致伤的患者由于症状出现较早，一般救治较为及时，故死亡率多低于神经毒致伤的患者。

3）混合毒致伤的表现　患者的表现同时兼有神经毒及血液毒的症状。从局部伤口看类似血液毒致伤，如局部红肿、淤斑、血疱、组织坏死及淋巴结炎等。从全身来看，又类似神经毒致伤。此类伤员死亡原因仍以神经毒为主。

8 如何对蛇咬伤患者进行现场急救？

毒蛇咬伤后现场急救很重要，必须迅速排出伤处毒液，同时防止毒液的进一步吸收与扩散。

1）防止毒液吸收　因蛇毒从伤口处进入人体速度非常快，往往只需 2～3 min，故需要尽快采取措施，防止中毒加深。

（1）绑扎法　被毒蛇咬伤后，除吸吮伤口，还需同时用毛巾、布条或绷带等，在距离伤口 5～10 cm 近心侧进行绑扎。注意缚扎时间不宜过久，以免造成远端肢体坏死。

（2）冰敷法　条件允许的情况下，对伤口绑扎的同时，可用冰块或冰袋冰敷伤处。冰敷需要注意的是防止局部皮肤组织冻伤。

（3）制动法　被毒蛇咬伤后，应尽量减少活动，将患肢或患处制动，并放于低位。必须活动者，应尽量减慢活动速度。

2）促进蛇毒排出　伤者自己或施救者可用嘴吸吮伤口，需要注意的是，要求吸吮者口腔黏膜及口唇部应完好无损无破溃，每次

吸吮伤口吐出毒液后，需要用清水漱口 1 次。有条件者，也可用拔奶器吸出伤口内毒液。伤口扩大后，还可用各种药物做局部的湿敷或冲洗，以达到破坏或中和蛇毒的作用。

9 蛇咬伤患者入院后伤口需做哪些处理?

1）患处检查　检查咬痕，根据伤口情况判断是否为毒蛇咬伤及主要是何种毒蛇。

2）切排引流　伤口尽早进行消毒清创处理，对于伤口较深并有污染者，应彻底清创，消毒后应以牙痕为中心，将伤口作“＋”或“＋＋”形切开，使残存的蛇毒便于流出。

10 蛇咬伤患者实验室检查应着重哪些项目?

实验室检查应根据蛇毒种类，考虑血常规检查，凝血功能检查，肝肾功能、电解质检查，血气检查等。

11 蛇咬伤患者如何护理?

1）伤口护理　在做好伤口清创后，将蛇药片碾碎后用酒精调成泥状，外敷于伤口周围的皮肤，注意避开伤口，外敷面积应大于肿胀面积。密切观察伤口皮肤组织肿胀情况，保持患处清洁。若伤口并发感染应勤加换药处理。

2）用药护理　遵医嘱使用对应的解毒剂，如口服蛇药片、静脉输注抗蛇毒血清，在使用抗蛇毒血清前需做皮试，如皮试阳性可在脱敏注射后再行静脉滴注。静脉滴注时，注意滴速，首次滴注速度不宜过快，并注意观察有无不良反应。

3）病情观察　严密观察患者意识、瞳孔及生命体征变化，及时发现呼吸、血压及心律失常等情况；观察患侧肢体肿胀及感觉有无异常或麻木；观察尿量、颜色、性质的变化，有无血尿、少尿或无尿；如患者出现心悸、头晕、气短、恶心、呕吐、嗜睡、昏迷或视物模糊应警惕全身中毒的发生，同时报告医生及时采取有效救治。

12 蛇咬伤患者可能出现哪些严重并发症?

（1）中毒性休克　临床表现在伤口周围或全身皮肤出现出血点、淤斑；全身表现有烦躁不安，脸色苍白，口唇、四肢末梢轻度发绀，体温升高或不升，脉搏微弱，心率增快，血压下降，如有内脏出血，还有咯血、尿血、便血等表现。处理措施包括：①病因治疗，迅速使用对抗蛇毒的药物如抗蛇毒血清；②对症治疗，包括补液、纠正酸中毒、输氧、升压药物的应用等。

（2）急性肾功能衰竭　当蛇咬伤出现中毒性休克后，应该及早采取保护肾功能的措施，如补充足够的液体、早期应用利尿合剂、甘露醇及低分子右旋醣酐等，同时还需尽快使用抗蛇毒血清等综合防治措施。一旦发生急性肾功能衰竭，治疗必须包括病因治疗、液体控制、利尿、预防感染、纠正酸中毒和透析疗法等几个方面。

（3）急性呼吸衰竭　被神经类毒蛇咬伤的危重患者，易发生呼吸衰竭，如果抢救不及时，会在很短的时间内死亡。对此类患者呼吸衰竭的处理，首先要分辨引起呼吸障碍的原因，然后根据情况，采用不同的急救措施。但主要是针对呼吸肌麻痹和窒息这两个急症进行抢救。

13 蛇咬伤患者饮食上有哪些要求?

指导患者多饮水，以利于蛇毒排泄。如患者能自己进食，指导其选择清淡的、富含营养的流质或半流质饮食，禁止饮用红酒、咖啡、浓茶等刺激性饮料，以免促进毒液吸收。如有吞咽困难者可给予鼻饲。如有频繁呕吐或胃肠功能受损者，需暂禁饮食，禁食期间可经由静脉补给营养，以满足机体代谢需要。

14 如何做好蛇咬伤患者的心理护理?

在遭遇毒蛇攻击时事发突然，伤者常毫无防备，因此在心理上会有极大的恐惧感，事后仍有余悸和后怕的心理。同时由于伤口的疼痛、麻木、患处知觉的丧失，严重者还有蛇毒对身体产生的影响，这些都让伤者担忧、焦虑，因此做好伤者心理护理尤为重要。护理人员要引导患者讲述内心恐惧，耐心倾听患者对疼痛和恐惧的描述，对于患者相关心理问题进行有针对性的心理辅导，同时注意提高患者的社会支持度，请家属一起疏导患者。主动向伤者及家属解释配合治疗的重要性，使其增加战胜疾病的信心。

15 如何预防蛇咬伤?

蛇咬伤的预防要点如下。

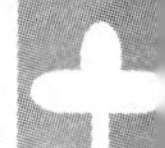

（1）搞好住宅周围的环境卫生，彻底产除杂草，清理乱石，堵塞洞穴，消灭毒蛇的隐蔽场所。

（2）从事野外作业的人员，在进入草丛前，应先用棍棒等驱赶毒蛇，在深山丛林中作业与执勤时，要随时注意观察周围情况，提前排除隐患，活动时注意应手持照明用具，穿长袖上衣、长裤及鞋、袜。

（3）在未经详细查看之前，不要空手伸入中空的原木或浓密的杂草堆中或随意翻动石块；跨过石头或木头等物时，应注意防备另一侧可能有毒蛇栖息。

（4）露营时应选择空旷而干燥的地方，避免在杂物堆旁扎营。晚上应在营帐外升起明火，尤其是夏天的夜晚。

（5）尽量不要在毒蛇常出没的地区涉水或游泳，大部分毒蛇都是游泳高手，水中可能潜有毒蛇。

（6）常接触毒蛇的工作人员必须注意安全操作，并随身携带抗蛇毒血清。

（向　莉　贺巧玲）

第三部分

外科急性腹痛篇

第十八章
急性腹膜炎患者的健康指导

1 什么是腹膜？什么是腹膜腔？

（1）腹膜是一层很薄的浆膜，由间皮细胞和疏松结缔组织构成，分为相互移行的壁腹膜和脏腹膜。壁腹膜贴附于腹壁、横膈脏面和盆壁内面；脏腹膜覆盖于内脏表面，成为其浆膜层。覆盖于横结肠的腹膜下垂形成大网膜。大网膜是腹膜的一部分，而且有丰富的血液供应和大量的脂肪组织，活动度大，可包裹、填塞病灶，防止炎症扩散，有修复病变和损伤的作用。

（2）腹膜腔是壁腹膜和脏腹膜之间的潜在腔隙，是人体最大的体腔，含少量液体，能起润滑作用，以减轻脏器间的摩擦。病变时，腹膜腔可容纳数升液体或气体。腹膜腔又分为大、小两部分，即腹腔和网膜囊，两者经网膜孔相通。

（3）壁腹膜的神经支配来自肋间神经和腰神经分支，属于体神经系统，对各种刺激敏感，痛觉定位准确。脏腹膜的神经支配来自交感神经和迷走神经末梢，对牵拉、膨胀、炎症、压迫等刺激较为敏感，表现为钝痛，痛觉定位较差。

2 腹膜的生理特点是什么？

腹膜有很多皱襞，面积大，是双向的半透膜，一些小分子物质能透过腹膜。当腹腔有炎症时，腹膜会分泌大量渗出液，能起到稀释毒素和减少刺激的作用，其渗出液中的巨噬细胞能吞噬细菌、异物，具有强大的防御功能。渗出液中的纤维蛋白沉积在病灶周围，产生粘连，可阻止感染扩散，并修复受损组织，也可因此形成腹腔内广泛的纤维性粘连，有时又容易发生粘连性肠梗阻。腹膜大量渗出时，也可出现水和电解质紊乱。由于腹膜强大的吸收能力，当腹膜有炎症时，腹腔内的大量毒素又反而被腹膜吸收，严重时引起感染性休克。

3 什么是急性化脓性腹膜炎?

急性化脓性腹膜炎是指由化脓性细菌包括需氧菌和厌氧菌或两者混合引起的腹膜的急性炎症。按发病机制可分为原发性腹膜炎与继发性腹膜炎。临床上急性腹膜炎多指的是继发性的化脓性腹膜炎,累及整个腹腔时称为急性弥漫性腹膜炎。

4 急性化脓性腹膜炎的病因有哪些?

腹内空腔脏器穿孔、外伤引起的腹壁或内脏破裂是引起继发性腹膜炎最常见的病因(图 18-1)。如急性阑尾炎坏疽穿孔;消化性溃疡急性穿孔,胃肠内容物自穿孔处流入腹腔,先引起化学性腹膜炎,继发细菌感染后成为化脓性腹膜炎。胆囊壁的急性坏死穿孔常造成极为严重的胆汁性腹膜炎。其次,腹腔内脏器缺血、渗出及炎症扩散,如绞窄性疝、绞窄性肠梗阻以及急性胰腺炎时含有细菌的渗出液在腹腔内扩散引起腹膜炎。其他如腹部手术污染腹腔,胃肠道、胆道吻合口渗漏,腹前、后壁严重感染等也可引起腹膜炎。引起

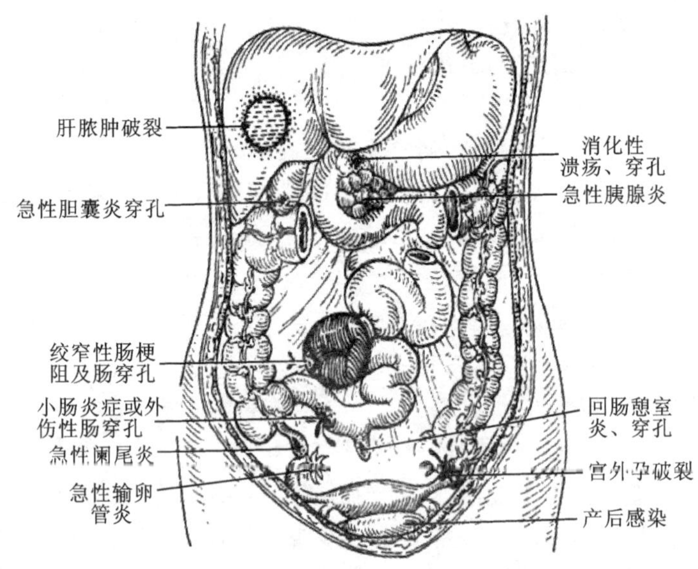

图 18-1 继发性腹膜炎的常见病因

继发性腹膜炎的细菌主要是胃肠道内的常驻菌群，以大肠杆菌最多见，其次为厌氧拟杆菌和链球菌等；大多为混合性感染，故毒性较强。

5 急性化脓性腹膜炎时病理生理改变是什么?

腹膜受到细菌或胃肠道内容物的刺激后迅速发生充血、水肿等炎症反应，继之产生大量浆液性渗出物，以稀释腹膜腔内的毒素；渗出液中大量吞噬细胞、中性粒细胞以及坏死组织、细菌和纤维蛋白使渗出液变浑浊成为脓液。细菌及其内毒素激活多种炎症介质，可导致全身炎症反应综合征。

6 急性化脓性腹膜炎有什么不同转归?

急性腹膜炎发生后，根据患者的抵抗力、感染严重程度和治疗措施是否得当，会产生不同的转归。当机体抵抗力强、感染程度轻和治疗措施得当时，病变周围脏器和大网膜粘连，可使病变局限，成为局限性腹膜炎，在此基础上，炎症可完全被吸收、消退而痊愈。如果炎性渗出物未能被完全吸收，而聚于膈下、肠袢间、髂窝或盆腔等处(图 18-2)，则可形成局限性脓肿。当机体抵抗力弱，感染程度重而治疗不及时或治疗措施不当时，感染可迅速扩散，大量体液渗出，引起脱水和电解质紊乱、血浆蛋白减少和贫血；加上细菌和毒素吸收，可导致低血容量性和感染性休克；肠蠕动减弱或消失，形成麻痹性肠梗阻，肠管高度扩张使膈肌上移，影响肺功能和气体交换，使休

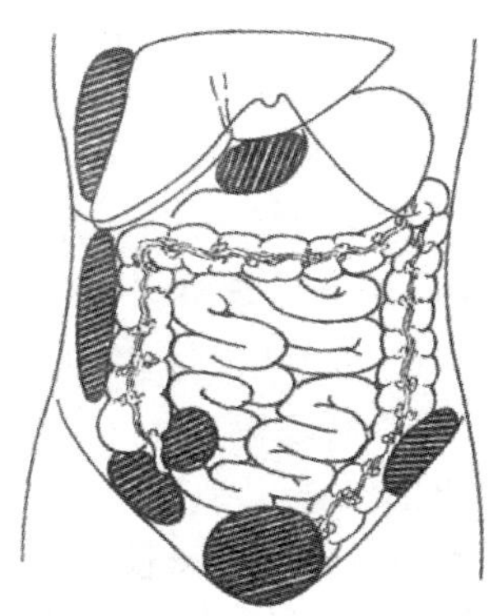

图 18-2　腹腔脓肿常见的部位

克加重，严重者可导致死亡。

7 急性化脓性腹膜炎临床表现有哪些?

1）症状

(1) 腹痛　是最主要的症状，一般呈持续性，腹痛剧烈，常难以忍受。深呼吸、咳嗽、改变体位时疼痛加剧。腹痛范围多自原发病变部位开始，随炎症扩散至全腹，但原发灶处最明显。

(2) 恶心、呕吐　最初为腹膜受到刺激引起的反射性恶心、呕吐，呕吐物为胃内容物；发生麻痹性肠梗阻时可出现持续性呕吐，呕吐物可含有黄绿色胆汁，甚至有棕褐色粪样内容物。

(3) 体温、脉搏的变化　与炎症的轻重有关。体温由正常逐渐升高、脉搏逐渐加快。多数患者的脉搏会随着体温升高而加快，但如果脉速体温反而下降，常提示病情恶化。

(4) 感染、中毒症状　患者出现寒战、高热、脉速、呼吸浅快、大汗及口干。病情进一步加重，可出现中毒性缺水、代谢性酸中毒及感染性休克等表现，如呼吸急促、脉搏微弱、体温骤升或下降、血压下降、神志恍惚或不清、眼窝凹陷、皮肤干燥、舌干苔厚、面色苍白、口唇发绀、肢端发凉等。

2）体征

(1) 一般表现　多呈急性病容，常取仰卧位，双下肢屈曲，不愿意改变体位。腹部拒按，体征随腹膜炎的轻重、病情变化和原发病因而不同。

(2) 腹部体征　①视诊：腹胀明显，腹式呼吸运动减弱或消失。腹胀加重是病情恶化的重要标志。②触诊：腹部压痛、反跳痛和腹肌紧张是腹膜炎的标志性体征，称为腹膜刺激征。以原发病灶最为明显。腹肌紧张的程度因患者全身情况和病因不同而有差异。胃肠、胆囊穿孔时腹肌可呈“木板样”强直；幼儿、老人或极度衰弱的患者腹肌紧张可不明显，容易被忽视。③叩诊：胃肠胀气时呈鼓音；胃、十二指肠穿孔时逸出的气体积聚于膈下，使肝浊音界缩小或消失；腹腔内积液较多时移动性浊音呈阳性。④听诊：肠鸣音减弱；肠麻痹时，听诊时肠鸣音可完全消失。

3）腹腔脓肿　后期可出现腹腔脓肿而有不同表现。

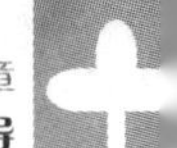

(1) 膈下脓肿　脓液积聚在一侧或两侧膈肌下、横结肠及其系膜的间隙内，统称为膈下脓肿。患者全身症状明显，如发热、脉速和乏力；局部症状隐匿，可有肋缘下或剑突下持续性钝痛，深呼吸时疼痛加重。脓肿刺激膈肌可引起呃逆。感染波及胸膜时出现胸腔积液、气促、咳嗽和胸痛等表现。

(2) 盆腔脓肿　盆腔处于腹膜最低的位置，腹腔内炎性渗出物易积于此间，是腹腔感染最常见的并发症。全身中毒症状较轻，局部症状明显，可出现典型的直肠或膀胱刺激症状，如里急后重、大便频而量少、黏液便或伴有尿频、排尿困难等，但腹部体检常无阳性发现。直肠指检时直肠前窝饱满且有触痛，部分患者可被触及波动感。

8 急性化脓性腹膜炎要做哪些辅助检查?

1) 实验室检查　血白细胞计数及中性粒细胞比例增高，炎症越广泛，感染越严重者，白细胞计数升高越明显。病情危重或机体反应能力低下者，白细胞计数可不升高，但中性粒细胞比例增高，甚至出现中毒颗粒。

2) 影像学检查

(1) 腹部X线检查　立、卧位X线片可见小肠普遍胀气并有多个小气液平面，显示肠麻痹征象；胃肠穿孔时，多数可见膈下游离气体。

(2) B超检查　显示腹腔内有积液征象，对膈下脓肿的诊断价值较大。

(3) CT检查　对腹腔内实质性脏器病变的诊断帮助大，可帮助明确脓肿的大小及位置。

3) 穿刺抽液或灌洗　诊断性腹腔穿刺抽液或腹腔灌洗。

9 诊断性腹腔穿刺的意义是什么? 如何选择穿刺点?

(1) 依据腹腔穿刺抽出液的性状、气味、浑浊度，涂片镜检、细菌培养以及淀粉酶测定等判断病因。

(2) 根据叩诊或B超检查进行穿刺点定位，一般是左、右侧下腹部，脐与髂前上棘连线的中外1/3交界处。

10 急性化脓性腹膜炎有哪些治疗方法?

急性化脓性腹膜炎治疗方法有非手术治疗及手术治疗两类。绝大多数需要手术治疗。

11 什么情况适合非手术治疗?

病情较轻或病程已持续超过 24 h,并且腹部体征已减轻或有减轻趋势者;伴有严重心、肺等重要脏器疾病,不能耐受手术和麻醉的患者;原发性腹膜炎患者。伴有休克、较严重的营养不良或水、电解质紊乱等情况需要进行手术治疗者,但是术前必须先纠正,非手术治疗可用来作为手术前的准备。

12 非手术治疗措施有哪些?

包括禁食,胃肠减压;静脉补液,纠正水、电解质紊乱,营养支持;合理使用抗生素;镇静、止痛和吸氧等对症处理。治疗期间应注意严密监测血压、脉搏、尿量、中心静脉压、电解质及血气分析等指标。合并休克者,应给予抗休克治疗。

13 急性化脓性腹膜炎止痛时应注意什么?

对于诊断不明或需要进行观察者,暂不用止痛药物,以免掩盖病情。对已明确诊断的患者,可遵医嘱酌情使用止痛药物,减轻疼痛和恐惧。

14 急性化脓性腹膜炎禁食禁饮的意义是什么?

急性化脓性腹膜炎患者随时可能行急诊手术,手术前患者应禁食 8～12 h,禁饮 4 h,以保证胃排空,以免手术中出现胃内容物反流、呕吐或误吸而致窒息或吸入性肺炎。对于胃肠道穿孔的患者,禁食禁饮还可减少消化道内容物继续流入腹腔。

15 急性化脓性腹膜炎如何采取正确体位? 有何目的?

1) 生命体征平稳者应取半卧位。

(1) 指导患者仰卧,先摇起床头支架使患者上半身抬高,与床成 30°～50°,再摇起膝下支架,以防患者下滑。

(2) 半卧位可以促使腹内渗出液积聚于盆腔,促使感染局限,利于引流。因为盆腔腹膜抗感染性较强,而吸收较弱,故可防止炎症扩散和毒素吸收,减轻中毒反应,同时还可防止感染向上蔓延引起膈下脓肿。

(3) 对于合并心脏病或者呼吸困难的患者，可取半坐卧位，由于重力作用，部分血液滞留于下肢和盆腔，减少了回心血量，从而减轻肺淤血和心脏负担；同时可使膈肌下降，胸腔容量增大，减轻腹腔内脏器对心肺的压力，肺活量增加，有利于气体交换，改善呼吸困难的症状。

2) 休克患者取中凹卧位

(1) 用垫枕抬高患者的头胸部 10°～20°，抬高下肢 20°～30°。

(2) 抬高胸部，有利于保持呼吸道通畅，改善患者的通气功能，从而改善缺氧症状，抬高下肢，有利于静脉血液回流，增加心排血量从而使休克症状得到缓解。

16 什么情况下需要手术治疗？

经非手术治疗 6～8 h 后(一般不超过 12 h)，腹膜炎症状和体征没有缓解反而加重者；腹腔内原发病严重，必须手术者，如胃肠道、胆囊坏死穿孔、绞窄性肠梗阻、腹腔脏器损伤破裂或胃肠道手术后短期内吻合口瘘所致的腹膜炎；腹腔内炎症较重，有大量积液，出现严重的肠麻痹或中毒症状，尤其是有休克表现者；腹膜炎病因不明且无局限趋势者，考虑行腹腔探查术。

17 手术治疗的目的什么？

采用何种类型手术，应视病情而定。手术治疗的目的是消除腹膜炎病因，根据患者对手术的耐受程度，采取彻底切除病灶或行单纯腹腔引流等手术方法。手术时尽可能清除腹腔内脓液、食物残渣、粪便或异物等，可用大量温生理盐水冲洗腹腔。在腹腔原发病灶附近及膈下、盆腔底部等处放置引流管，感染严重时，可放置两根以上引流管，术后可做腹腔灌洗，以减少腹腔残余脓肿的发生。

18 膈下脓肿如何治疗？

(1) 小的膈下脓肿可在 B 超引导下经皮穿刺置管引流，抽尽脓液，冲洗脓腔，并注入有效的抗生素进行治疗。该引流术创伤小，可在局部麻醉下施行，一般不污染游离腹腔，引流效果好，约有 80% 的膈下脓肿可以治愈。必要时可经手术切开引流。

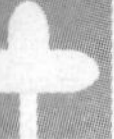

（2）根据细菌培养及药敏试验结果选用广谱抗生素，加强营养支持，提高机体免疫力。

19 盆腔脓肿如何治疗？

（1）盆腔脓肿较小或尚未形成时，可选择非手术治疗。包括应用抗生素，辅以热水坐浴、温热盐水灌肠及物理透热等疗法。部分患者经过非手术治疗，脓液可自行完全吸收。

（2）脓肿较大时，可经肛门在直肠前壁波动处穿刺，抽出脓液后，切开脓腔，排出脓液，然后放一根软橡皮管引流 3～4 天。已婚女性患者可经阴道后穹窿穿刺后切开引流。

20 急性化脓性腹膜炎患者的术后护理措施有哪些？

1）了解情况　患者回病房后详细了解手术经过、麻醉情况、手术中所见的腹腔炎症情况、手术方式以及引流管放置的部位和引流状况等。

2）体位　患者回病房后给予平卧位。全麻清醒，血压、脉搏平稳后改为半卧位，以利于腹腔引流，减轻腹胀。

3）生命体征的观察　术后应严密监测体温、脉搏、呼吸、血压及尿量变化；加强巡视，重视患者主诉，注意腹部体征，观察有无膈下脓肿和盆腔脓肿的表现；对危重患者应特别注意循环、呼吸及肾功能的监测和维护。

4）禁食和持续胃肠减压　术后禁食 2～3 天，待肠蠕动恢复后，拔除胃管给予流质饮食，如无腹胀、腹痛、呕吐等不适，过 2～3 天后再改为半流质饮食。对胃肠道切除吻合术患者，进食时间应酌情推迟。禁食期间做好口腔护理。

5）维持水、电解质、酸碱平衡　腹膜炎因术前腹腔内大量液体丧失，常有水、电解质紊乱和酸碱平衡失调，术后应补充足够的水、电解质、维生素及其他营养物质，必要时输全血或血浆，以补充机体高代谢和修复的需要。

6）抗感染　根据引流液细菌培养结果选择敏感的抗生素，进一步控制腹腔内感染。

7）切口及腹腔引流管护理　保持伤口敷料干燥，如有渗液、渗

血，应及时更换。换药时观察切口愈合情况，及早发现切口感染的征象。腹腔引流管应妥善固定，保持引流管通畅，定时挤捏以防血块或脓块堵塞。观察并记录引流液的量和性状。需用负压吸引者，应注意负压大小，并根据情况随时调整负压。如用双套管引流者，常需用抗生素生理盐水冲洗，冲洗时注意无菌操作，记录冲洗量和引流量及引流液的性状。当引流量明显减少，色清，患者体温及白细胞计数恢复正常时，可考虑拔管。

8）早期活动　术后鼓励患者及早翻身、床上活动；并指导有效咳嗽，预防肺部感染。在病情和患者体力允许的情况下可坐于床边和早期下床活动。早期下床活动可以促进肠功能恢复，防止术后肠粘连。

9）预防　术后应注意预防急性化脓性腹膜炎并发腹腔残余脓肿。护理上应注意观察患者体温及白细胞计数，注意全身中毒症状及腹胀、腹痛的变化，观察有无大便次数增多、尿频或排尿困难，下腹坠胀、里急后重表现。如出现异常情况，应及时通知医生处理。

21 出院后应注意什么？

（1）注意合理饮食，鼓励患者少食多餐，循序渐进。多进富含蛋白质、能量和维生素的食物，促进手术创伤的修复和切口愈合。

（2）有消化系统疾病者应遵医嘱服药、定期复查。

（3）出院后仍需注意体温和腹痛情况，如突然出现腹痛并逐渐加重，应及时就诊。

（汤运红　黎雪燕）

第十九章 胃肠道急症患者的健康指导

(一) 消化性溃疡(胃、十二指肠溃疡)穿孔患者的健康指导

1 胃在人体哪个部位?有何生理功能?

(1) 胃位于左上腹,上接食管,下连十二指肠,入口为贲门,出口为幽门。腹段食管与胃大弯的交角称为贲门切迹,胃的左侧呈弧形突出为胃大弯,右侧与胃大弯相对处向内凹陷为胃小弯。胃分为三个区域,分别为贲门胃底部、胃体部、幽门部(图 19-1)。

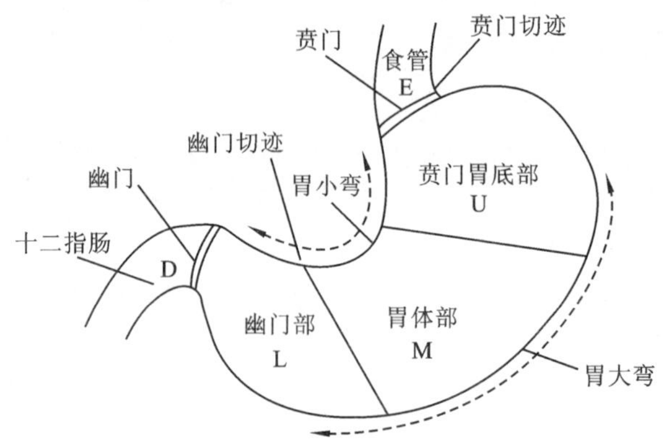

图 19-1 胃的解剖示意图

(2) 胃主要有两大功能:一是分泌黏液、蛋白酶原、盐酸、内因子等胃液成分,完成食物的初步消化;二是通过胃蠕动将混合性食糜自胃分次、少量、逐步排入小肠。另外,胃还可以吸收少量水分、乙醇、葡萄糖,并能帮助吸收维生素 B_{12}、铁、钙等。

2 十二指肠分为哪几部分?有何生理功能?

(1) 十二指肠是小肠起始段,它位于幽门与十二指肠悬韧带

(Treitz 韧带)之间,成年人的十二指肠长约 25 cm,整体呈“C”形弯曲,包绕胰头。依据十二指肠的形态和位置,分为 4 个部分:球部(上部)、降部、水平部和升部(图 19-2)。

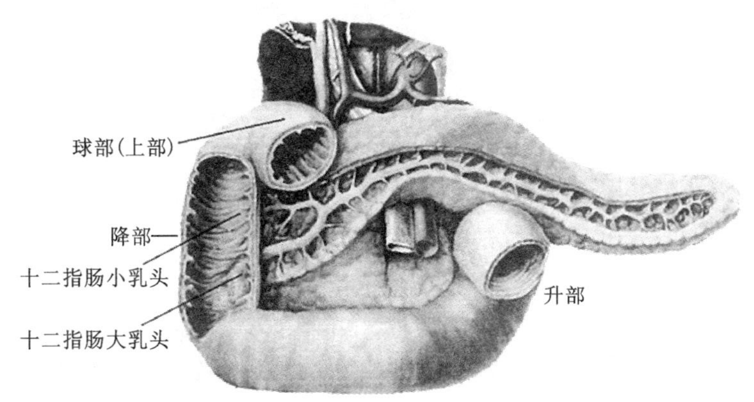

图 19-2　十二指肠的解剖示意图

(2) 十二指肠是机体营养物质摄取和免疫防御的重要器官,它的主要功能包括分泌、运动、消化、吸收及屏障功能,对维持机体内环境稳定起着重要的作用。十二指肠接收胃内食糜以及胆汁、胰液。十二指肠黏膜内有 Brunner 腺,分泌的十二指肠液内含多种消化酶,如肠蛋白酶、脂肪酶、蔗糖酶、麦芽糖酶等。同时在调节胃排空和产生多种胃肠激素方面,十二指肠具有重要作用。

3 如何自我诊断消化性溃疡?

消化性溃疡(图 19-3)是发生于胃、十二指肠黏膜的局限性圆形或椭圆形的全层黏膜缺损。最常见的临床表现是腹痛,其次是反酸和胃部烧灼感,少见症状还有恶心、呕吐、嗳气、食欲不振等。有一部分患者没有任何临床症状,但大多数患者常因上腹部疼痛或不适就诊,也有许多患者因出血或穿孔等并发症才引起警惕,所以学会自我诊断对早发现和早治疗具有非常重要的意义。

4 消化性溃疡的病因是什么?

消化性溃疡的病因较为复杂,尚未完全清楚。目前认为其中最

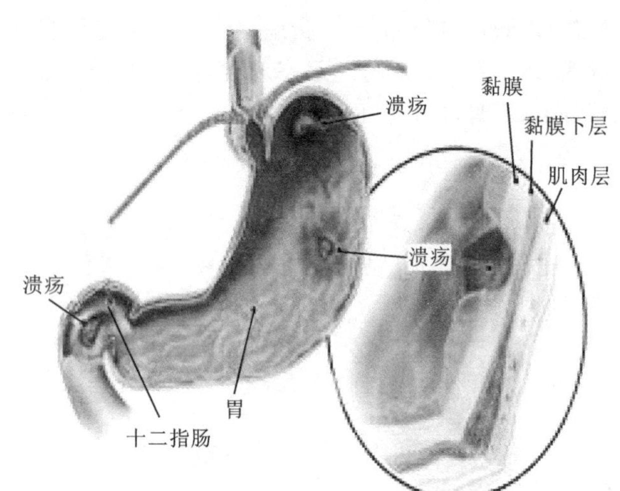

图 19-3　消化性溃疡

重要的因素是幽门螺杆菌(Hp)感染(图 19-4)、胃酸分泌异常和黏膜防御机制的破坏。约 90%的十二指肠溃疡患者与 70%的胃溃疡患者有幽门螺杆菌感染;溃疡只发生在经常与胃酸接触的黏膜处;长期饮酒或长期服用阿司匹林等药物易得溃疡。另外,胃溃疡患者可有家族史,据调查 A 型血者易患胃溃疡,而 O 型血者易患十二指肠溃疡。

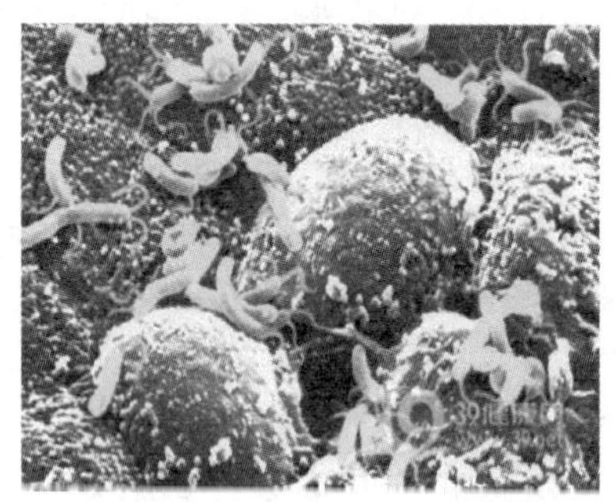

图 19-4　幽门螺杆菌感染

5 情绪和胃溃疡有关系吗?

据研究表明,精神紧张或忧郁、多愁善感及过度的脑力劳动都

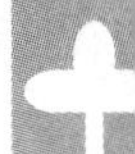

会诱发胃溃疡。人在应激状态下，胃的分泌和运动功能增强，表现在胃酸排出量增强和胃排空加快。同时，由于交感神经的兴奋而使胃、十二指肠血管收缩，黏膜血流量下降，削弱了黏膜的自身防御功能，加之胃酸水平增高，形成胃黏膜充血、水肿、糜烂、出血等病理改变。心理专家指出，很多情绪恶劣者，常出现胃部症状，如食欲不佳、饭后饱胀感、胃痛等。如果已被确诊为十二指肠溃疡的患者，要想痊愈，在积极接受治疗的同时，一定要保持心情舒畅，克服和纠正神经质和焦虑的心理状况。

6 胃溃疡和十二指肠溃疡如何区分?

医学上历来把胃溃疡和十二指肠溃疡作为同一种疾病来看待，两者的确有着许多基本共同点，但是，根据近年来的大量研究发现，胃溃疡和十二指肠溃疡在疾病过程中每一个环节上，都各有其恒定的特点，两者之间存在着一系列的实质区别。具体表现如下。

1）胃溃疡的临床表现　剑突与脐之间的正中线或略偏左疼痛，多于进餐后 0.5～1 h 开始，持续 1～2 h 后消失。进食后疼痛并不能缓解，有时反而加重。抗酸药治疗效果不明显。

2）十二指肠溃疡的临床表现　在脐部偏右上方疼痛，疼痛与进食密切相关，表现为餐后延迟痛（进食后 3～4 h）、饥饿痛或夜间痛，服用抗酸药后能止痛，进食后腹痛可缓解。疼痛性质为烧灼样痛或钝痛。腹痛多具有周期性发作的特点，秋冬季或冬春季好发。

7 何谓消化性溃疡急性穿孔?

消化性溃疡急性穿孔（图 19-5）是胃、十二指肠溃疡常见的严重并发症之一。溃疡穿孔是胃、十二指肠溃疡逐渐向深部侵蚀、突破浆膜的结果。十二指肠溃疡急性穿孔多见于十二指肠球部前壁小弯侧，胃溃疡急性穿孔也多发生在近幽门的胃前壁小弯侧。溃疡穿孔直径一般在 0.5 cm 左右，其中胃溃疡穿孔较十二指肠溃疡穿孔直径略大。患者既往多有溃疡病史。

8 消化性溃疡穿孔与哪些因素有关?

1）饮酒　饮酒可直接刺激溃疡面，加速溃疡的恶化，同时饮酒后胃内局部压力增高，导致溃疡穿孔。

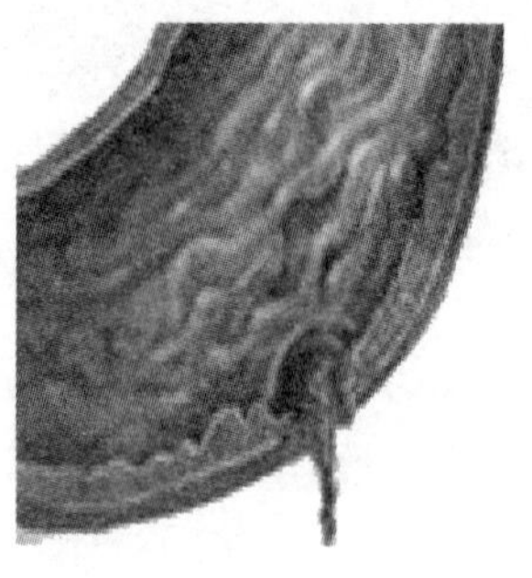

(a)胃穿孔

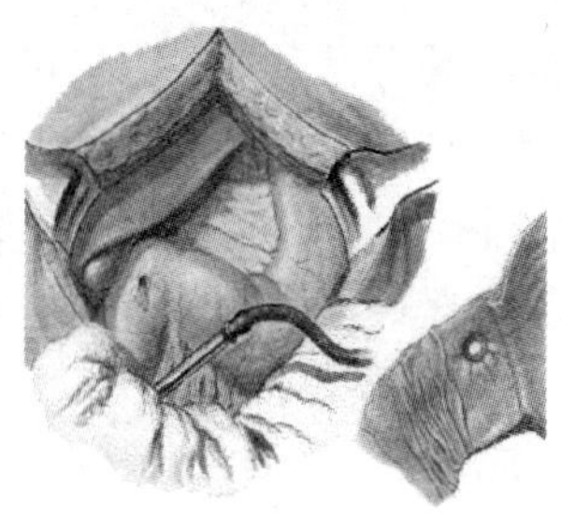

(b)十二指肠穿孔

图 19-5　消化性溃疡急性穿孔

2）劳累　可增加迷走神经的紧张度，溃疡进一步发展而穿孔。

3）吸烟　吸烟可导致溃疡愈合延期，同时对溃疡面有较强的刺激作用，促使穿孔发生。

4）精神高度紧张　溃疡病患者在极度精神紧张的情况下，迷走神经过度兴奋，可使溃疡恶化发生急性穿孔。

5）药物刺激　溃疡病患者服用阿司匹林、糖皮质激素、保泰松等药物，可造成溃疡恶化，甚至穿孔。

6）饮食不当　进食过饱或者饮用大量汽水可导致胃内压力突然增高，引起溃疡穿孔。（图 19-6）

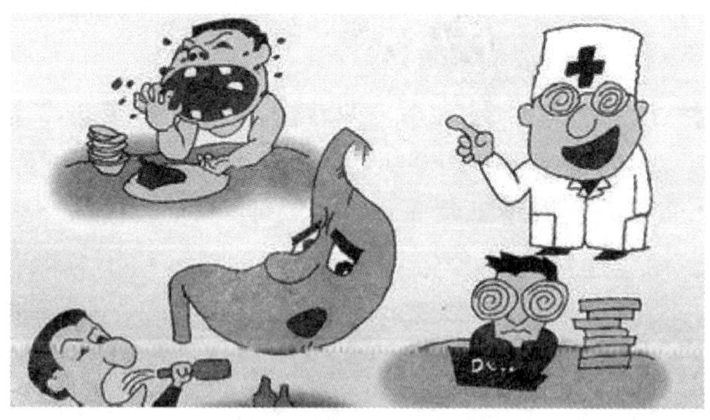

图 19-6　消化性溃疡穿孔的诱因

9 消化性溃疡急性穿孔有哪些临床表现?

(1) 消化性溃疡急性穿孔前患者常有溃疡症状加重或复发表现。穿孔时,患者突发上腹部剧痛,呈持续性刀割样或烧灼样疼痛,可迅速蔓延至全腹,同时可伴有恶心、呕吐,甚至出现面色苍白、四肢厥冷、心悸、出汗、脉速而弱、血压下降等休克表现。穿孔 1～5 h 后,以上各种症状可有不同程度的缓解。随着腹腔渗出液的吸收以及继发细菌性感染,患者腹痛再度加重,出现发热、呼吸浅促、脉速而弱、血压再次下降等症状,此时已继发腹膜炎。穿孔 10～12 h 后,随着病情加重,可出现寒战、高热及中毒性肠麻痹如剧烈呕吐粪样物等症状,严重者可发生感染(中毒)性休克。

(2) 老年患者的临床表现与青壮年不同,其腹痛较轻,但呕吐、腹胀较重,病情发展快,预后较差,应予高度警惕。

10 如何诊断消化性溃疡穿孔?

(1) 患者多有溃疡病史,突然发生的持续性上腹剧烈疼痛,并迅速扩散至全腹。

(2) 腹部 X 线检查示膈下新月状游离气体影(图 19-7)。

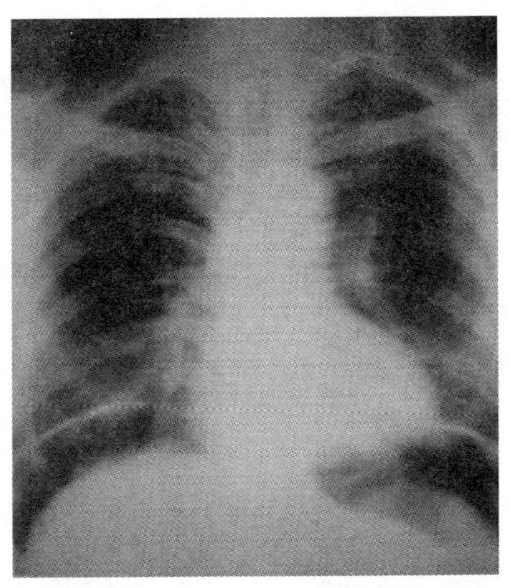

图 19-7 膈下新月状游离气体影

(3) 腹腔穿刺可抽出胆汁或食物残渣。

11 消化性溃疡急性穿孔有何不良后果?

消化性溃疡急性穿孔后,具有强烈刺激性的胃液、十二指肠液及食物进入腹腔,刺激腹膜,引起化学性腹膜炎;数小时后细菌繁殖逐渐发展为细菌性腹膜炎。随着腹腔感染的加重,患者可出现发热、脉速、尿量减少、血压下降,病情不断恶化,若抢救不及时,常因麻痹性肠梗阻、脓毒血症及败血症、中毒性休克而死亡。

12 消化性溃疡急性穿孔非手术治疗应怎样护理?

1) 禁食、持续胃肠减压　其目的在于减少胃肠内容物继续外漏,有利于穿孔处闭合和腹膜炎的消退。

2) 维持水、电解质和酸碱平衡　建立静脉通道,及时补充液体和电解质,并加强营养等支持治疗。

3) 抗感染　胃穿孔引起的腹膜炎除化学性刺激外,还有继发细菌感染的可能,要合理使用抗生素,预防和控制感染。

4) 疼痛护理　采取安慰患者、分散患者注意力、保持舒适体位、促进有效通气等措施以缓解疼痛,如疼痛剧烈且诊断明确者,可适量使用止痛药物。

5) 严密监测患者意识和生命体征的变化　注意观察症状和体征的变化,观察患者腹痛范围是否扩大等。如保守治疗患者病情无好转甚至加重,要及时报告医生,做好急诊手术准备。

13 消化性溃疡急性穿孔时为什么要取左侧卧位?

(1) 根据胃和十二指肠的解剖特点,消化性溃疡急性穿孔可出现三种情况。

①十二指肠球部前壁溃疡或胃前壁溃疡穿孔,其胃肠内容物进入腹腔而引起急性弥漫性腹膜炎,属急性穿孔或游离穿孔。

②十二指肠球部后壁或胃后壁溃疡穿孔,穿孔受阻于其后实质性脏器(肝、胰、脾),胃肠内容物不流入腹腔而被包裹,属慢性穿孔或穿透性溃疡。

③胃和十二指肠溃疡穿入胆总管或横结肠等空腔脏器形成瘘管。

（2）在临床发病中，最常见的胃、十二指肠的急性穿孔发生在十二指肠前壁和胃后壁。根据解剖结构可以知道，胃后壁穿孔受阻于其后实质性脏器，胃内容物不易流入腹腔。而十二指肠前壁穿孔胃内容物易流入腹腔扩散到全腹，引起全腹性腹膜炎。左侧卧位时，胃内容物流向胃底和胃体部，十二指肠的压力较小，故胃内容物流出量较小，炎症可相对减轻。所以为了减少流入腹膜腔的胃内容物，尽量减轻感染，发生穿孔时请取左侧卧位。

14 什么情况下消化性溃疡急性穿孔需要立即手术治疗？

严密观察病情变化，若经非手术治疗 6～8 h 后病情不见好转反而加重者，应进行手术治疗。

15 消化性溃疡急性穿孔手术方式有哪几种？

（1）穿孔修补术（图 19-8）　缝合穿孔处并加大网膜覆盖。适用于穿孔小、全身情况差者。

（2）彻底消除溃疡的手术　包括胃大部切除术、对十二指肠溃疡穿孔行迷走神经切断加胃窦切除术，或缝合穿孔后行迷走神经切断加胃空肠吻合术，或行高选择性迷走神经切断术。

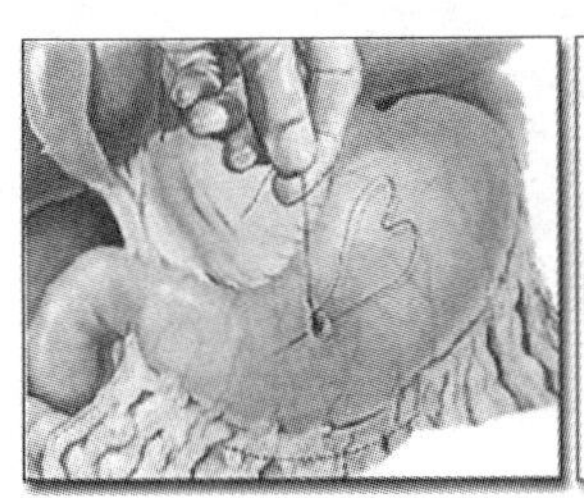
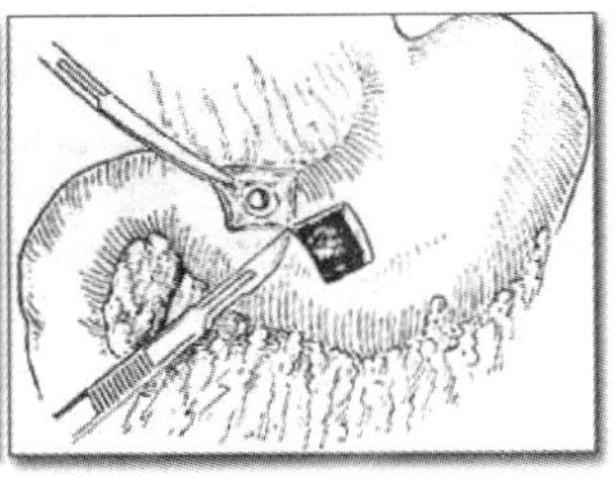

图 19-8　穿孔修补术

16 消化性溃疡急性穿孔术后如何护理？

1）病情观察　密切观察生命体征、腹部体征，胃管、腹腔引流管中引流液的颜色、量和性状。

2）体位　术后患者生命体征平稳后给予半卧位，可减轻腹部切口张力，减轻疼痛，还有利于呼吸和循环。鼓励患者早期下床活动。

3）管道护理　翻身活动时避免引流管脱出；避免扭曲、折叠、受压。活动及搬运时，引流袋要低于引流管出口平面，避免引流液倒流至腹腔而引起腹腔感染。

4）饮食　术后禁食，一般情况下肛门排气拔除胃管后才开始进少量流质饮食，根据病情逐步过渡到半流质饮食、软食。

17 行胃大部切除术后应遵循怎样的饮食规律?

手术后禁食，胃肠减压，待肠蠕动恢复，肛门排气后拔除胃管，拔除胃管当天可少量饮水，每次4～5汤匙，第2天可进半量流质饮食，如米汤、面汤等，每次50～80 mL，第3天可进全量流质饮食，每次100～150 mL，如进食后无不适，第4天可进半流质饮食，以稀饭为好(图19-9)，第10～14天可进软食。少进牛奶、豆类等产气食物，忌生、冷、硬和辛辣刺激性食物。要注意少食多餐，开始时每天5～6餐，以后逐渐减少进餐次数并增加进餐量，一般需6个月至1年才能恢复正常的三餐饮食。

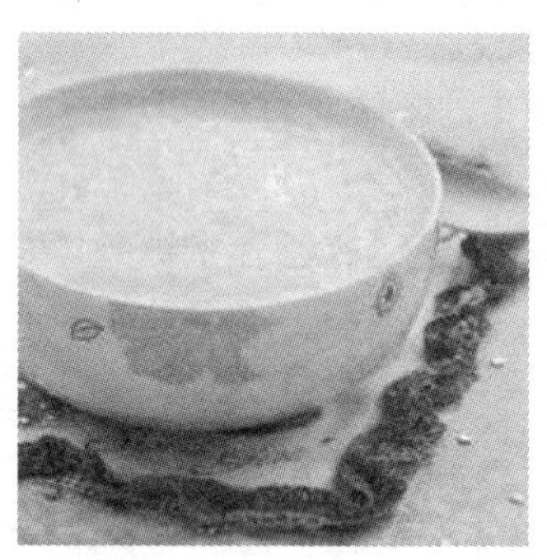

图19-9　半流质饮食

18 行胃大部切除术后可能出现哪些并发症?

1）术后出血　包括胃或腹腔出血。胃手术后24 h内可有少量暗红色或咖啡色液体从胃管引出，一般不超过300 mL。若术后持续从引流管引出大量新鲜血性液体，应怀疑有腹腔内出血，须及时通知医生处理。

2）十二指肠残端或吻合口瘘　患者术后3～7天，表现为体温升高、上腹部疼痛和腹膜刺激征，胃管引流量突然减少而腹腔引流管的引流量突然增加，引流管周围敷料可被胆汁浸湿。

3）消化道梗阻(图19-10)　若患者在术后短期内再次出现恶

心、呕吐、腹胀，甚至腹痛和停止肛门排气、排便，应警惕消化道梗阻或残胃蠕动无力所致的胃排空障碍。

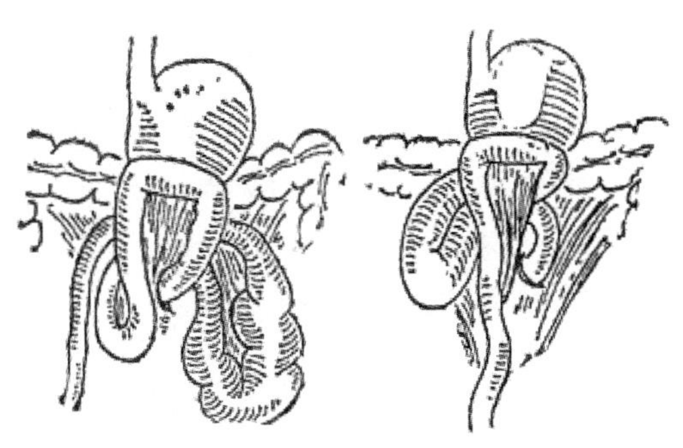

图 19-10　消化道梗阻

4）倾倒综合征　胃大部切除术后，由于失去对胃排空的控制，导致胃排空过速所产生的一系列综合征。根据出现症状的时间分为早期和晚期。

(1) 早期倾倒综合征：多发生在进食后半小时内，可出现心悸、心动过速、出汗、全身无力、面色苍白、头晕、腹部绞痛、恶心、呕吐、腹泻等。

(2) 晚期倾倒综合征：餐后 2～4 h 出现头晕、心慌、出冷汗、脉搏细弱甚至虚脱等表现。

19 如何防治消化性溃疡穿孔术后腹泻？

患者术后常有间歇性大便次数增多，时常伴有肠鸣音、腹部疼痛的症状，长时间腹泻可出现营养不良、脱发、牙齿松动等症状。大多数患者无须特殊处理，可自行缓解，腹泻严重者可以采取以下措施。

(1) 调整饮食。急性腹泻期，短期内禁食，好转后逐渐由流质饮食过渡至正常饮食。慢性腹泻者，宜进高蛋白质、低脂肪、低糖、易消化饮食。

(2) 急性期可口服抗生素，如土霉素、吡哌酸等药物，有一定的效果。

(3) 肠道菌群失调引起的腹泻，应及时停用或改用其他抗生素，以恢复肠道菌群平衡。必要时可适当补充益生菌改善肠道菌群失调。

(4) 出现严重脱水症状时应静脉输液补充营养，纠正水、电解质紊乱。

20 消化性溃疡穿孔术后如何进行家庭照护?

(1) 认识消化性溃疡穿孔的诱因，暴饮暴食、刺激性食物、情绪激动、过度疲劳等都是溃疡穿孔的诱因，日常生活中要避免这些不良刺激，保持心情舒畅，合理饮食。

(2) 吸烟、喝酒有损胃黏膜，劝告患者戒烟、酒。

(3) 注意少食多餐，忌进辛辣刺激性食物及易产气食物。

(4) 指导正确服用药物的方法。避免服用对胃黏膜有损害的药物，如阿司匹林、吲哚美辛等。

(吴　丹　谭翠莲)

(二) 十二指肠憩室及其并发症患者的健康指导

21 十二指肠的解剖生理是怎样的?

十二指肠位于幽门和十二指肠悬韧带(Treitz 韧带)之间，呈“C”形环抱胰腺头部。十二指肠分为 4 个部分。

1) 球部　长 4～5 cm，大部分由腹膜覆盖，活动度大，是十二指肠溃疡的好发部位。

2) 降部　与球部呈锐角下行，固定于后腹壁，主要位于腹膜后，内侧紧贴胰头，其后内侧中下 1/3 交界处为十二指肠乳头，是胆总管和胰管的开口。

3) 水平部　长约 10 cm，自降部向左走行，完全固定于后腹壁，肠系膜上动、静脉在水平部的末端前方下行。

4) 升部　先向上行，然后急转向下、向前，与空肠相接，形成十二指肠空肠曲，由 Treitz 韧带固定于后腹壁，此韧带是十二指肠与空肠分界的解剖标志。

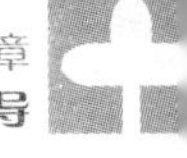

5）黏膜　十二指肠接收胃内食糜以及胆汁、胰液。十二指肠黏膜内有 Brunner 腺，分泌的十二指肠液含多种消化酶，如肠蛋白酶、脂肪酶、蔗糖酶、麦芽糖酶等。十二指肠黏膜内的内分泌细胞分泌胃泌素、抑胃肽、胆囊收缩素、促胰液素等肠道激素。

22 何谓十二指肠憩室？

十二指肠憩室是部分肠壁向外扩张所形成的袋状突起（图19-11）。

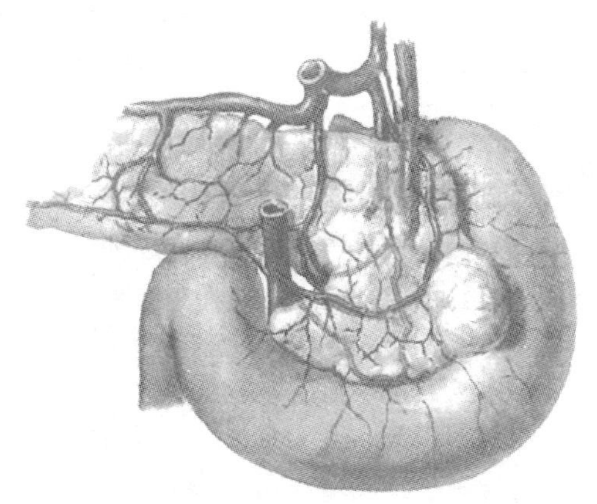

图 19-11　位于十二指肠降部内侧壁的憩室

23 十二指肠憩室病因是什么？如何分型？

十二指肠憩室产生的确切原因尚不清楚，多认为是患者有先天性肠壁局限性肌层薄弱或发育不全，肠腔内突然出现高压，或长期持续、反复压力增高，肠壁薄弱处黏膜及黏膜下层突出而形成的。

1）真性憩室　临床非常少见，由于先天性发育异常，出生时就有。

2）原发性憩室　临床上所见多为此类憩室。先天性十二指肠壁局限性肌层缺陷，肠内压力部分肠黏膜及黏膜下层向外突出形成憩室。多位于乳头附近，呈息肉样囊袋状。

3）继发性憩室　又称为假性憩室，临床上少见。多因为十二指肠溃疡瘢痕收缩或慢性胆囊炎牵拉导致，发生于十二指肠球部。

24 十二指肠憩室的好发部位在哪里?

十二指肠憩室以单发性常见,罕见多发。大多数憩室好发于十二指肠降部内侧,多位于十二指肠乳头旁,称为乳头旁憩室。

25 十二指肠憩室好发于哪些人群?

发生十二指肠憩室的患者 30 岁以下者少见,多见于 60 岁以上的人群,男女发生率基本相等。

26 十二指肠憩室的并发症有哪些?

1)憩室炎与憩室出血(图 19-12) 憩室炎是由于憩室食物潴留,细菌繁殖,发生感染所导致。继而憩室黏膜糜烂出血,或憩室炎症侵蚀穿破附近血管发生大出血。

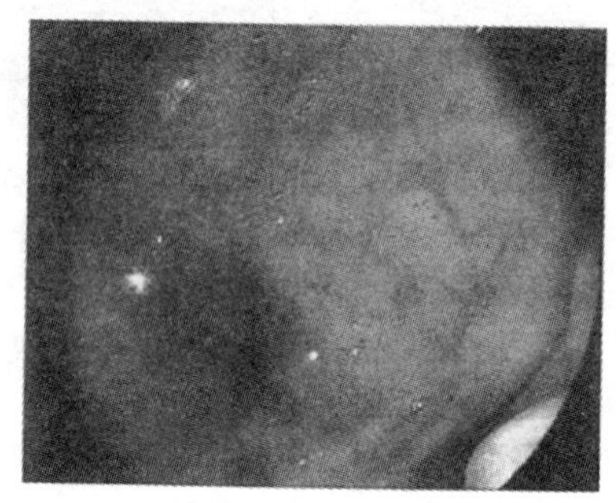

图 19-12 十二指肠憩室出血

2)憩室穿孔 憩室内容物潴留,黏膜糜烂并发溃疡,导致憩室穿孔。

3)十二指肠梗阻 多为不完全性梗阻。腔内型憩室形成息肉样囊袋堵塞肠管,或者较大的憩室内容物潴留压迫十二指肠出现梗阻。

4)胆、胰管梗阻 由于胆总管、胰管开口于憩室附近,致使 Oddi 括约肌功能障碍,发生梗阻。

5)伴发病 伴随胆道疾病、胰腺炎、结石、胃炎、消化性溃疡等。

27 十二指肠憩室有哪些临床表现?

绝大多数患者无任何症状,只有发生并发症后才会有不适。憩室的大小各不相同，一些较大的憩室因憩室颈狭窄，一旦肠内容物进入又不易排出时可引起各种并发症。常见的有并发憩室炎和憩室压迫邻近组织两种情况。消化液、食物潴留使憩室膨胀，引起憩室炎和憩室周围炎，多表现为右上腹疼痛及压痛、间歇性上腹部饱胀不适、恶心、呕吐及嗳气等，饱食后加重。严重时可引发溃疡、出血或穿孔，出现黑便和剧烈腹痛。由于憩室内食物潴留，或者较大的憩室扩张，导致十二指肠部分梗阻，或者无食物潴留，但还是压迫邻近组织而产生上消化道梗阻症状，呕吐胃内容物、胆汁甚至混有血液，呕吐后症状有所好转。

28 如何诊断十二指肠憩室？

十二指肠憩室由于其临床表现没有特异性，难以依靠临床表现做出十二指肠憩室的诊断。临床上主要通过X线钡餐检查和十二指肠镜检查得出诊断。X线钡餐检查可以发现突出肠壁的袋状龛影，轮廓整齐、清晰，边缘光滑。十二指肠镜检查是诊断十二指肠憩室的“金标准”，可对憩室的部位、大小、形态等做出较为准确的判断。胆道造影可明确憩室与胰管、胆管的关系。

29 十二指肠憩室治疗方式是什么？

1）非手术治疗　十二指肠憩室若没有症状时不需治疗。有一定的临床症状而无其他的病变存在时，先采用内科治疗，包括调节饮食、应用抗酸药、解痉药等，并可采取侧卧位或更换各种不同的姿势，以促进憩室内积食的排空。

2）手术治疗　憩室多位于十二指肠内侧壁，或埋藏在胰腺组织内，手术切除困难大，仅在内科治疗无效、并多次并发憩室炎、出血或压迫邻近脏器时才考虑手术治疗。对十二指肠憩室出血患者首选憩室切除术，既可切除病灶，又可达到有效止血的目的。十二指肠憩室穿孔诊断明确后应根据穿孔的部位、大小、发病时间、腹腔污染情况决定手术治疗方式。

30 术前护理措施有哪些？

（1）合并有十二指肠出血、穿孔、急性胰腺炎者，应禁食、禁饮，持续胃肠减压。

(2) 生命体征平稳者,可采取侧卧位或更换各种不同的姿势,以帮助憩室内积食的排空。

(3) 密切观察患者的生命体征、有无腹痛、黄疸、恶心、嗳气等伴随症状。

(4) 药物治疗:遵医嘱使用解痉、抗感染和抗酸药,观察用药效果。

(5) 合并有休克者,应迅速建立静脉通道,快速补充血容量。

(6) 做好术前准备及心理护理。

31 术后护理措施有哪些?

(1) 严密监测生命体征的变化,给予持续心电监护、氧气吸入。生命体征平稳后取半卧位,有利于呼吸及引流。

(2) 禁食,持续十二指肠减压(将胃管远端送至十二指肠降部)3～5 天。妥善固定鼻胃管,保持胃管负压引流通畅,观察并记录胃液的颜色、性状和量的变化。施行十二指肠造瘘术者必须妥善固定造瘘管,术后 15 天以后方能酌情拔除。

(3) 合理使用抗生素、止血药和补充液体。早期应用静脉营养支持,以保证穿孔处愈合。

(4) 观察伤口敷料和引流管引流的情况,观察患者有无腹痛、黄疸等症状,发现异常及时通知医生处理。

(5) 十二指肠瘘为严重并发症,一旦发生必须及时引流,给予胃肠减压,抗感染和加强营养支持,维持水、电解质平衡,促进瘘口逐渐愈合。

32 十二指肠憩室患者出院后应注意什么?

(1) 进易消化食物,由流质饮食、半流质饮食、软食到普食逐步过渡,少食多餐,避免进过冷、过硬、过烫、过辣、煎炸等刺激性食物。

(2) 生活作息规律,避免过度劳累,适当锻炼,如散步、慢跑等。

(3) 若出现腹痛、腹胀、黄疸等症状,应及时就诊。

(黎雪燕　汤运红)

（三）急性肠梗阻患者的健康指导

33 肠道由哪几部分组成?

肠道由小肠和大肠两大部分组成(图 19-13)。小肠始于胃幽门,在回盲瓣处连接大肠,分为十二指肠、空肠及回肠,小肠的长度与身高有关,正常成人的小肠全长为 5～7 m。大肠在右髂窝内续自回肠,止于肛门,是消化管的下段,平均长约为 1.5 m,好似“门”字形包绕空肠、回肠,可分为盲肠、升结肠、横结肠、降结肠、乙状结肠和直肠。

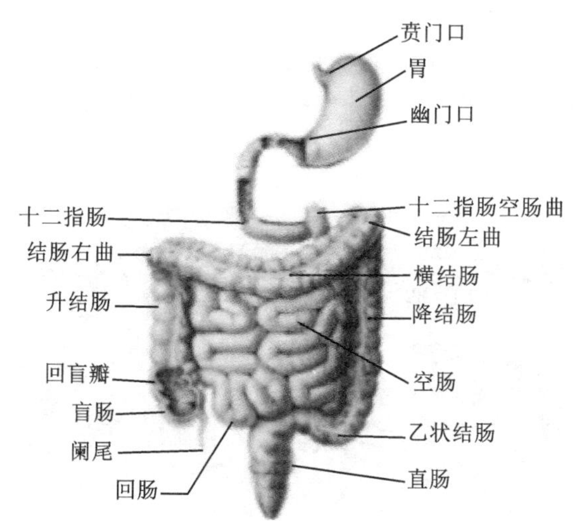

图 19-13　肠道组成

34 小肠和大肠在人体机能中有何作用?

(1) 小肠是人体消化和吸收食物的重要部位。可以促进蛋白质消化,吸收各种营养物质。同时还吸收大部分的水、无机盐、各种维生素、胆固醇以及大量的内源性物质。通常每天流经小肠的液体(饮水及分泌液)为 8 L 左右,而随粪便排出的水分才 150 mL,绝大部分水分在小肠及大肠被吸收。小肠还具有较强的分泌功能和免疫功能,可以分泌各种激素参与机体的调节,对于各种病原物质(如细菌、病毒、寄生虫、食物毒素)和药物具有重要免疫功能。若出现小肠疾病，短时间内丢失大量的液体，会引起机体出现严重营养不良与水、电解质紊乱及酸碱平衡失调。

（2）大肠也有内分泌功能和免疫功能，结肠的主要生理功能是吸收水分及部分电解质和葡萄糖，并为食物残渣提供暂时的储存和转运场所。结肠内大量的细菌能分解和发酵食物残渣及膳食纤维，并利用肠内物质合成人体所需的维生素 K、B 族维生素和产生短链脂肪酸等，供人体代谢所用。直肠的主要功能是排便，还可吸收少量水、盐、葡萄糖和一部分药物，分泌黏液，协助排便。大肠发生病变后机体会出现粪便性状和排便习惯的改变。

35 何谓肠梗阻?

任何原因引起肠内容物不能正常、顺利通过肠腔就称为肠梗阻（图 19-14）。它是外科常见的急腹症之一，发病率仅次于急性阑尾炎和胆道疾病。

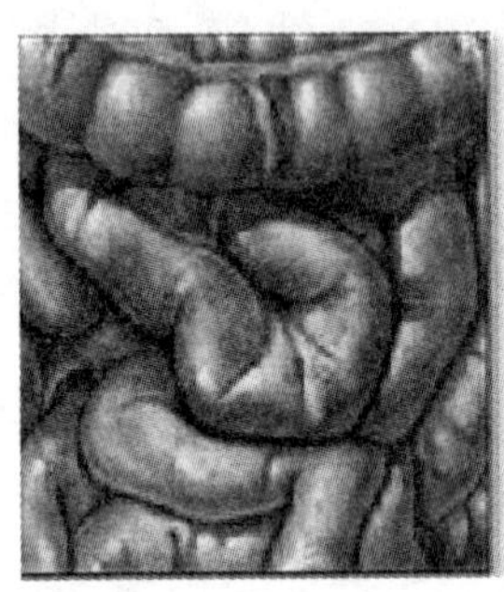
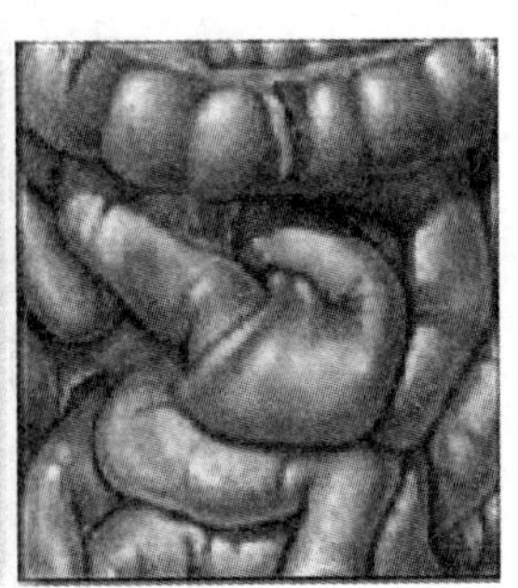

图 19-14　肠套叠所致肠梗阻

36 如何自我识别肠梗阻?

当机体出现腹部疼痛、恶心、呕吐、胀痛不适，肛门停止排便、排气时则需要警惕是否出现了肠梗阻，需要及时到医院进行进一步诊治。

37 肠梗阻明确诊断前为何不可应用止痛药?

肠梗阻在未明确诊断前使用止痛药容易掩盖病情变化，影响病情判断，易致诊断错误，延误治疗时机。

38 肠梗阻好发于哪些人?

70%～80%有腹部手术史者容易出现粘连性肠梗阻;2 岁以内婴幼儿肠套叠多见;成年体力劳动者小肠扭转(图 19-15)多见;老年人活动量小,排便能力差,易出现乙状结肠扭转(图 19-16)。

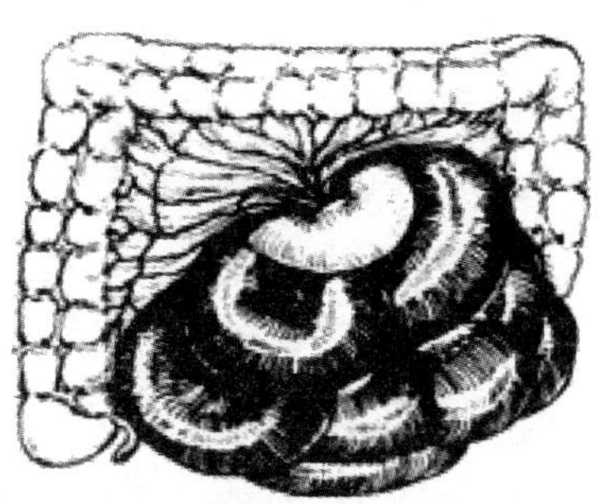

图 19-15　小肠扭转

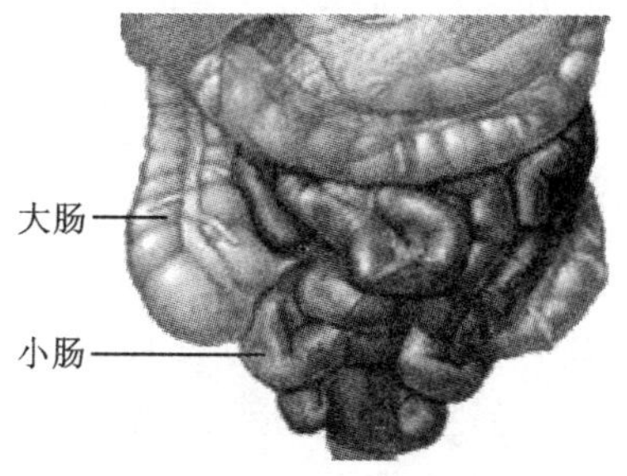

图 19-16　乙状结肠扭转

39 肠梗阻可以分为哪几类?

(1) 按发病病因分为机械性肠梗阻和非机械性肠梗阻。机械性肠梗阻最为常见,约占 90%,是指各种原因引起肠腔狭窄、阻塞,肠内容物通过障碍,如结石、粪块、异物堵塞及肠肿瘤、腹部手术后肠粘连引起肠管扭曲等(图 19-17)。非机械性肠梗阻分为动力性肠梗阻和血液循环性肠梗阻两类。动力性肠梗阻是由于神经反射和毒素刺激引起肠壁肌肉运动功能紊乱,失去正常的蠕动能力导致肠内容物滞留于肠腔。血液循环性肠梗阻是指肠系膜血管血栓形成或栓子栓塞导致肠壁出现血液循环障碍,肠内容物不能正常通过肠腔。

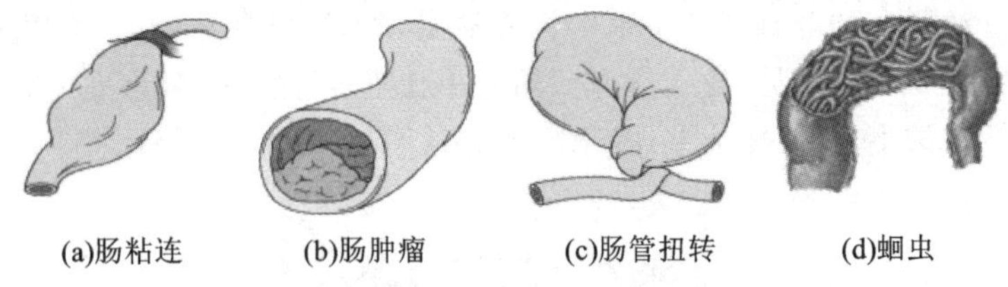

(a)肠粘连　(b)肠肿瘤　(c)肠管扭转　(d)蛔虫

图 19-17　机械性肠梗阻常见的原因

(2) 按肠壁有无血液循环障碍可分为单纯性肠梗阻和绞窄性肠梗阻。单纯性肠梗阻临床症状表现轻，绞窄性肠梗阻则相反，肠壁伴有血液循环障碍，甚至可以出现肠管坏死，危及生命。

(3) 按发病缓急可分为急性肠梗阻和慢性肠梗阻。

(4) 按梗阻程度可分为完全性肠梗阻和不完全性肠梗阻，完全性肠梗阻多为急性肠梗阻，不完全性肠梗阻多为慢性肠梗阻。

(5) 按梗阻部位可分为高位肠梗阻(十二指肠及空肠上段的梗阻)和低位肠梗阻(回肠末段和结肠梗阻)。高位小肠梗阻呕吐出现早而频繁，呕吐物为胃与十二指肠液和胆汁，腹痛与腹胀不明显，如不及时补充液体和电解质极易出现水、电解质紊乱和酸碱平衡失调。低位肠梗阻腹痛与腹胀明显，呕吐出现晚且次数少，呕吐物呈粪汁样。结肠梗阻由于回盲瓣的作用易形成闭袢性肠梗阻。

上述肠梗阻的类型并不是固定不变的，随着病情的发展，某些类型的肠梗阻在一定的条件下是可以相互转换的。

40 肠梗阻会危及生命吗?

对于急性肠梗阻，梗阻上段的肠管肠蠕动增强，肠腔扩张出现积气、积液，肠壁充血变得肿胀，通透性增加，如果此时不能及时有效处理，肠腔的压力进一步升高，可出现肠管血液循环障碍。机体会很快呈现血液浓缩、血容量不足的表现，出现皮肤干燥、口渴、尿量减少、眼窝凹陷等。加上机体内酸性产物堆积可引起心律失常和肌无力。肠梗阻可引起肠腔内细菌繁殖并产生大量的毒素，细菌通过通透性增加的肠壁可导致腹腔内感染，机体可出现寒战、高热等全身性感染或中毒的表现。肠腔内大量的积气、积液可引起膈肌抬高，影响肺部的通气和换气，出现呼吸加深加快。腹部压力增高阻碍下肢静脉血液回流，加之大量体液丢失，电解质紊乱，酸碱平衡失调，机体内大量细菌繁殖，吸收毒素，可引起休克甚至多器官功能衰竭，最终可导致死亡。

41 出现肠梗阻时该如何处理？

(1) 禁食、禁饮。

(2) 输液补充水、电解质，纠正酸碱平衡失调。

(3) 上胃管行持续胃肠减压。

(4) 应用抗生素，营养支持治疗。

(5) 应用镇静、解痉药物。

(6) 密切观察病情。

如果保守治疗无效或病情恶化则需考虑手术治疗。怀疑有绞窄性肠梗阻时应尽早手术。手术治疗的目的在于解除肠梗阻，根据患者病情采取不同的手术方式，如肠粘连松解术(图 19-18)、短路手术(图 19-19)、肿瘤切除术等。

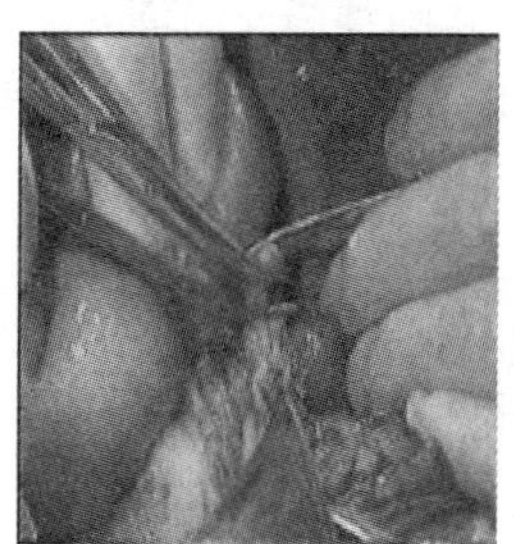
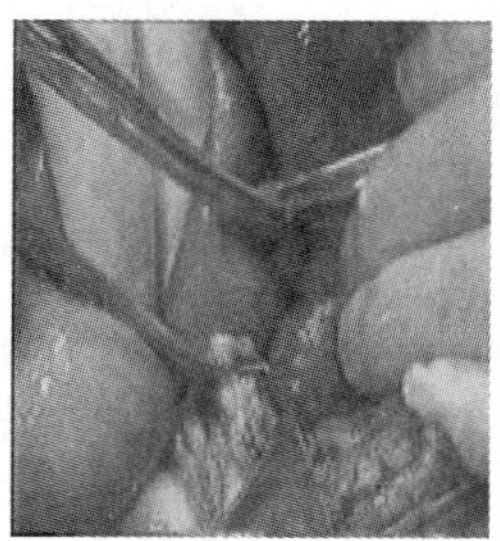

图 19-18　肠粘连松解术

42 肠梗阻是否都需要手术？

不是所有的肠梗阻都需要进行手术治疗，需要查明是什么原因导致的肠梗阻，对于单纯性、慢性和动力性肠梗阻可以先保守治疗，如果保守治疗病情恶化或完全无改善则需考虑手术治疗。

43 肠梗阻术前需做哪些检查？

1) 实验室检查　检查血常规，了解血红蛋白和血细胞比容有无升高，白细胞计数和中性粒细胞比例有无升高；检查电解质，了解

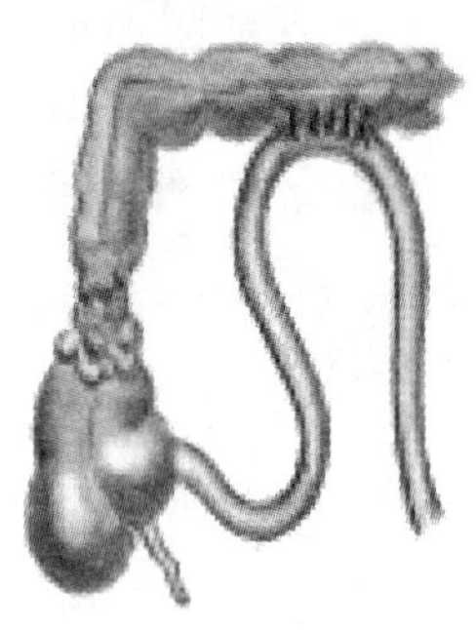

图 19-19 短路手术

血清电解质中的 K^+、Na^+、Cl^- 的变化；进行血气分析，了解机体有无酸碱平衡失调；血中无机磷及肌酸激酶有无升高，了解肠壁有无缺血和坏死。

2）影像学检查 首选腹部 X 线检查，检查时取卧位和站立位，一般肠梗阻发生 4～6 h 后，X 线会显示肠管扩张，立位片可见多个气液平面（图 19-20），这个检查对诊断肠梗阻十分重要。B 超和 CT 检查可协助判断肠梗阻的原因。MRI 检查是对肠梗阻传统检查方法的有益补充。

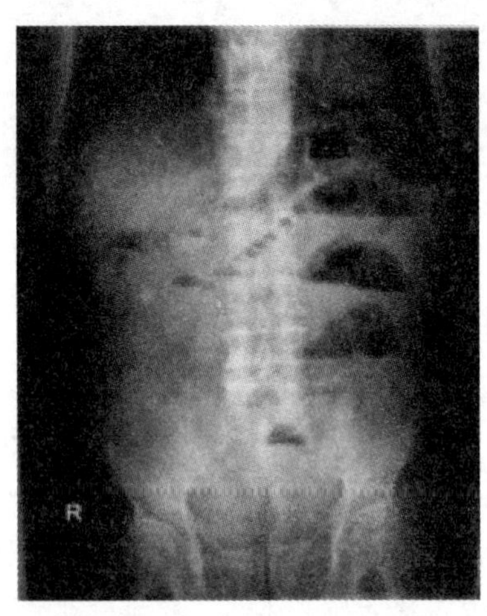

图 19-20 X 线检查显示的气液平面和扩张的肠管

44 肠梗阻术前该如何护理?

(1) 禁食、禁饮,遵医嘱补液,纠正水、电解质紊乱和酸碱平衡失调。给予营养支持,应用抗生素预防感染。

(2) 留置胃管行持续胃肠减压,妥善固定,可以用专用的鼻胃管贴进行固定,注意检查固定的效果。避免胃管扭曲、受压、折叠和脱出,保持管道通畅和有效引流。每天用生理盐水或漱口液漱口 2 次,保持口腔清洁。

(3) 密切观察生命体征、腹部症状和体征的变化;观察呕吐物、排泄物的颜色、性状、量的变化,警惕绞窄性肠梗阻的发生。

(4) 及时采集各项标本,完成各项检查。根据检查结果及时调整治疗方案。

45 肠梗阻术前如何进行营养支持?

急性完全性肠梗阻者应禁食、禁饮,根据医嘱静脉补液,纠正水、电解质紊乱和酸碱平衡失调。通过输液补充人体所需的营养物质,如出现中重度贫血、低蛋白血症者可输全血和白蛋白,改善营养状况,提高机体对手术的耐受力。

46 肠梗阻术后如何护理?

(1) 全麻未清醒时头偏向一侧,保持呼吸道通畅,避免术后呕吐引起误吸或窒息。

(2) 全麻清醒后生命体征平稳者可抬高床头 30°,取半卧位,使腹肌松弛,有利于减轻术后伤口疼痛,同时也有利于腹腔渗出液通过引流管引流出体外。

(3) 给予氧气吸入和心电监护,观察意识及生命体征的变化。记录出入液量。

(4) 妥善固定胃管和腹腔引流管,避免各种管道扭曲、折叠和脱出。标记并记录胃管置入的长度(图 19-21),保持有效负压,观察引流液的颜色、性状、量并记录。

(5) 保持伤口敷料清洁、干燥,如有渗血或渗液需及时更换。

(6) 静脉输液,维持水、电解质和酸碱平衡。给予营养支持,保证机体营养需要,促进伤口愈合。使用抗生素预防感染。

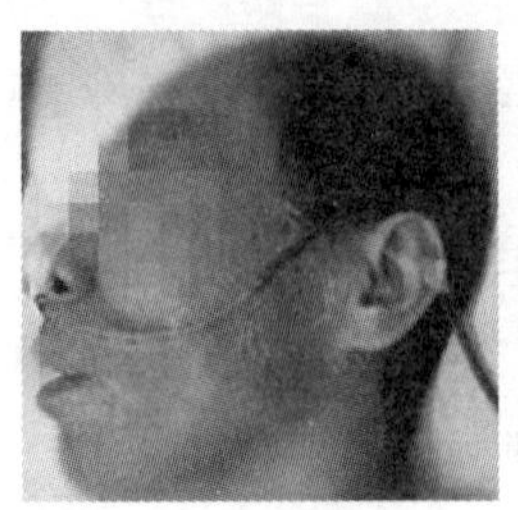
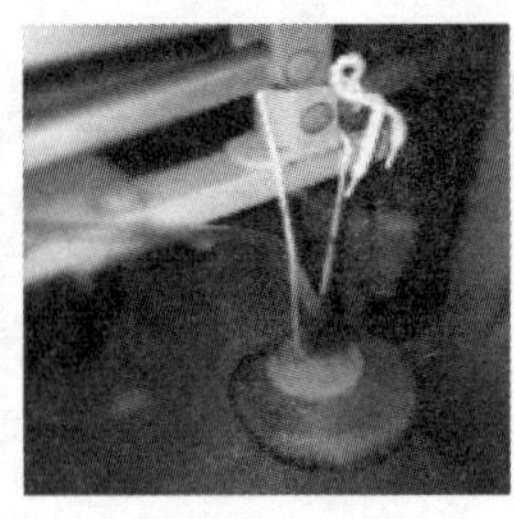
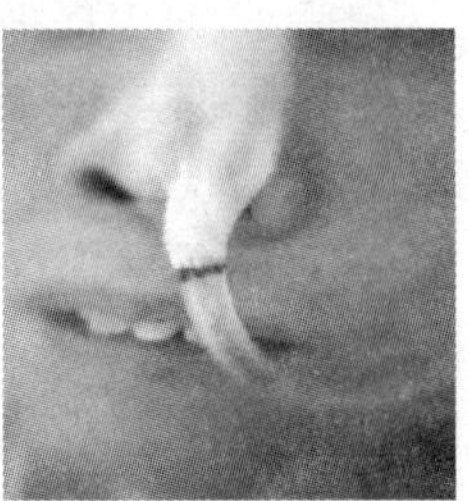

图 19-21　胃管及固定方法

(7) 当术后肠蠕动恢复、肛门排气、拔除胃管后,可以先进少量温开水,如无腹胀、腹痛可进米汤、面汤等流质饮食,3～4 天后可进稀饭、面条等半流质饮食,少食多餐,每天可进 5～6 餐。10～14 天后可进软食,选择一些比较软的、易咀嚼的食物,如米糊、鸡蛋等。

(8) 早期活动,预防皮肤长时间受压。早期活动应循序渐进,切不可心急,避免跌倒和坠床等意外发生。

47 肠梗阻术后可能出现哪些并发症?如何预防和处理?

1) 吸入性肺炎

(1) 预防:呕吐时,应在护士或家属协助下坐起或将头偏向一侧,呕吐后及时漱口,清洁口腔,记录呕吐物的颜色、性状和量。

(2) 病情监测:观察是否出现呛咳,有无咳嗽、咳痰、胸痛和寒战、发热等全身性感染的症状。

(3) 护理:如发生吸入性肺炎,除遵医嘱及时使用抗生素外,还应在护士或家属协助下床上多翻身、叩背,给予雾化吸入,有效咳嗽、排痰等。

2) 腹腔感染及肠瘘

(1) 避免感染:保持腹腔引流管引流通畅,更换时严格执行无菌操作,避免逆行感染的发生。

(2) 营养支持:合理补充营养,恢复经口进食后应遵循循序渐进的原则,以免影响手术吻合口的愈合。

(3) 观察患者腹痛、腹胀情况,肛门恢复排气、排便的时间等。

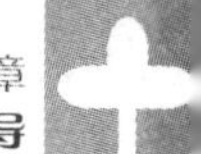

若腹腔引流管引流液带有粪臭味，同时出现发热、恶心、呕吐、腹部压痛、反跳痛、腹肌紧张等腹膜炎表现时，应警惕腹腔内感染和肠瘘的发生。

3）肠粘连　肠梗阻术后仍可能再次发生肠粘连，应注意以下几点。

（1）早期活动以促进肠蠕动的恢复，预防肠粘连（图 19-22）。

（2）密切监测病情变化：观察有无再次出现腹痛、腹胀、呕吐等肠梗阻症状，一旦出现应及时报告医生处理。

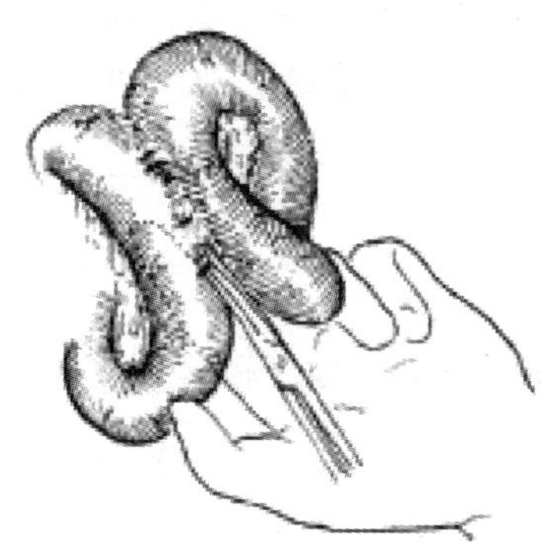

图 19-22　肠粘连

48 肠梗阻术后如何进行活动？

术后当天如麻醉清醒、血压稳定，可在床上活动四肢，如进行伸缩运动等。也可以进行主动或被动按摩，每 2～3 h 翻身 1 次，防止皮肤长时间受压和深静脉血栓形成。术后 1～3 天可根据身体恢复情况下床活动。可先在床边活动，逐渐进行室内和病房走廊间活动。活动时注意动作不要过于迅速，需缓慢、循序渐进、量力而行，切不可心急。注意鞋的大小要合适，鞋底要防滑，以免发生跌倒等意外。

49 肠梗阻会复发吗？

饮食不当、暴饮暴食、饮水少、身体活动少出现肠粘连时，均有可能再次发生肠梗阻。

50 出院后日常生活要注意哪些?

饮食应均衡,进营养丰富、易消化的饮食,如瘦猪肉、鸡肉、鱼肉、鸡蛋、奶制品、新鲜蔬菜和水果等。少进刺激性强的食物,如烧烤食物、煎炸食品、辣椒、花椒、大蒜、生姜、酒和含酒精的饮料等。注意饮食新鲜、卫生,少吃隔夜食物,养成良好的生活习惯,饭前便后洗手,饭后避免剧烈运动,如跳绳、打网球、打篮球、踢足球等。一般建议运动选在饭后 1 h 后进行。便秘者要多进杂粮如玉米、燕麦、红薯、黄豆、绿豆、豌豆等富含膳食纤维的食物,生活中注意多饮水,结合顺时针按摩腹部以促进肠蠕动,保持大便通畅。保持心情舒畅,每天坚持进行适量的体育锻炼,如散步、慢跑等。加强自我监测,如出现腹痛、腹胀、呕吐、停止排气等不适时应及时到医院就诊。

(彭秀琴　谭翠莲)

(四) 急性阑尾炎患者的健康指导

51 阑尾位于人体哪个部位?

1) 解剖位置　阑尾位于右下腹右髂窝部,外形呈蚯蚓状,长 5～10 cm,直径为 0.5～0.7 cm。阑尾起于盲肠根部,附于盲肠后内侧壁,三条结肠带的汇合点(图 19-23、图 19-24)。

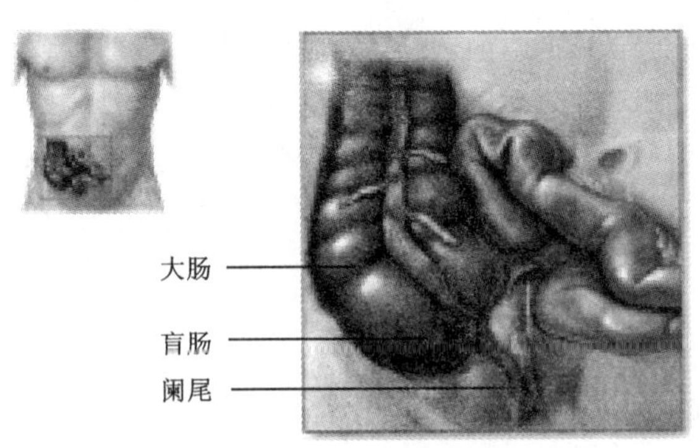

图 19-23　阑尾的位置

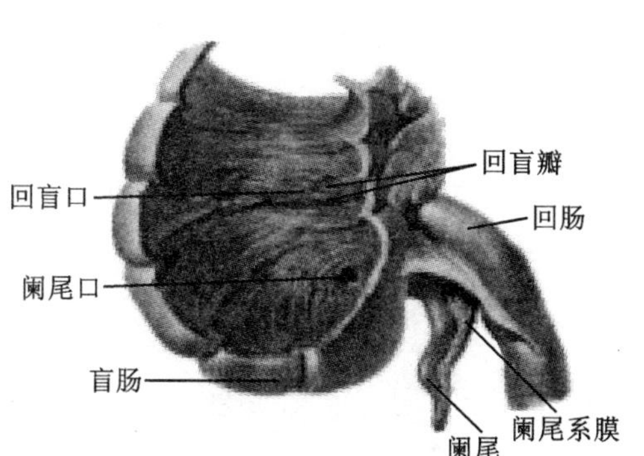

图 19-24　盲肠和阑尾

2）阑尾基底部体表投影　脐与右髂前上棘（平躺时髋骨的最高点）连线中外 1/3 交界处，称为麦氏点（图 19-25）。麦氏点是选择阑尾手术切口的标记点。

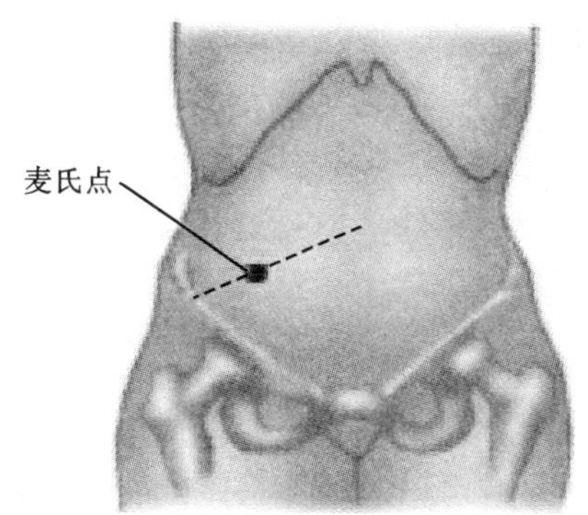

图 19-25　麦氏点

3）阑尾位置多变　由于阑尾与盲肠位置关系恒定，所以随盲肠位置而变。一般位于右下腹部，但也可高到肝下方或低至盆腔内，甚至越过中线至左侧。

4）阑尾尖端指向（图 19-26）

（1）回肠前位　尖端指向左上。

（2）盆（腔）位　尖端指向盆腔。

（3）盲肠后位　位于后腹膜，在盲肠后方、髂肌前，尖端指向上。

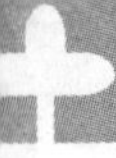

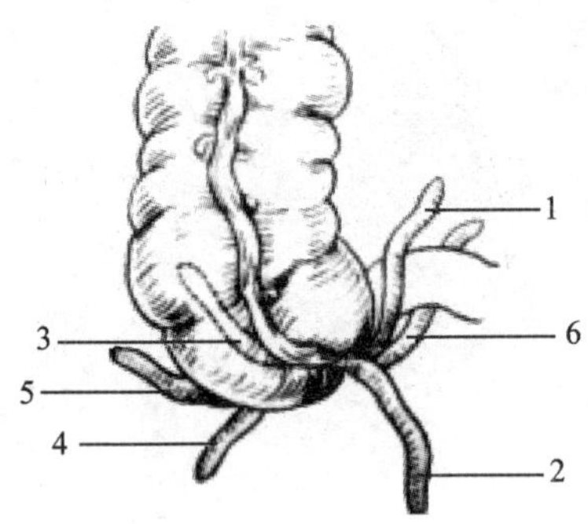

图 19-26　阑尾尖端指向图

1—回肠前位;2—盆(腔)位;3—盲肠后位;
4—盲肠下位;5—盲肠外侧位;6—回肠后位

(4) 盲肠下位　尖端指向右下方。

(5) 盲肠外侧位　位于腹腔内,盲肠外侧。

(6) 回肠后位　在回肠后方,指向脐。

52 何谓急性阑尾炎?

急性阑尾炎是阑尾发生的急性炎症反应,是常见的外科急腹症之一,以青壮年多见,男性发病率高于女性。急性阑尾炎分为四种类型。

1) 急性单纯性阑尾炎　阑尾轻度肿胀,浆膜充血,有少量纤维蛋白渗出。阑尾黏膜可能有小溃疡和出血点,腹腔内有少量炎性渗出物。阑尾周围脏器和组织炎症尚不明显。

2) 急性化脓性阑尾炎　阑尾显著肿胀、增粗,浆膜高度充血,表面覆盖有脓性渗出。阑尾黏膜面有溃疡和坏死,腔内积脓,壁内也有小脓肿形成。腹腔内有脓性渗出物。

3) 急性穿孔性(坏疽性)阑尾炎(图 19-27)　阑尾壁的全部或一部分全层坏死,浆膜呈暗红色或黑紫色,局部可能已穿孔。穿孔的部位大多在血液循环较差的远端部分,也可在粪石直接压迫的局部,穿孔后或形成阑尾周围脓肿,或并发弥漫性腹膜炎。此时,阑尾黏膜大部分已溃烂,腔内脓液呈血性。

4) 阑尾周围脓肿　急性阑尾炎化脓、坏疽或穿孔时,大网膜可

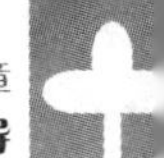

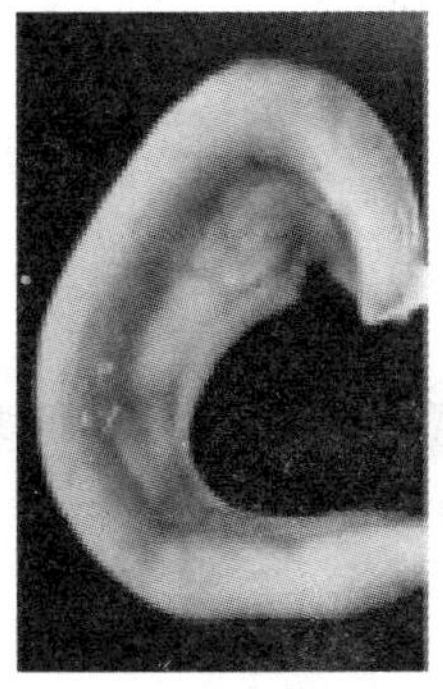

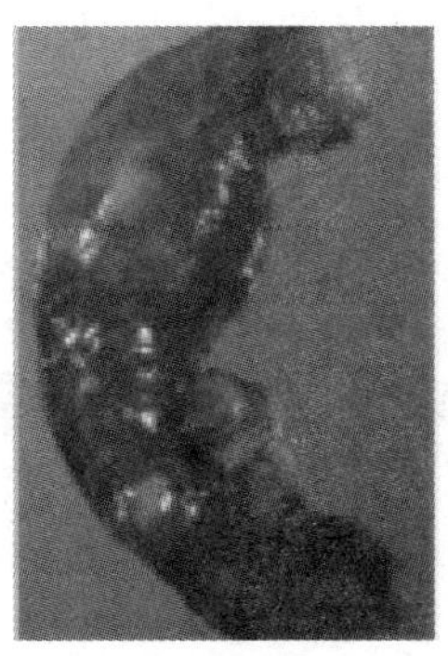

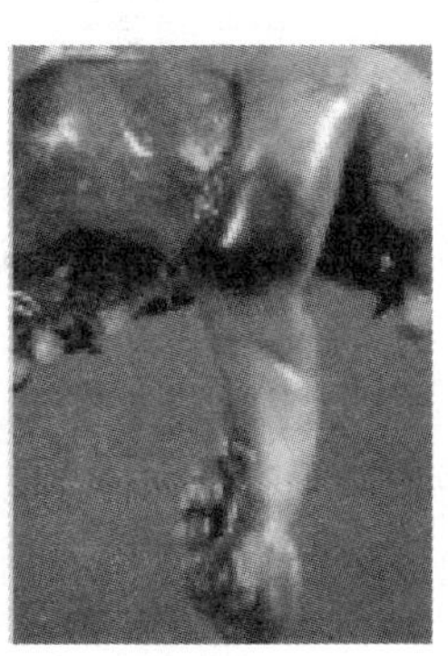

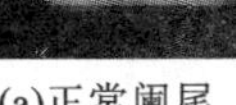

(a)正常阑尾　(b)单纯性阑尾炎　(c)坏疽性阑尾炎

图 19-27　单纯性阑尾炎、坏疽性阑尾炎

移至右下腹部，将阑尾包裹并形成粘连，即形成炎性肿块或阑尾周围脓肿。

53 急性阑尾炎的诱因有哪些？

1）阑尾管腔的阻塞　阑尾的管腔狭小而细长，系膜短，使阑尾蜷曲，管腔发生阻塞是急性阑尾炎最常见的病因。阻塞阑尾管腔的有粪石、异物、炎性狭窄、蛔虫、肿瘤等。

2）细菌入侵　阑尾腔内存在大量细菌，主要为大肠杆菌、肠球菌等。阑尾管腔发生阻塞后，细菌繁殖，分泌内毒素和外毒素，损伤黏膜上皮，形成溃疡，细菌经溃疡面进入阑尾肌层引起急性炎症。

3）胃肠道疾病的影响　如急性肠炎、血吸虫病可引起胃和肠道功能紊乱，均可反射性引起阑尾环形肌和阑尾动脉的痉挛性收缩，血液循环发生障碍，引起炎症。

54 急性阑尾炎有哪些表现？

1）症状

（1）腹痛　腹痛常始于上腹部，逐渐移向脐部，数小时后腹痛转移并固定于右下腹。腹痛的性质和程度依阑尾炎的不同类型而有差异：单纯性阑尾炎表现为轻度隐痛；化脓性阑尾炎呈阵发性胀痛和剧痛；坏疽性阑尾炎则表现为持续性剧烈腹痛；穿孔性阑尾炎因阑尾腔内压力骤减，腹痛可暂时减轻，但出现腹膜炎后，腹痛又会持续加剧。

(2) 胃肠道症状　发病早期可出现食欲下降、恶心、呕吐，有时会发生腹泻或便秘。

(3) 全身表现　病变早期会出现乏力、低热，炎症加重时出现中毒症状，如寒战、高热、脉速、烦躁不安或反应迟钝等。

2) 体征

(1) 右下腹固定压痛　压痛点通常位于脐与右髂前上棘连线的中外 1/3 交界处，即麦氏点，也可随阑尾解剖位置的变化而改变，但压痛点始终在一个固定位置上(图 19-28)。

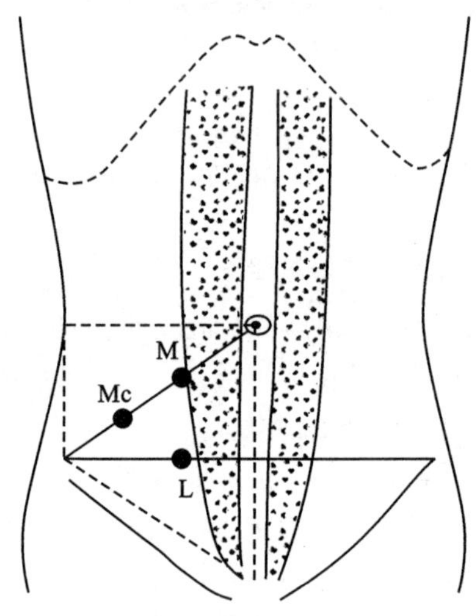

图 19-28　阑尾炎压痛点

(2) 腹膜刺激征　包括压痛、反跳痛、腹肌紧张等。这是由于壁腹膜受炎症刺激的一种防御性反应，常提示阑尾炎症加重，有炎性渗出、化脓、坏疽或穿孔等。

(3) 右下腹包块　部分阑尾炎形成阑尾包块和(或)脓肿的患者，在其右下腹可扪及位置固定、边界不清的压痛性包块。

(4) 其他体征。

① 结肠充气试验(罗氏征)　患者取仰卧位，检查者右手按压患者左下腹降结肠部，再用左手按压近端结肠，结肠内气体即可传至盲肠和阑尾部，引起右下腹疼痛者为阳性试验结果。

② 腰大肌试验　患者取左侧卧位，将右大腿后伸，引起右下腹疼痛者为阳性，说明阑尾位于盲肠后位或腰大肌前方。

③ 闭孔内肌试验　患者取仰卧位，将右髋部和右膝部均屈曲90°，然后将右大腿向内旋转，引起右下腹疼痛者为阳性，提示阑尾位置低，靠近闭孔内肌(图 19-29)。

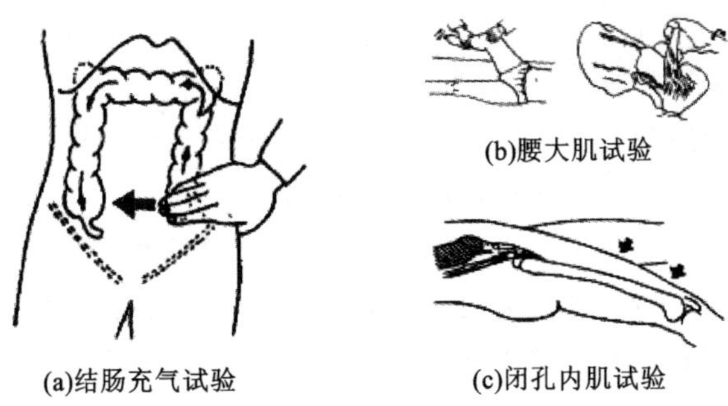

图 19-29　急性阑尾炎其他体征三种试验示意图

④ 直肠指检　如阑尾位于盆腔或阑尾炎症已波及盆腔，指检有直肠右前方触痛，如并发盆腔脓肿，则可触及痛性肿块。

55 急性阑尾炎会致命吗?

绝大多数患者早期就医、早期确诊、早期手术，会收到良好的治疗效果。但是如果治疗不及时，可能会出现一些严重并发症，如阑尾穿孔、坏死引起急性腹膜炎等，甚至危及患者生命。

56 急性阑尾炎应如何处理?

1) 非手术治疗　当急性阑尾炎处在早期单纯性炎症阶段时，可用抗生素抗感染治疗，一旦炎症被吸收消退，阑尾能恢复正常。当急性阑尾炎诊断明确，有手术指征，但因患者自身情况或客观条件不允许时，也可先进行非手术治疗，延缓手术。若急性阑尾炎已合并局限性腹膜炎，形成炎性肿块，也应进行非手术治疗，使炎性肿块吸收，再考虑择期切除阑尾。非手术治疗处理方式如下。

(1) 一般治疗　主要为卧床休息、禁食，静脉输注水、电解质等。

(2) 应用抗生素　静脉输注抗生素控制感染。

(3) 应用止痛药　可适用于已明确诊断、已决定手术的患者，但禁用于一般情况，尤其是体弱者，以免掩盖病情。

(4) 对症处理　如镇静、止吐，必要时放置胃管持续胃肠减压等。

2) 手术治疗　绝大多数急性阑尾炎一经确诊，应早期施行阑尾切除术。

57 急性阑尾炎术前要做哪些检查?

1) 实验室检查　大多数急性阑尾炎患者血常规检查有白细胞计数和中性粒细胞比例的增高，白细胞计数可达(10～20)×10^9/L。部分患者白细胞计数可无明显升高，多见于单纯性阑尾炎或老年患者。尿常规检查一般无阳性发现，如尿中出现少数红细胞，说明炎性阑尾与输尿管或膀胱靠近。

2) 影像学检查

(1) 腹部X线片可见盲肠扩张和气液平面，偶尔可见钙化的粪石和异物影，可帮助诊断。

(2) B超检查有时可发现肿大阑尾或脓肿。

(3) CT扫描可获得与B超检查相似的结果，尤其有助于阑尾周围脓肿的诊断。

58 急性阑尾炎术前应做哪些准备?

1) 病情观察　加强巡视、观察患者精神状态，定时测量体温、脉搏、血压和呼吸；观察患者的腹部症状和体征，尤其注意腹痛的变化。患者体温一般低于38 ℃，高热常提示阑尾穿孔。若患者腹痛加剧，出现腹膜刺激征，应及时通知医生。

2) 对症处理　疾病观察期间，患者禁食；遵医嘱静脉输液、保持水、电解质平衡，应用抗生素控制感染。为减轻疼痛，患者可取右侧屈曲体位，屈曲可使腹肌松弛。

3) 心理准备　向患者和家属介绍有关急性阑尾炎的知识，讲解手术的必要性和重要性，提高他们的认识，消除不必要的紧张和担忧，使其积极配合治疗和护理。

4) 其他准备　按医护人员指导禁食、禁饮，完成各项检查，准备各种用品。

59 如何缓解急性阑尾炎患者的恐惧心理？

通过与患者的接触、观察和交谈，了解患者对手术的期望和忧虑，全面提供疾病相关治疗的信息，纠正患者不正确的认识，帮助患者解除不必要的顾虑和紧张。只有全面认识疾病，进行恰当的护理，才能使患者感到生理上的舒适、心理上的舒畅，以此消除患者的恐惧情绪，减轻患者的痛苦。

60 急性阑尾炎术前对饮食有哪些要求？

拟行急诊手术的患者，应禁食、禁饮，做好术前准备，遵医嘱静脉输液，保持水、电解质平衡。

61 急性阑尾炎术后如何护理？

1）体位　全麻术后清醒或硬膜外麻醉去枕平卧 6 h 后，待生命体征平稳后，改为半卧位，以减少腹壁张力，减轻切口疼痛，有利于呼吸和引流，可防止膈下感染。

2）病情观察　严密观察生命体征的变化，遵医嘱定时测量体温、脉搏、血压及呼吸，并准确记录，如脉搏加快或血压下降，则考虑血容量不足，有出血的可能，应及时观察伤口及引流情况，采取必要的措施。

3）饮食　患者手术当天禁食，经静脉补液。肠蠕动恢复即排气后，患者应先喝少量温开水，如无不适，可选择易消化、营养丰富的流质饮食，以后根据病情逐渐改为半流质饮食、软食、普食。禁食辛辣刺激性食物，少吃豆制品、甜食，以免发生腹胀。

4）切口和引流管的护理　保持切口敷料清洁、干燥，及时更换被渗血、渗液污染的敷料；观察切口愈合情况，及时发现出血及切口感染的征象。对于腹腔引流的患者，应妥善固定引流管，防止扭曲、受压，保持引流管通畅；观察并记录引流液的量、颜色、性状。

5）活动　患者清醒后可指导患者尽早进行床上活动，如翻身或活动双下肢，防止血栓形成和腰痛。患者若无不适，术后 24 h 可下床活动，促进肠蠕动，防止肠粘连。同时可促进血液循环，加速伤口愈合。老年人术后注意保暖，经常叩背帮助咳嗽，预防坠积性肺炎。

62 急性阑尾炎术后可能出现哪些并发症？如何预防和处理？

1）伤口感染　坏疽性或穿孔性阑尾炎尤易发生。术后3～5天体温持续升高或下降后又升高，患者感觉伤口疼痛，伤口周围皮肤有红肿、触痛，提示有伤口感染。处理方式如下。

（1）及时更换伤口敷料，保持伤口敷料清洁和干燥，如局部有脓肿，应配合医生穿刺抽出脓液。

（2）合理使用抗生素。

（3）观察伤口局部情况及转归。

2）腹腔脓肿

（1）体位　术后患者生命体征平稳后给予半卧位。

（2）引流管护理　妥善固定引流管，确保有效引流。

（3）控制感染　遵医嘱应用抗生素以控制感染、促进脓肿局限和吸收。

（4）加强观察　术后密切观察患者的体温变化。

（5）及时处理腹腔脓肿　腹腔脓肿一经确诊，应配合医生做好超声引导下穿刺抽脓、冲洗或置管引流，必要时做好切开引流的准备。

3）腹腔出血　常因阑尾系膜结扎线脱落引起。患者出现面色苍白、腹痛、腹胀、脉速、出冷汗、血压下降等休克表现，必须立即平卧、静脉输液、给予氧气吸入，同时抽血，做血型鉴定及交叉配血试验，准备手术止血。

4）粘连性肠梗阻　腹膜发生炎症反应而有大量含纤维蛋白的液体渗出从而形成粘连。当腹腔内粘连影响肠内容物的通过时就会成为粘连性肠梗阻。常为慢性不完全性肠梗阻，一般经非手术治疗可缓解，完全性肠梗阻者应手术治疗（详见肠梗阻相关章节）。手术后应尽早下床活动，减少肠粘连的发生。

5）肠瘘

（1）观察引流液的量、颜色、性状有无异常，判断是否有肠瘘发生，因术后肠管内压力增高，有可能是阑尾残端结扎线脱落或炎症等诱因引起肠瘘。

(2) 术后7天内禁止高压灌肠。

(3) 肛门排气后方可进食，饮食宜循序渐进，由少量流质饮食逐步过渡到普食。

63 急性阑尾炎手术出院后要注意哪些？

(1) 忌食生、冷、辛辣食物如辣椒、胡椒等，少食油炸及不易消化的食物。饮食宜清淡，多食富含膳食纤维的食物如新鲜蔬菜和水果，保持大便通畅。

(2) 避免过度疲劳，保证充足睡眠，心情舒畅，术后3个月内避免重体力劳动。

(3) 适量运动，防止伤口裂开和肠粘连。如有腹痛、腹胀等不适，应及时就诊。

(孙艳玲　谭翠莲)

(五) 肠系膜上静脉血栓形成患者的健康指导

64 何谓肠系膜上静脉血栓形成？

肠系膜上静脉血栓形成是急腹症的一种，很少见，占急性肠缺血的3%～7%，可导致不同范围的肠管缺血坏死。病情急，临床表现复杂多变，尤其是在肠管坏死前缺乏特异性的临床症状和体征，所以很难在发病早期确诊。

65 肠系膜上静脉血栓形成的诱因是什么？

主要诱因为引起凝血功能障碍的疾病如血小板增多症、真性红细胞增多症、恶性肿瘤、高血压、糖尿病、肝硬化、门静脉高压、脾切除术后等。长期吸烟、口服避孕药、剖宫产术后也可成为诱因。部分患者既往形成过其他部位的血栓，常见的是反复下肢深静脉血栓。约20%的患者为原发性肠系膜上静脉血栓形成。

66 肠系膜上静脉血栓形成有何严重后果？

肠系膜上静脉血栓形成开始于肠系膜上静脉的分支，肠管静脉血液回流受阻，肠壁水肿、充血和黏膜下出血逐渐加重，肠腔内渗出血性液体，肠系膜水肿，腹腔内渗出淡红色血性液体。严重的静脉

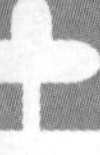

血液回流受阻及障碍会导致动脉供血不足，动脉发生痉挛、闭塞，形成血栓，从而导致肠管坏死。肠系膜上静脉血栓形成后，随着病程的延长，累及的肠系膜及肠管范围逐渐扩大，甚至到肠系膜上静脉主干，造成大部分甚至全部空肠、回肠坏死，累及升结肠，病情危重。

67 肠系膜上静脉血栓形成临床表现有哪些？

临床表现多样，缺乏特异性，发生肠管坏死、出现腹膜炎症状之前诊断困难。起病有缓有急。表现为腹部隐痛和钝痛，定位不清，数日或数周后，随着血栓蔓延扩大，静脉血液回流受阻严重，腹痛持续性或阵发性加重，可伴有发热、呕吐、腹胀、腹泻和血水样便。发生肠管坏死时，患者心率加快，腹痛、腹胀加重，固定区域出现压痛、反跳痛和腹肌紧张。若病变范围广，患者会出现弥漫性腹膜炎。体检时可见腹胀、腹部压痛、反跳痛和腹肌紧张，肠鸣音减弱或消失。腹腔穿刺可抽到血性液体，可带有粪臭味。

68 肠系膜上静脉血栓需要做哪些检查？

1）实验室检查

(1) 凝血功能有障碍的患者，血常规检查可发现红细胞计数、血红蛋白升高，血小板计数升高，血黏度增高。而 PT 和 APTT 多在正常范围。

(2) 白细胞计数及中性粒细胞比例升高，电解质紊乱。肠管坏死后肌酸激酶和乳酸脱氢酶可有轻度升高。血浆纤维蛋白降解产物随病情加重逐渐升高。

2）影像学检查

(1) 腹部 X 线片可显示受累小肠扩张充气，发生肠管坏死后可见伴有气液平面的扩张肠管。

(2) B 超可见腹腔积液、静脉血栓、肝硬化、脾大。

(3) CT 可见腹腔积液，扩张的肠管积气、积液，肠管壁水肿增厚，肠系膜密度增高、水肿。

(4) CTA 可显示静脉血栓形成。

69 肠系膜上静脉血栓如何治疗？

1）非手术治疗　肠系膜上静脉血栓形成患者，无腹膜炎体征，腹腔穿刺未发现阳性结果，影像学检查无肠管坏死，可采取抗凝溶栓的保守治疗。

2）手术治疗　随着肠系膜上静脉血栓形成，累及的病变范围逐渐扩大，肠管坏死（图 19-30），病情加重，一旦出现肠管坏死、腹膜炎体征，应尽快进行手术治疗，最大限度地减少受累肠管范围。

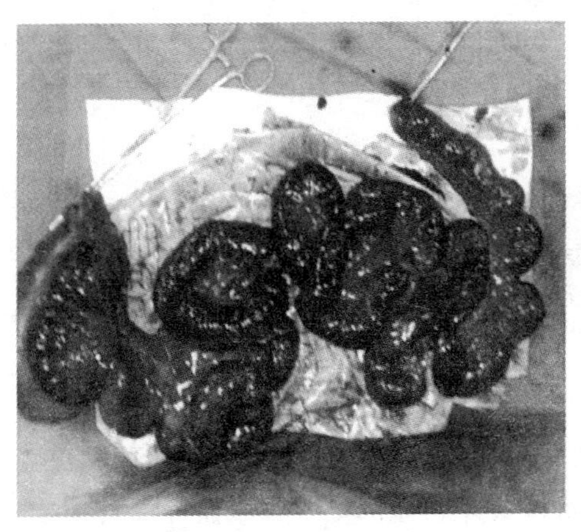

图 19-30　肠系膜上静脉血栓致大面积肠管坏死

3）血管介入治疗　对尚未发生肠管坏死的肠系膜上静脉血栓形成，可以进行血管介入治疗，行超选择性插管，注入肝素或尿激酶、血管扩张剂以改善血管血液循环，阻止肠管发生坏死。抗凝治疗继续配合使用。

70 手术治疗一定要切除肠管吗？

若术中肠管未发生坏死，只是呈暗红色，明显淤血，比正常肠管肿胀变硬，可使用抗凝药物和扩血管措施，观察肠管血液循环能否改善，至少观察半个小时以上。若肠管血液循环和活力有显著的改善，可以不切除肠管；若观察半小时以上，肠管血液循环不能改善或继续恶化，则应切除坏死的肠管及其所属的肠系膜；若术中肉眼可见肠系膜上静脉内的血栓，切除范围应比坏死肠管两端各超出 5 cm。

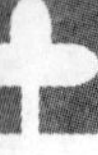

71 肠系膜上静脉血栓形成患者术前如何治疗及护理?

(1) 观察患者的生命体征:包括体温、脉搏、呼吸、血压、血氧饱和度的变化。

(2) 观察患者的腹部症状和体征、伴随症状,出现腹膜刺激征时要立即通知医生。

(3) 禁食、禁饮,留置胃管,持续胃肠减压。

(4) 药物治疗:包括抗感染、抗凝溶栓治疗,观察用药效果,有无出血倾向。

(5) 补充血容量。

(6) 记录 24 h 出入液量。

(7) 动态观察辅助检查结果的变化,以助于及时判断病情变化,调整治疗方案。

(8) 进行术前准备。

72 使用抗凝溶栓药物需要注意什么?

注意观察有无出血现象,如有无牙龈出血、鼻出血、皮下出血点、皮肤黏膜淤斑及穿刺部位是否有渗血等。动态监测出凝血时间的变化。

73 术后还需要抗凝治疗吗?

肠系膜上静脉血栓形成导致肠管坏死,肠切除术后的抗凝治疗很重要,否则可能再次发生血栓,导致肠管坏死的再发生,被迫需要再次手术。

74 如何进行抗凝治疗?

手术后 18 h 可以开始抗凝治疗。常用的有低分子右旋糖酐静脉注射,每天不超过 500 mL,还有低分子肝素钠皮下注射,剂量是 0.4 mL,每天 2 次。患者进食后,可口服抗凝药物,如华法林。定期检测患者的凝血功能,根据结果动态调整抗凝药物的剂量。进行抗凝溶栓治疗过程中,定期检测各项指标,同时要重点观察患者有无出血倾向。

75 何谓短肠综合征?如何给予营养支持?

短肠综合征:当血栓形成累及肠管范围大时,行大段肠管切除术后,残留的功能性肠管可能不能维持患者正常的营养需要导致的营养不良综合征。

(1) 第1阶段为术后2个月,最初的症状是腹泻,严重的患者每天腹泻量可高达5～10 L,导致患者出现进行性脱水、血容量降低,发生水、电解质紊乱及酸碱平衡失调,此时必须及时纠正。此期以全肠外营养(静脉营养)支持为主,给予补液,纠正水、电解质紊乱及酸碱平衡失调,补液过程中严密监测检查结果,动态调整,同时给予抑制肠蠕动药物,减少腹泻次数。当腹泻量降到每天2 L以下,病情许可时,可经口进少量的等渗液体和肠内营养制剂。

(2) 第2阶段为术后2个月至2年,随着腹泻次数减少,腹泻量的减少,患者应逐步增加饮食量,静脉补充营养不足的部分,逐步由肠外改为肠内营养,补充人体所需的热量、蛋白质、维生素、微量元素、必需脂肪酸、电解质等。

(3) 第3阶段为完全代偿期,腹泻基本被控制,完全由饮食满足患者的营养需求。一般2年患者的短肠综合征能够代偿,尤其是幼儿、青少年的代偿能力强。若患者仍不能经口进食维持正常代谢,则需长期胃肠外营养。

76 肠系膜上静脉血栓形成术后应注意什么?

(1) 按时服用抗凝药物,定期复查凝血功能,随时调整治疗方案。

(2) 合理膳食,保持愉快的心情。

(3) 发生腹痛、大量腹泻或不适时及时就诊。

(4) 有出血倾向时及时就诊。

(5) 积极治疗原发病,避免再次形成血栓。

(汤运红　黎雪燕)

(六) 结肠肿瘤急性并发症患者的健康指导

77 结肠的解剖及功能是什么?

(1) 结肠包括盲肠、升结肠、横结肠、降结肠和乙状结肠,下接直肠，其间没有明显的分界标志（图 19-31）。全长平均约为 150 cm。升结肠与横结肠的延续段称为结肠肝曲，横结肠与降结肠的延续段称为结肠脾曲，肝曲和脾曲是结肠相对固定的部位。升结肠和降结肠为腹膜间位器官，前面及两侧有腹膜遮盖，后面以疏松结缔组织与腹后壁相贴，故其后壁穿孔时可引起严重的腹膜后感染。横结肠和乙状结肠为腹膜内位器官，完全被腹膜包裹，是结肠活动度较大的部分，乙状结肠若系膜过长易发生扭转或排便困难。

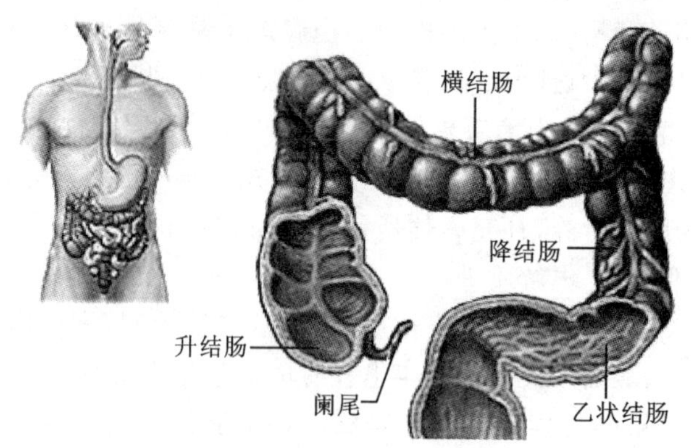

图 19-31　结肠解剖结构图

（2）结肠的主要功能是吸收水分，储存和转运粪便，也能吸收葡萄糖、电解质和部分胆汁酸。

78 何谓结肠肿瘤?

结肠肿瘤是胃肠道中常见的恶性肿瘤，以结肠癌最常见。好发于直肠与乙状结肠交界处，以 40～50 岁年龄组发病率最高，男女之比为(2～3)∶1。发病率占胃肠道肿瘤的第 3 位。

79 结肠肿瘤病因有哪些?

1）饮食习惯　过多的动物脂肪及动物蛋白饮食，缺乏新鲜蔬菜，特别是“三高一低”(高脂肪、高热量、高蛋白质和低纤维素)。

2）遗传因素　10％～15％的患者为遗传性结直肠肿瘤，常见的有家族性腺瘤性息肉病及遗传性非息肉性结肠癌。

3）癌前病变　如慢性结肠炎患者、结肠息肉患者、结肠腺瘤、男性肥胖者等与结肠肿瘤的发生有较密切的关系。

80 结肠肿瘤急性并发症有哪些临床表现?

1）出血(图 19-32)　结肠癌是下消化道出血的最常见病因。

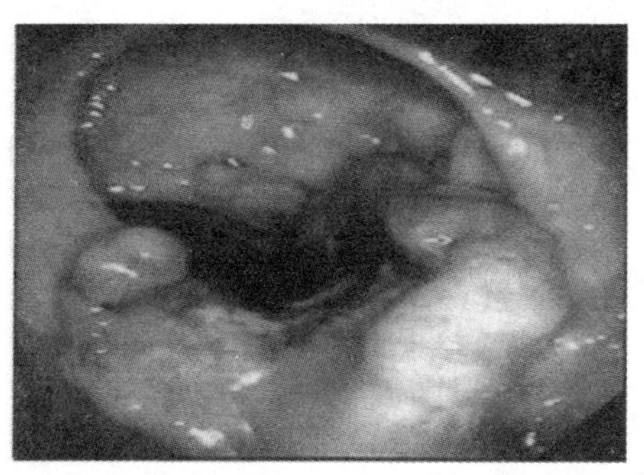

图 19-32　肠镜下结肠癌出血

(1) 便血　便血是结肠肿瘤出血的特异性临床表现。通常右半结肠出血时,粪便为暗红色,左半结肠出血时,粪便为鲜红色。

(2) 失血性周围循环衰竭　因失血量过大,出血速度过快,或出血不止,可导致患者出现头晕、乏力、心悸、出冷汗或晕厥;皮肤灰白、湿冷;脉搏细弱、四肢湿冷、心率加快、血压下降,甚至休克。

2）梗阻　以机械性肠梗阻常见。

(1) 腹痛　肠梗阻的患者大多有腹痛。若出现阵发性绞痛外还伴有持续性钝痛,应注意有无闭袢性肠梗阻;若肠壁已发生缺血性坏死则呈持续性剧烈腹痛。年老体弱者因反应力低下,出现肠绞窄后腹痛表现也可不突出。

(2) 呕吐　早期可无呕吐,但后期可以出现较剧烈的呕吐,呕吐物可含有粪汁。

(3) 腹胀　晚期有显著的全腹膨隆(图 19-33)。而闭袢性梗阻时病变肠段膨隆很突出,腹部常呈不对称的局部膨隆。

(4) 停止排气、排便　完全性肠梗阻时,排便和排气消失。但结肠癌所致的梗阻仍可有血便及脓血便排出。

(5) 全身症状　呕吐频繁和腹胀严重的患者通常有脱水存在。血钾过低者有疲软、嗜睡、乏力和心律失常等症状。绞窄性肠梗阻

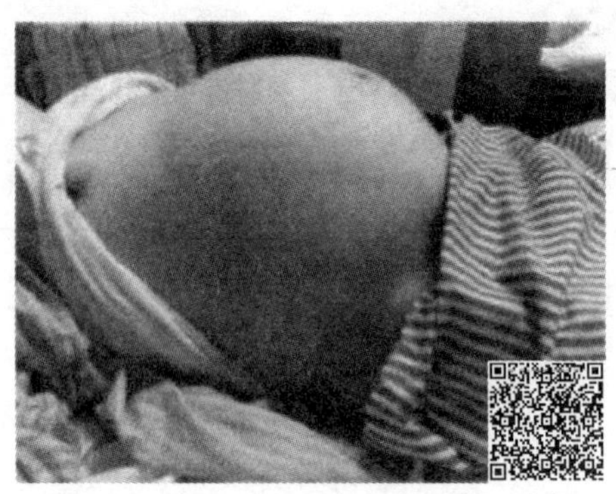

图 19-33　肠梗阻腹胀明显

患者的全身症状最显著，早期即有虚脱，很快进入休克状态。伴有腹腔感染者，腹痛持续并扩散至全腹，同时有畏寒、发热、白细胞计数增多等感染和毒血症表现。

3）穿孔　结肠癌引起穿孔在临床并不多见，大多发生在急性梗阻后，少数也可因肿瘤穿透肠壁导致溃破，都是极其严重的外科急症。急性梗阻时发生的穿孔大多在盲肠，由于肠腔内压力过高导致局部肠壁缺血、坏死而穿孔，大量粪性肠内容物进入腹腔，产生弥漫性粪性腹膜炎，并迅速出现中毒性休克。感染和中毒成为威胁患者生命的两大因素。

81 哪些辅助检查有利于诊断?

（1）插入胃管抽吸，以了解胃内有无出血，若证实无出血，可排除来自胃、十二指肠的病变。

（2）纤维内镜检查已广泛用于肠道出血的诊断，可以观察病变范围、性质、程度，在检查过程中可取活组织进行病理检查，且可实施内镜下止血措施。

（3）X 线钡餐造影可以发现一些被内镜遗漏或不易窥察到的出血（图 19-34），但在活动性出血停止后不宜过早进行该项检查，以免因按压腹部引起再出血，一般主张止血 3～5 天后慎重进行。

（4）肠系膜上动脉、腹腔动脉或肠系膜下动脉超选择性动脉造影出血速度在 0.5 mL/min 以上就能见到造影剂从血管破口外溢

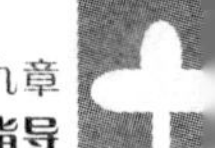

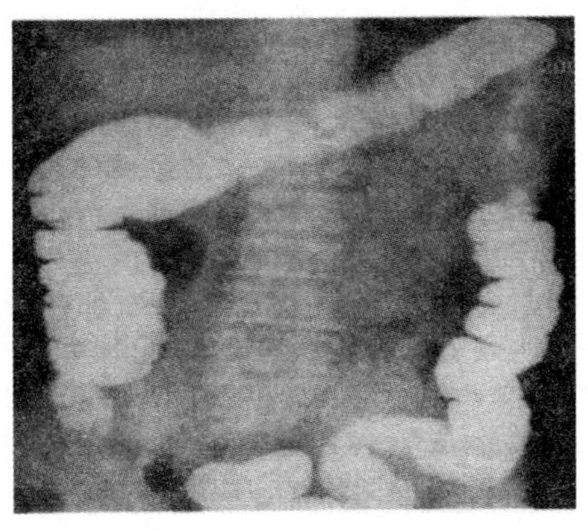

图 19-34　结肠癌 X 线钡餐造影

进入肠腔的影像，发现出血性疾病的阳性率较高。大出血时造影检查可以注入栓塞剂行止血治疗。

（5）超声检查肠道占位性病变的声像图上可见肠壁增厚，肿瘤部位呈伴强回声的低回声肿块，边界不清。

（6）CT 检查可判断肿瘤向肠腔外扩展的程度，有无淋巴结、肝脏、腹膜等转移。

（7）引起机械性肠梗阻时腹部 X 线片可见肠腔明显扩张与多个气液平面。

82 哪些情况提示出血未停止?

（1）黑便次数增多，粪便稀薄，呈暗红色，伴有肠鸣音亢进，提示继续出血。

（2）失血性周围循环衰竭经补液输血后未见明显改善，或血压进行性下降。

（3）血常规显示红细胞计数、血红蛋白测定与血细胞比容持续下降，网织红细胞计数持续增高。

83 出血严重程度如何估计?

（1）一次出血量不超过 400 mL 时，一般无全身症状。

（2）出血量超过 500 mL、失血速度较快时，患者可有头晕、乏力、心动过速和血压过低等表现。

(3) 严重出血指 3 h 内需输血 1500 mL 才能纠正休克的出血。

(4) 通过对生命体征的动态观察以及根据患者的红细胞计数、血红蛋白及血细胞比容测定,来估计失血程度,便于治疗与抢救。

84 结肠肿瘤急性并发症如何治疗?

1) 出血

(1) 非手术治疗　①建立足够的静脉通道,快速补充液体,纠正休克,同时紧急配血、备血,估计出血量,给予适当输血,静脉使用止血药物等。②纤维内镜下局部止血。③血管造影和介入治疗:选择性或超选择性动脉造影不仅可以确定出血部位和明确诊断,同时可以进行药物灌注和血管栓塞,达到止血目的,更适用于大出血又不能耐受手术的患者。

(2) 手术治疗　出血部位及病因明确,非手术治疗效果不理想时,根据病情可采取急诊手术或择期手术。

2) 梗阻

(1) 补充液体和电解质、纠正酸碱平衡失调,使其机体内环境维持在相对稳定的情况,保持机体抗病能力,使患者能在有利的条件下接受手术。

(2) 胃肠减压是肠梗阻时必需的急诊处理措施,通过鼻胃管胃肠减压可吸出部分气体和潴留的液体,减少肠腔内的细菌和毒素,减轻肠膨胀,改善梗阻以上肠管的淤血、水肿和血液循环。

(3) 肠梗阻时间过长,肠壁和腹膜常有多种细菌感染,及早使用抗生素控制感染和毒血症。

(4) 尽快早期手术治疗和解除肠梗阻,恢复肠道功能。右侧结肠癌并发梗阻时应尽量争取做右半结肠一期肠吻合切除术。左半结肠癌引起的急性梗阻时,在条件许可时应尽量在一期切除肿瘤,手术方式有 3 种:一是结肠次全切除,回肠乙状结肠或回肠直肠吻合术;二是左半结肠切除,一期吻合、末端回肠造口术,以后行二期手术关闭造口;三是左半结肠切除,近端造口,远端关闭,以后行二期手术吻合。若肿瘤无法切除,可酌情行横结肠或末端回肠造瘘术。

3) 穿孔　一旦明确穿孔即应急诊手术,同时加强全身支持和

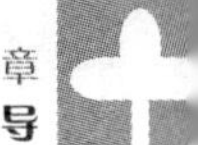

抗生素治疗。右侧结肠癌并发穿孔时应尽量争取做右半结肠一期肠吻合切除术,左半结肠癌并发穿孔者,切除肿瘤后宜进行近端造口。对肿瘤溃破而不能切除的患者,需进行近端结肠双腔造口,病灶局部尽量修补、清洗,并留置充分引流。

85 术后护理措施有哪些?

1）体位　根据麻醉及患者的全身状况、术式、疾病的性质等选择卧位。手术后,患者意识清醒、病情平稳,给予半坐卧位,可减少腹部切口张力,有利于引流及呼吸。

2）病情观察　持续心电监护,给予氧气吸入,直至血压稳定、呼吸平稳。观察伤口敷料有无渗血及感染,保持腹腔引流管的通畅,观察引流液的颜色、性状及量,注意有无发热、腹痛等症状,发现异常及时报告处理。

3）饮食　术后肠道未排气前,应禁食、禁饮,行持续胃肠减压,缓解肠腔内的张力,并通过静脉补充水、电解质及营养成分满足术后需要的营养及治疗需要,准确记录 24 h 出入液量,防止体液失衡。手术后 2～3 天肠蠕动恢复、肛门或人工肛门排气后可拔管,停止胃肠减压,进流质饮食(如米汤)。给予流质饮食后无不良反应,可逐步改为半流质饮食(稀饭、软面条),手术后 2 周左右可进普食。食物以高蛋白质、高热量、富含维生素及易消化的少渣饮食为主。

4）早期活动　早期活动应遵循床上活动→床边活动→病房内活动→走廊活动,这样一个循序渐进的过程。告知患者及家属术后早期活动有助于肠蠕动的恢复,减轻腹胀,预防术后肠粘连的发生。

5）结肠造口的护理

(1) 注意观察造口外层覆盖的敷料是否渗湿,及时更换,防止感染;观察造口血液循环情况,有无造口出血、坏死、肠段回缩等。

(2) 结肠造口一般于术后 2～3 天开放,造口开放初期,粪便稀薄,次数多,注意取侧卧位,以防粪汁流出污染腹壁切口,导致感染。

(3) 选择合适的一次性造口袋(图 19-35)。当造口袋内充满1/3排泄物时,必须及时更换,先从上向下撕下造口袋,用温水或生理盐水浸湿的柔软纸巾由外向内清洗造口及周围皮肤,不可使用含有化学成分的湿纸巾,以免刺激造口。在造口袋的底板中央剪裁孔

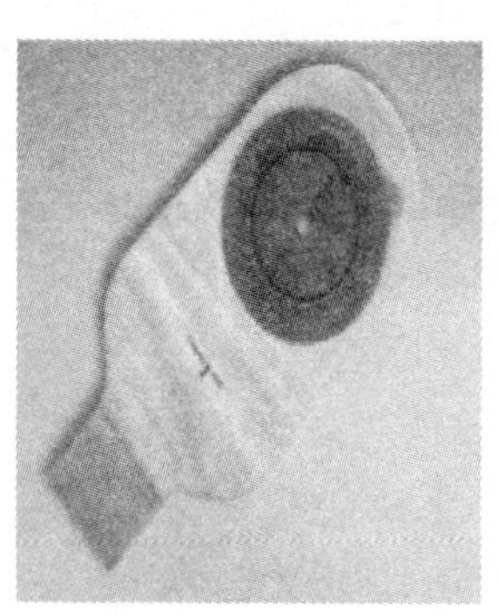

(a)

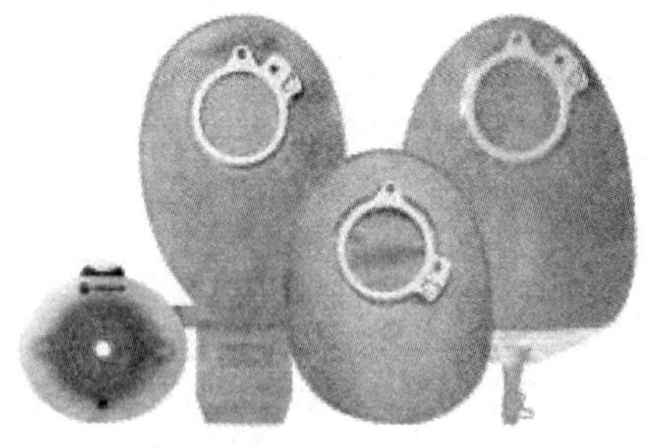

(b)

图 19-35 一件性造口袋

洞，孔径应比造口口径大 2 mm 左右，粘贴时从下往上贴附，轻压底盘使其紧贴于皮肤(图 19-36)。若造口周围有皮肤破损、糜烂或不平整，要用护肤粉和防渗漏膏保护，填平皮肤后再粘贴，也可先用超薄敷料贴于破损皮肤处予以保护。

(4) 为预防造口瘢痕挛缩、造口狭窄，结肠造口术后 7～10 天切口愈合良好即可扩肛(扩张造口)，操作时戴干净的橡胶(橡皮)手套或指套，用石蜡油或芝麻油润滑手指(图 19-37)后轻轻插入造口 2～3 cm，停留 3～5 min，阻力较大时不可强行插入，依次用小指、无名指到中指、食指进行扩肛(图 19-38)。

(5) 注意观察造口排便情况，若进食后 3～4 天仍未排便，可增加膳食纤维，嘱患者多饮水，下床活动及按摩腹部等，以促进肠蠕动。

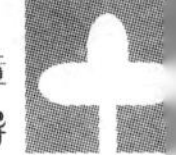

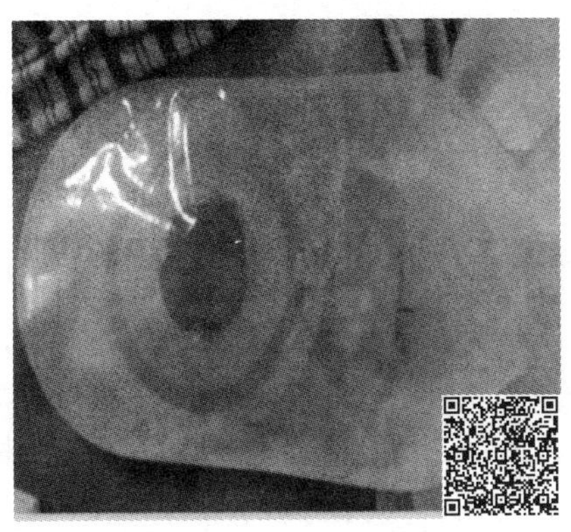

图 19-36　粘贴造口袋

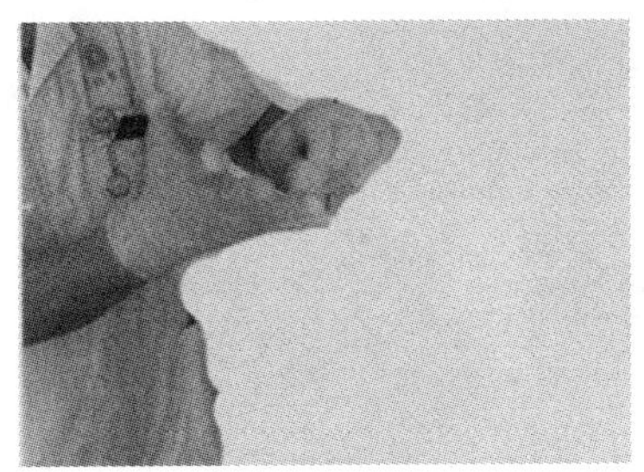

图 19-37　润滑手指

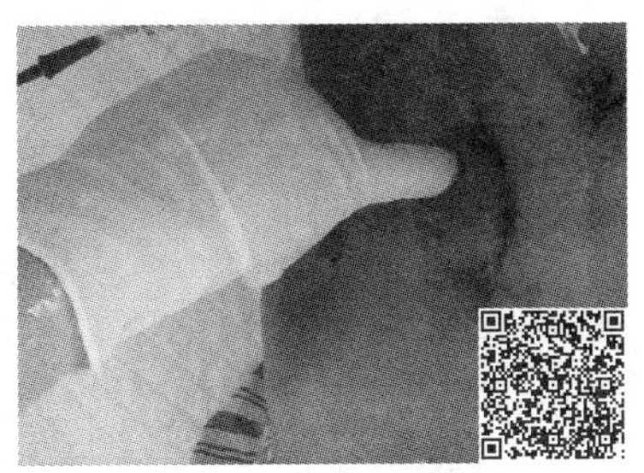

图 19-38　手指插入造口扩肛

6）心理护理　急诊肠造口对患者心理的影响很大，术后要做好心理护理，多安慰患者，对肠造口相关知识进行耐心解释，减轻患者的恐惧、焦虑心理。指导患者和家属进行肠造口护理，讲解可能出现的异常情况，以确保能完成自我护理和观察。

86 术后可能有哪些并发症？如何预防？

1）伤口感染及裂开　应重点关注患者体温变化及局部伤口情况，保持伤口的清洁、干燥，如被伤口渗液浸湿应及时更换敷料。术后常规使用抗生素预防感染。也可使用微波治疗仪理疗，每天 1～2 次。

2）吻合口瘘　一般发生于手术后 1 周左右。重点关注患者有无腹膜炎的表现，如腹胀、腹痛、恶心、呕吐等，有无从伤口渗出或引流管引流出稀便样肠内容物。如发现应及时告知医生处理。应保持腹腔引流管的充分、有效引流，使用有效抗生素控制感染；给予全肠外营养，加强营养支持和治疗，改善营养状况，促进吻合口愈合。

3）肠梗阻　临床症状为阵发性腹痛，伴恶心、呕吐、腹胀及肛门停止排气、排便等。结肠癌根治手术后梗阻可以发生在肠道的任何部位，其发生原因包括术后感染、肠管局部缺血、手术肠道吻合时技术失误、肠道纤维化、肠粘连形成和肠道肿瘤复发等。当发生梗阻时，可通过胃肠减压、解痉治疗、全肠外营养支持、应用生长抑素药物等方式治疗，减少消化液的分泌，一般1周左右症状可缓解。

87 出院后需要注意什么？

（1）合理安排饮食，多吃新鲜蔬菜、水果等富含膳食纤维和维生素的食物，减少食物中的脂肪摄入量。忌食辣椒、咖啡等刺激性食物。行结肠造口者则需注意控制可致胀气的食物。

（2）参加适量体育锻炼，生活规律，保持心情舒畅，尽早融入正常的生活、工作和社交活动中。

（3）避免重体力劳动，避免腹内压增高，防止肠造口脱出。

（4）术后2年内每3～6个月复查1次。遵医嘱进行化疗。

（5）若发现腹痛、腹胀、停止排气、排便或者造口狭窄、排便困难应及时就诊。

（汤运红　吴改平）

（七）乙状结肠扭转患者的健康指导

88 何谓乙状结肠扭转？

乙状结肠以其系膜为中轴发生扭转，导致肠管部分或完全性梗阻（图19-39）。乙状结肠扭转占结肠扭转的65％～80％，其次为盲肠和横结肠。扭转一般呈顺时针方向，扭转在180°以上时即发生梗阻。轻度扭转可以不到1周，重度者可达2～3周。发病后一方面出现肠腔狭窄和梗阻，另外可因系膜血管受压而发生绞窄。

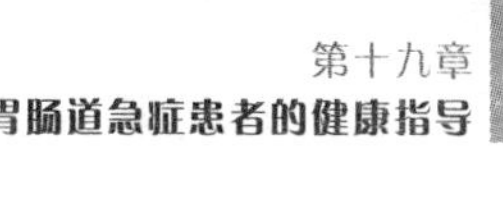

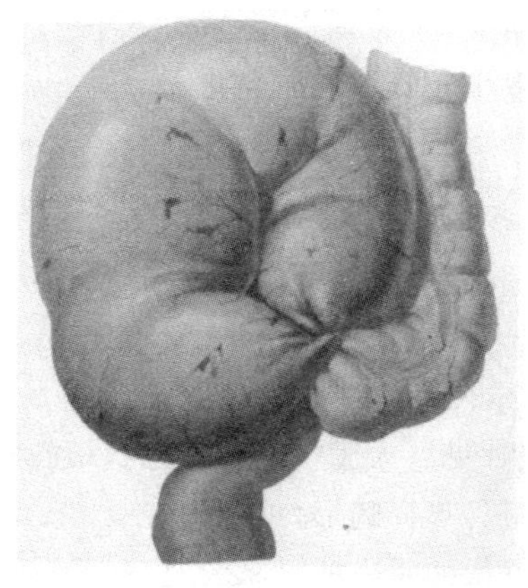

图 19-39　乙状结肠扭转解剖图示

89 乙状结肠扭转好发于哪些人群?

好发于老年男性、习惯性便秘的老人。以谷类食物为主的地区,乙状结肠扭转发生率高。

90 为什么乙状结肠好发扭转?与什么有关?

乙状结肠为腹膜内位器官,完全被腹膜包裹,活动度较大,乙状结肠过长,而系膜附着处又短窄,易发生扭转。盆腔炎症、粘连等可能成为扭转诱因。便秘、肠内蛔虫团、先天性巨结肠等使肠动力异常时,易发生扭转。

91 发生乙状结肠扭转有哪些临床表现?

乙状结肠扭转者多有慢性便秘史。以腹痛和进行性腹胀为主要的临床表现。根据其发病的缓急可分为亚急性型和急性型。

(1) 亚急性型常见,占乙状结肠扭转的 75%～85%。多为老年患者。发病缓慢,过去有不规则腹痛发作史和经排便、排气后腹痛消失的病史。主要症状为中下腹部的持续性胀痛,阵发性加剧,无排便、排气;恶心、呕吐,但呕吐量少,晚期呕吐有粪臭味。进行性腹胀为其特点。

(2) 急性型少见,多见于年轻人。起病急,病情发展迅速,表现为典型的低位肠梗阻症状。腹痛严重,为全腹弥漫性疼痛;呕吐出现早而频繁。因大量体液丢失,患者易发生休克。腹胀较亚急性者为轻，腹膜刺激征明显，全腹均有压痛及反跳痛，腹肌紧张明显，肠鸣音消失，提示已发生肠管坏死或穿孔。

92 如何诊断乙状结肠扭转？需做哪些相关检查？

（1）慢性便秘者，既往有多次腹痛。此次起病急骤，有典型的低位肠梗阻表现，如左下腹绞痛、腹胀、呕吐等，可疑为乙状结肠扭转。

（2）体检见明显腹胀，左下腹可扪及扭转的肠曲等。

（3）腹部X线片见巨大胀气的扭转乙状结肠袢，钡餐造影示钡剂在扭转处受阻，呈鸟嘴样畸形，可明确诊断。

（4）CT检查可帮助明确梗阻原因、程度及近远端肠管表现，梗阻部位情况。

（5）结肠镜检查可见肠管闭锁并转弯，闭锁肠管呈向心性充血、水肿，严重者可见黏膜出血甚至坏死。

（6）等渗盐水低压灌肠试验：灌入生理盐水（小于500 mL）即可证明扭转梗阻在乙状结肠。

93 乙状结肠扭转如何治疗？

乙状结肠扭转根据有无肠管坏死来决定治疗方案。

1）非手术治疗　适用于全身情况良好，临床症状较轻，尚未发生肠绞窄的早期扭转患者。非手术治疗措施有禁食、胃肠减压、营养支持，维持水、电解质和酸碱平衡，早期使用抗生素防止感染，进行非手术乙状结肠复位。治疗过程中应密切观察病情变化。当发现症状不减轻反而加重时应果断进行手术探查。

2）手术治疗　目前国内外对乙状结肠扭转的治疗原则仍多主张积极进行手术治疗。因为乙状结肠扭转系闭袢性、绞窄性肠梗阻，延误治疗或方法不当，病死率仍很高。出现以下情况应立即手术。①对复杂的乙状结肠扭转合并有腹膜炎、肠管坏死、休克者。②非手术疗法无效，病程超过48 h，有肠管坏死趋势者。③非手术复位后再次复发者。

94 乙状结肠扭转手术方式有哪些？

1）乙状结肠扭转复位术　适用于乙状结肠扭转但无肠管坏

死者。

2）乙状结肠切除术　若扭转肠袢已发生坏死或穿孔应予以切除。

3）结肠造瘘术　对肠管坏死严重，病程较晚，或治疗延误，腹腔已有感染，中毒症状较重者，行坏死肠袢切除后双腔造瘘术或近端结肠造瘘，远端封闭，至少3个月后再行造瘘回纳、结直肠重建吻合术。

95 乙状结肠扭转术前该如何护理？

（1）禁食、禁饮，遵医嘱输液，纠正水、电解质紊乱和酸碱平衡失调，应用抗生素预防感染。

（2）持续胃肠减压，妥善固定鼻胃管，避免胃管扭曲、受压、折叠和脱出，保持通畅和有效负压。

（3）密切观察生命体征、腹部症状的变化；观察呕吐物、排泄物的颜色、性状、量的变化。警惕绞窄性肠梗阻的发生。

（4）及时做好各项标本采集，完成各项检查。根据检查结果及时调整治疗方案。

（5）积极术前准备。

96 乙状结肠扭转术后护理措施有哪些？

（1）给予氧气吸入监测和心电监护，观察意识及生命体征的变化。

（2）妥善固定各种引流管，防止引流管扭曲、受压、堵塞，定时挤捏引流管，保持通畅。定时、准确记录引流液的量、性状和颜色。

（3）保持伤口敷料清洁、干燥，如有渗血或渗液、污染时应及时更换。

（4）术后禁食、禁饮，等肠蠕动恢复或肠造口开放后进流质饮食，逐步过渡至半流质饮食、软食。

（5）做好呼吸道管理，协助进行深呼吸，有效咳嗽，可以使用腹带保护伤口。

（6）观察腹部症状和体征。有无发热、腹痛、腹胀、排便、排气等情况。如患者出现发热、脉速、腹痛等症状，引流液中含有浑浊的

消化液，要考虑肠瘘的发生。

(7) 术后应鼓励患者早期下床活动，促进肠蠕动恢复，避免肠粘连。

(8) 结肠造瘘护理：见相关章节。

97 乙状结肠扭转患者出院后应注意什么？

(1) 注意饮食卫生，避免进产气的食物或刺激性食物，避免进食会引起便秘的食物。

(2) 生活规律，掌握活动度，避免引起腹内压增高的活动，避免饭后剧烈运动。

(3) 若出现腹痛、腹胀及停止排便、排气等不适及时就诊。

(吴改平　汤运红)

(八) 急性疝嵌顿患者的健康指导

98 什么是疝？如何分类？

体内某个脏器或组织离开其正常解剖部位，通过先天或后天形成的薄弱点、缺损或孔隙进入另一部位，称为疝(hernia)。疝多发生于腹部，以腹外疝多见。

1) 腹外疝　腹腔内的脏器或组织连同壁腹膜，经腹壁薄弱点或孔隙，向体表突出而形成。常见的有腹股沟疝、股疝、脐疝(图19-40)、切口疝等。其中腹股沟疝占腹外疝的95%以上。

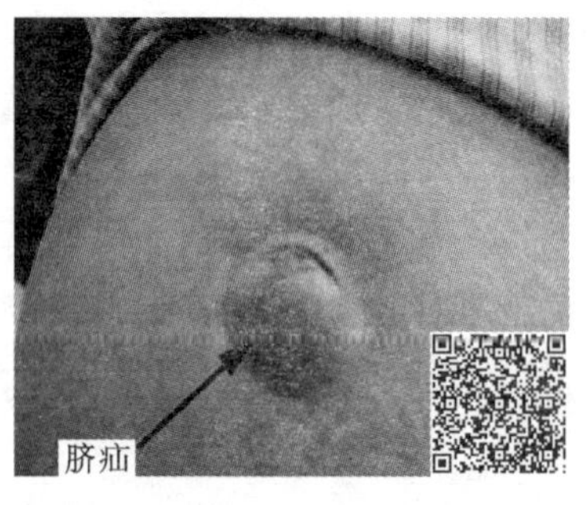

图 19-40　脐疝

2）腹内疝　由于脏器或组织进入腹腔内的间隙而形成腹内疝，如网膜孔疝、吻合口后腹内疝（图 19-41）。

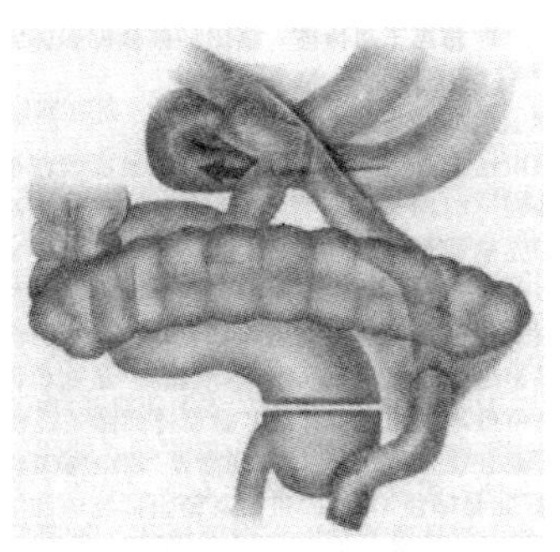

图 19-41　吻合口后腹内疝

99 什么是急性腹外疝嵌顿？

疝环较小而腹内压突然增高时，疝内容物可强行扩张疝囊颈而进入疝囊，随后因疝囊颈的弹性回缩而将内容物卡住，使其不能回纳，称为急性腹外疝嵌顿。其中疝发生嵌顿后，如其内容物为肠管，肠壁及其系膜可在疝环处受压，静脉血液回流受阻，导致肠壁淤血和水肿，疝囊内肠壁及其系膜逐渐增厚，颜色由正常的淡红色逐渐转为深红色；囊内可有淡黄色渗液积聚，使肠管受压加重，更难以回纳。嵌顿若能及时解除，病变肠管可恢复正常。

100 腹外疝的发病原因有哪些？

1）腹壁强度降低　①腹壁先天性薄弱：腹股沟区先天仅有腱膜，缺乏肌肉组织；部分人鞘状突未能如期闭合；少数人脐环闭合发育障碍，腹白线腱膜纤维发育障碍或有血管、脂肪块穿过，造成孔隙缺陷等；②后天促发因素：经腹部手术或腹壁损伤造成腹壁薄弱，感染，老年人，营养不良，吸烟影响胶原纤维合成降低腹壁强度。

2）腹内压升高　常见原因有：①小儿生理性啼哭，女性妊娠，剧烈体力活动；②病理性腹腔肿瘤，腹腔积液，长期咳嗽，习惯性便秘，长期排尿困难等。

101 急性腹外疝嵌顿有哪些临床表现？

腹外疝嵌顿主要以嵌顿处触痛、压痛为主要症状，进一步发展可出现全腹痛、腹胀、恶心、呕吐、肛门停止排气、排便等肠梗阻表现。如发生绞窄性腹外疝:可有剧烈腹痛、出现休克、压痛、反跳痛、腹肌紧张明显,体温、脉搏、白细胞计数升高;呕吐物或肠道排泄物中有血性液体,或腹腔穿刺抽出血性液体;腹胀不对称,可触及压痛的肠袢。

102 诊断腹外疝嵌顿需要哪些相关检查?

1) 腹部 X 线片　立位或侧卧位腹部 X 线片,常发现有肠管扩张、肠内多发气液平面等梗阻表现。

2) 超声检查　可见扩张的肠段,有逆向蠕动,或见无蠕动的固定肿块,或充满液体的扩张肠袢,肠腔内液体反流,肠壁水肿加重,还可见疝囊内长条状稍强回声的大网膜。用彩色多普勒超声观察疝内容物的血液循环情况,可协助诊断疝是否发生绞窄。

3) CT 检查　可观察到腹壁缺损处有扩张的肠管、肠系膜增厚等征象。增强扫描有助于诊断肠管有无绞窄,CT 检查对临床难以确诊的股疝及闭孔疝嵌顿具有重要价值。

103 急性腹外疝嵌顿如何治疗?

1) 手法复位　对嵌顿时间在 4～8 h 的腹股沟疝,没有可疑绞窄状况,可以尝试手法复位。手法复位后要密切观察有无腹痛反复以及腹膜炎征象。

2) 手术治疗　腹外疝嵌顿手法复位无效,或有绞窄征象者均应立即手术治疗。手术有开放和腹腔镜微创手术两类。腹腔镜手术对嵌顿性腹外疝具有较多的优越性:切口较少,经腹腔内探查,诊断准确、全面,便于还纳嵌顿疝内容物,能减少不必要的肠管切除,疝修补彻底,并可同时发现其他隐匿性疝,切口和补片感染率低。

104 腹内疝的发病原因是什么?

(1) 先天性腹内疝:源于胚胎发育过程中,中肠逆时针旋转 270°,盲肠固定于右髂窝部,中肠系膜根部与后腹膜融合,并在十二指肠旁、盲肠旁和乙状结肠系膜根部等处形成腹膜隐窝。最常见的是十二指肠旁疝。

(2) 后天性腹内疝:既往腹腔手术、腹部创伤、感染及网膜血液循环障碍后形成的粘连带、网膜裂孔,或胃肠吻合构成的异常间隙,肠管可经由这些途径疝入而形成腹内疝。多发生于手术后第1个月内或发生于术后1年后。

105 腹内疝嵌顿的临床表现是什么？如何治疗？

临床上除肠梗阻外并无特异性表现，常常在患者因急性肠梗阻而进行手术探查时才得以诊断。因腹内疝属于闭袢性肠梗阻，嵌顿极易导致肠系膜缺血、肠绞窄，腹痛也十分剧烈，解痉药不能缓解。因此，腹内疝嵌顿以及高度疑似腹内疝嵌顿患者均应积极进行手术探查，减少肠管坏死概率。术中明确诊断、松解粘连，回纳疝入小肠，解除梗阻或切除坏死肠管。

106 日常生活中如何预防疝嵌顿？

疝初发时，应引起足够重视，需加以妥善、有效的维护，积极进行治疗。应当避免蹦、跳、拽、拉、持重等剧烈活动。注意饮食调理，选择富有营养，易于消化和吸收的食物，以减轻肠胃负担。防止便秘，保持大便通畅，是防疝、护疝、预防嵌顿的关键。

107 急性疝嵌顿术前准备有哪些？

(1) 严密观察生命体征和腹部体征的变化。

(2) 卧床休息、禁食、禁饮、留置胃管，持续胃肠减压。

(3) 补液、纠正休克、抗感染，维持水、电解质平衡。

(4) 尽快完善术前检查、配血、备血、备皮、留置导尿管、灌肠等。

108 为什么嵌顿疝需要紧急手术？

嵌顿疝，自行回纳的机会较少，多数患者的症状逐步加重。如不及时处理，被嵌顿的肠管将发生坏死而不得不手术切除与吻合，增加了住院时间、费用和风险，大段肠管切除后面临着营养方面的并发症。绞窄性疝的内容物已经发生坏死者，更应该及时手术。

109 什么是无张力疝修补术？

无张力疝修补术是用合成纤维材料作为修补材料进行缝合修补。与传统疝修补手术相比，无张力疝修补最主要的优点是：术后部位疼痛较轻；复发率低。传统的手术都是将不同结构的解剖层次强行缝合在一起，存在缝合张力大、术后手术部位牵扯感、疼痛和修补的组织愈合差等缺点，常给患者带来难以忍受的复发率和术后疼痛，也因此逐渐被无张力疝修补术取代。无张力疝修补疼痛轻，无须制动，几乎不影响工作和休息，也极大地避免了术后卧床带来的并发症和风险。

110 什么是疝补片？对人体有害吗？

疝补片是由聚丙烯材料制作而成，具有良好的抗拉力及抗折叠性能，目前临床上使用的修补材料多为进口补片，补片呈多孔网筛状，从而有利于水分渗入和组织长进，一般将其置入体内后数分钟即可与组织发生黏合固定。补片是不可吸收的，术后将长期留在体内，但它与机体有良好的相容性，极少发生异物反应，或仅在短期内有轻微不适感。同时，补片的孔径大小不利于细菌"藏身"，因此具有良好的抗感染能力。

111 急性疝嵌顿术后护理措施有哪些？

(1) 平卧 3 天，膝下垫一软枕，使髋关节微屈，以降低腹股沟区切口张力和减少腹腔内压力，利于切口愈合和减轻切口疼痛。

(2) 一般患者于手术后 6～12 h 若无恶心、呕吐可进流质饮食。行小肠切除吻合术后应禁食，待肠功能恢复后，方可进流质饮食，再逐渐过渡为半流质饮食、普食。

(3) 术后 3～5 天可离床活动，行无张力疝修补术的患者可以早期下床活动，年老体弱、复发性疝、绞窄性疝、巨大疝等患者可适当推迟下床活动的时间。

(4) 预防阴囊水肿：术后 24 h 切口敷料可给予盐袋压迫止血，使用丁字带将阴囊托起，可避免阴囊内积血，减轻阴囊肿大。

(5) 预防切口感染：切口感染是疝复发的主要原因之一，注意保持敷料清洁、干燥，避免大、小便污染。注意观察切口有无红、肿、疼痛的感染征象。

(6) 防止腹内压升高：术后注意防止剧烈咳嗽，指导咳嗽时用手掌按压、保护切口；保持排便通畅，便秘者给予通便药物，避免用力排便。

112 出院后如何预防疝复发？

(1) 患者出院后应逐渐增加活动量，3 个月内应避免重体力劳动等。

(2) 注意避免腹内压升高的因素,如剧烈咳嗽、用力排便等。

(3) 若疝复发,出现腹痛、腹胀等应及时就诊。

(汤运红　吴改平)

第二十章 肝胆胰急症患者的健康指导

(一) 急性胆囊炎患者的健康指导

1 胆囊位于人体的什么位置?

(1) 胆囊位于右上腹,肝的下缘,附着在肝的胆囊窝内,借助胆囊管与胆总管相通。它的外形呈梨形,长 8～12 cm,宽 3～5 cm,容积为 40～60 mL;分底、体、颈三部。底部为盲端,向左上方延伸为体部,体部向前上弯曲变窄形成胆囊颈,三者间无明显界限(图 20-1)。胆囊颈上部呈囊性膨大,称为 Hartmann 袋,是胆囊结石易嵌顿的部位。

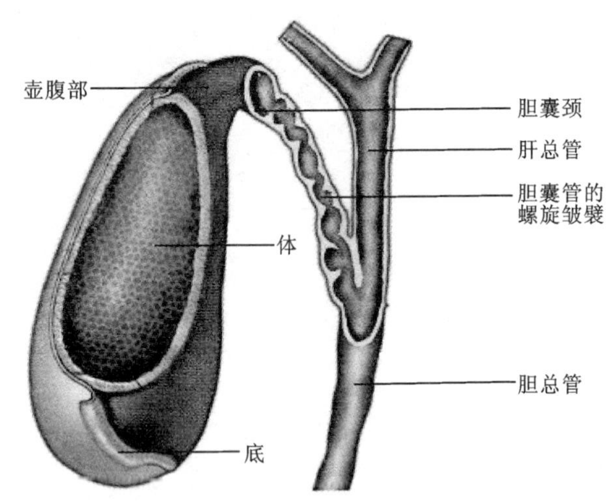

图 20-1　胆囊解剖图

(2) 胆囊管由胆囊颈延伸形成,是胆汁进入和排出的重要通道,长 2～3 cm,直径为 0.2～0.4 cm。胆囊管内壁有 4～10 个螺旋状黏膜皱襞，称为 Heister 瓣，可防止胆囊管过度膨大或缩窄，有利于胆汁的进出。肝总管、胆囊管和肝下缘构成的三角区称为胆囊三角，其中有胆囊动脉、副右肝管等穿行，是手术时易误伤的部位。

2 胆囊有什么功能？

胆囊具有浓缩、储存和排出胆汁和分泌功能。

1）浓缩和储存胆汁　由肝细胞和胆管分泌的胆汁部分直接进入肠道，绝大部分进入胆囊。当消化需要的时候，再由胆囊排出，所以胆囊被称为“胆汁仓库”。胆囊黏膜吸收胆汁中大部分水和电解质，留下胆汁中的有效成分储存在胆囊内。

2）排出胆汁　进食后，食物经十二指肠，刺激十二指肠黏膜，产生一种激素，称为缩胆囊素，使胆囊收缩和 Oddi 括约肌舒张，将胆囊内胆汁立即排入十二指肠，以助于脂肪消化和吸收。

3）分泌功能　胆囊黏膜可分泌黏液性物质，主要成分为黏蛋白，可保护胆囊黏膜不受胆汁侵蚀，润滑胆囊黏膜，以利于胆汁排出。

3 什么是急性胆囊炎？

急性胆囊炎是由于胆囊管梗阻和细菌侵袭而引起的胆囊急性炎症。其典型临床特征为右上腹阵发性绞痛，伴有明显的触痛和腹肌紧张。

4 引起急性胆囊炎的病因有哪些？

多种因素可导致急性胆囊炎，如胆囊结石、缺血、胃肠道功能紊乱、化学损伤、微生物感染、寄生虫、结缔组织病、过敏性反应等。急性胆囊炎中 90%～95%为结石性胆囊炎；5%～10%为非结石性胆囊炎。

5 急性胆囊炎如何分型？

1）急性单纯性胆囊炎　病变局限于胆囊黏膜，有充血、水肿、渗出和炎症细胞浸润等改变。

2）急性化脓性胆囊炎　病变扩展到胆囊壁全层，胆囊积脓，浆膜面有脓性渗出物。

3）急性坏疽性胆囊炎　因胆囊张力增高或胆囊内结石嵌顿，压迫胆囊壁，发生血液循环障碍，引起坏死、穿孔和胆汁性腹膜炎。

6 急性胆囊炎的临床表现有哪些?

1）症状　起病常在饱餐、进油腻食物后，或在夜间发作。主要表现为右上腹阵发性绞痛，疼痛常放射至右肩胛部或右背部，伴恶心、呕吐、厌食、低热等。当胆囊炎病变发展时疼痛转为持续性并有阵发性加重。出现化脓性胆囊炎时，可有寒战、高热。

2）体征　体检可见腹式呼吸受限，右上腹有触痛，局部肌紧张、墨菲征(Murphy 征)阳性。检查者将左手平放于患者的右肋部，拇指置于右腹直肌外缘与肋弓交界处(图 20-2)，嘱患者缓慢深呼吸，使肝脏下移，若因拇指触及肿大胆囊发生疼痛而突然屏气，称为墨菲征阳性。大部分患者可在右肋缘下扪及肿大且有触痛的胆囊，当胆囊与大网膜形成炎性粘连，可在右上腹触及边界欠清、固定压痛的炎性包块。严重时胆囊发生坏疽穿孔，则可以出现弥漫性腹膜炎体征。

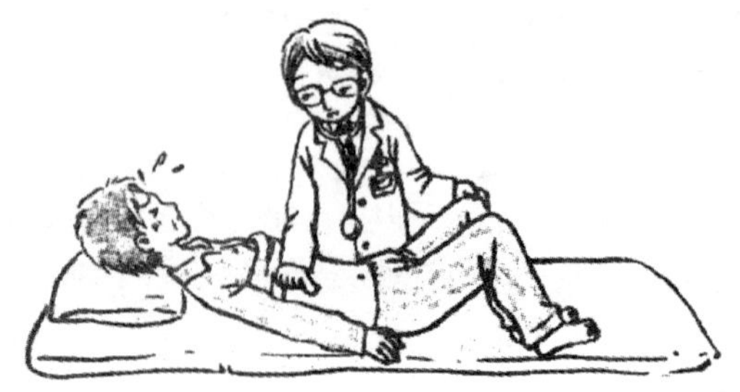

图 20-2　胆囊炎压痛点

7 为什么饱餐或进油腻食物后，疼痛会诱发或加剧?

(1) 急性胆囊炎常常是由于胆囊结石阻塞胆囊管所造成的，进食可以引起胆囊收缩、排空胆汁，但是由于胆囊结石的阻塞，将造成胆囊平滑肌不断痉挛，引发右上腹疼痛。

(2) 饱餐或进油腻食物，促进胆囊收缩的作用更明显；尤其是夜间睡眠时，由于迷走神经的兴奋，可以引起胆道平滑肌的收缩，促进胆结石的排出。所以急性胆囊炎常常是在进油腻食物或者夜间发作。发作时，腹痛常伴有恶心、呕吐，同时疼痛放射至右肩胛部。

8 急性胆囊炎的并发症有哪些?

1）胆囊积脓和积水　胆囊炎伴胆囊管持续阻塞时，可发生胆

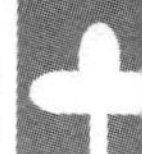

囊积脓，此时症状加重，患者表现出高热，右上腹剧烈疼痛，极易发生穿孔，需急诊手术。

2）胆囊穿孔　胆囊在坏疽的基础上并发穿孔，穿孔局部常被网膜包绕，不被包绕者死亡率可达30%。

3）胆瘘　胆囊炎症可造成局部穿孔，形成胆囊十二指肠瘘、胆囊结肠瘘、胆囊胃瘘、空肠瘘、胆囊胆管瘘等。

9 急性胆囊炎辅助检查有哪些？

1）实验室检查　主要有白细胞计数和中性粒细胞比例升高，这与病情严重程度有一定的相关性。当炎症波及肝组织可引起肝细胞功能受损，血清GPT、GOT和碱性磷酸酶升高，当血总胆红素升高时，常提示肝功能损害较严重。

2）B超检查　是目前诊断胆道疾病最常用的一线检查方法，准确率高，可显示胆囊肿大、囊壁增厚，呈现“双边征”，胆囊内可见结石，胆囊腔内充盈密度不均的回声斑点，胆囊周边可见局限性液性暗区。

3）CT检查　有并发症而不能确诊的患者必须行CT检查，CT可显示胆囊壁增厚超过3 mm，若胆囊结石嵌顿于胆囊管导致胆囊显著增大，胆囊浆膜下层周围组织和脂肪因继发性水肿而呈低密度环，如胆囊壁或胆囊内有气泡，提示“气肿性胆囊炎”，这种患者胆囊往往已坏疽，增强扫描时，炎性胆囊壁密度明显增强。

10 急性胆囊炎如何治疗？

1）非手术治疗　入院后的急诊处理措施，也为随时可能进行的急诊手术做准备。包括禁食、液体支持、解痉止痛，使用覆盖革兰阴性菌和厌氧菌的抗生素，纠正水、电解质紊乱，严密观察病情，同时处理糖尿病、心血管疾病等并发症。多数患者可获得满意疗效，症状消退。

2）手术治疗　重症患者或经非手术治疗效果不佳，胆囊大、张力增高，伴腹膜刺激征者，应手术治疗。手术方法首选腹腔镜胆囊切除术，其他还包括开腹手术、胆囊穿刺造瘘术。

11 急性胆囊炎哪些情况需要急诊手术?

急性胆囊炎患者若发生严重并发症(如化脓性胆囊炎、化脓性胆管炎、胆囊穿孔、败血症、多发性肝脓肿等)时,病死率高,应注意避免。在治疗过程中如出现以下情况者,应行急诊手术或尽早手术。

(1) 寒战、高热,白细胞计数在 20×10^9/L 以上。

(2) 黄疸加重。

(3) 胆囊肿大。

(4) 局部腹膜刺激征。

(5) 并发重症急性胰腺炎。

(6) 60 岁以上的老年患者,容易发生严重并发症。

12 急性胆囊炎手术方法有哪些?

1) 腹腔镜胆囊切除术(LC)　为首选术式。术前留置胃管、导尿管,此手术方法具有损伤小、痛苦小、恢复快、住院时间短及并发症少等优点。术中遇到特殊情况可中转开腹。

2) 其他　超声或 CT 引导下经皮经肝胆囊穿刺引流术适用于心肺疾病严重无法接受胆囊切除术的急性胆囊炎患者。可迅速有效地降低胆囊压力,引流胆囊腔内积液或积脓,待急性期过后再择期手术。

13 腹腔镜胆囊切除术后护理措施有哪些?

1) 保持呼吸道通畅　指导患者去枕平卧 6～8 h,头偏向一侧。注意监测患者的呼吸和神志,指导患者及时咳出咽喉及口腔分泌物,出现恶心、呕吐时要注意观察呕吐物的性状及量,分析呕吐发生的原因,酌情给予止吐药物,防止呕吐物误入气管。

2) 生命体征观察　术后持续低流量吸氧,心电监护,注意呼吸、心率、血压的变化,维持血氧饱和度在 96%以上,同时鼓励患者深呼吸,有利于二氧化碳排出。

3) 体位　病情稳定后取半卧位,妥善固定引流管,每 1～2 h 挤压引流管 1 次,防止扭曲、堵塞及脱管,避免逆行感染。

4) 饮食　术后禁食,肛门排气后可饮水,进清淡流质饮食,如米汤、果汁等，1～2 天后再改为半流质饮食，如粥、馄饨、面条等。原则上少食多餐，饮食要营养丰富，少油腻，口味适当，容易消化。

5）鼓励患者早期下床活动　一般可先在床上开始一定的活动，如深呼吸、足趾和踝部的屈伸活动及间歇翻身活动，再试行离床活动。先坐在床沿上，再在床旁站立，然后稍走动或在椅上略坐片刻。

6）肩背部酸痛的护理　腹腔中二氧化碳可聚集在膈下产生碳酸，刺激膈肌及胆囊床创面，引起术后不同程度的腰背部、肩部不适或疼痛等。一般无须特殊处理，可帮助患者改变体位，按摩酸痛部位，1～3 天后症状消失，向患者做好解释工作，消除患者紧张心理。

14 急性胆囊炎术后可能出现哪些并发症？

1）腹腔内出血　常见原因是胆囊动脉结扎线滑脱或分离胆囊术时损伤肝面出血，也可因误伤变异血管，术中未被发现。术后严密监测血压及脉搏变化，观察引流液的量和性状。少量的出血，可先保守治疗。若出血呈鲜红色且量大、患者心率增快、血压下降应立即报告医生并协助处理。

2）胆瘘　常见原因是损伤副肝管或肝总管及胆总管，也可因胆囊管残端结扎线滑脱等原因造成。术后严密观察体温变化及有无腹痛、腹胀及黄疸，若患者出现发热、腹胀、腹痛等腹膜炎表现，或腹腔引流液呈黄绿色胆汁样液体，常提示发生胆瘘，应及时报告医生妥善处理。

15 胆囊切除术后为什么会出现腹泻？

胆囊切除后，由于失去胆囊对胆汁的储存、浓缩功能，机体对脂肪的消化作用短期减弱，部分患者出现了消化不良、脂肪性腹泻。这种情况一般发生在胆囊切除后的 2 周内，这是因为胆囊切除后胆管可代偿性扩张，替代了胆囊部分功能。

16 急性胆囊炎患者出院后应注意什么？

(1) 手术后近期，饮食以清淡、少油为原则。经过一个阶段(3～6个月)后可以逐渐少量多次添加脂肪饮食，以不造成腹部不舒服和腹泻等消化不良症状为标准。

(2) 合理安排作息时间,劳逸结合,避免过度劳累与精神紧张,1个月内不宜进行重体力劳动。

(3) 如出现腹痛、黄疸、发热等不适及时就诊。

(4) 定期复查:中年以上未进行手术治疗的胆囊结石患者应定期复查或尽早手术治疗,以防结石及炎症的长期刺激诱发胆囊癌。

(汤运红　吴改平)

(二) 急性化脓性胆管炎患者的健康指导

17 胆道系统的组成及功能是什么?

(1) 胆道系统起于肝内毛细胆管,开口于十二指肠乳头,分为肝内胆道和肝外胆道两部分。

肝内胆道有胆小管、毛细胆管、小叶间胆管及左、右肝管;肝外胆道包括肝总管、胆囊管、胆总管和胆囊(图 20-3)。

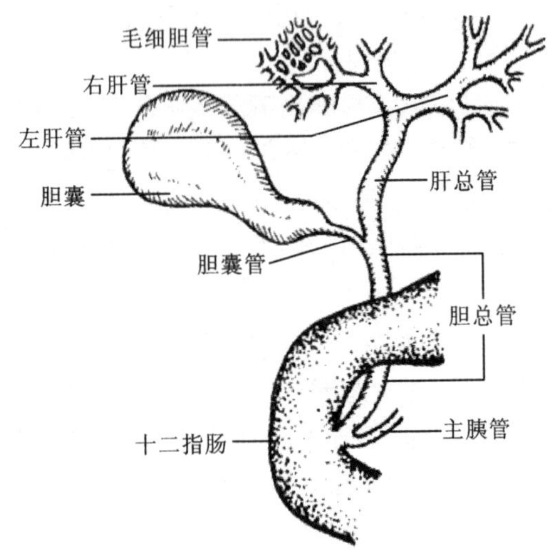

图 20-3　肝内外胆道系统

(2) 其生理功能是输送胆汁至胆囊和十二指肠。胆道系统是低压、低流量系统,胆道的压力决定胆汁的流向及流速。空腹或餐

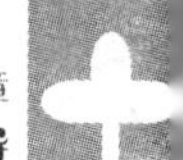

间 Oddi 括约肌收缩，胆管内压力升高，使大部分胆汁流入胆囊并在胆囊内浓缩，直到胆囊内压与胆管内压达到平衡。进餐时，胆囊收缩，Oddi 括约肌松弛，胆汁经胆管排入十二指肠。当胆管梗阻使胆道内压超过 30 cmH_2O（1 mmH_2O≈9.8 Pa）时，肝将停止分泌胆汁，胆汁可反流入血，发生梗阻性黄疸。

18 何谓急性梗阻性化脓性胆管炎？

急性梗阻性化脓性胆管炎是在胆道阻塞基础上并发的急性化脓性细菌感染，急性胆管炎和急性梗阻性化脓性胆管炎是同一疾病的不同发展阶段，是良性胆管疾病死亡的主要原因。

19 急性梗阻性化脓性胆管炎的病因有哪些？

1）胆道梗阻　最常见的原因为胆道结石梗阻，胆道发生梗阻时，胆盐不能进入肠道，易造成细菌移位。此外，胆道蛔虫、胆道狭窄、胆肠吻合口狭窄、恶性肿瘤、先天性胆道解剖异常等也可引起胆道梗阻而导致急性化脓性炎症。

2）细菌感染　胆道内细菌大多数来自胃肠道，其感染途径为经十二指肠逆行进入胆道，或小肠炎症时，细菌经门静脉系统入肝到达胆道。可以是单一菌种感染，也可以是两种以上的菌种感染。以大肠杆菌、变形杆菌、克雷伯杆菌、铜绿假单胞菌等革兰阴性菌多见。厌氧菌及革兰阳性球菌在胆道感染中的比例有增高趋势。

20 急性梗阻性化脓性胆管炎可引起什么严重后果？

当胆道存在梗阻因素时胆汁淤积，细菌易于繁殖，胆汁呈脓性，胆管壁充血水肿，甚至糜烂。如果梗阻因素不解除，胆道压力将持续上升，当压力超过 3.92 kPa 时，肝细胞停止分泌胆汁，脓性胆汁可经毛细胆管-肝窦反流进入肝静脉，还可经胆管糜烂创面进入相邻的门静脉分支，或经淋巴管途径进入体循环。进入血液循环的胆汁含有大量细菌和毒素，可引起败血症、全身炎症反应、感染性休克，甚至出现肝肾综合征、DIC、MODS 而死亡。

21 急性梗阻性化脓性胆管炎有哪些临床表现？

1）腹痛　先有右上腹和剑突下阵发性绞痛和压痛，并有腰背部及肩部放射痛，如炎症扩散，腹痛和压痛的范围扩大，常伴有反跳痛和肌紧张。并发肝内胆管感染时,肝区可有叩击痛。

2）寒战和高热　体温高达 39～40 ℃,脉速。这是含有致病菌及其内毒素的感染性胆汁经肝细胞间的毛细胆管侵入肝窦状间隙,引起全身性感染的缘故。

3）黄疸　多数患者可出现不同程度的黄疸,肝内梗阻者黄疸较轻,肝外梗阻者黄疸较明显(图 20-4)。

4）中毒症状　患者可出现神志淡漠、烦躁、谵妄或昏迷,血压偏低或休克等临床表现。

5）体征　剑突下或右上腹不同程度压痛,可出现腹膜刺激征;多可触及肿大的胆囊,肝区有叩击痛。

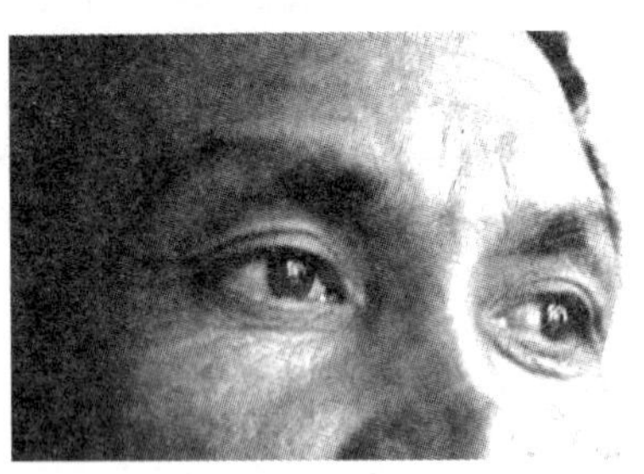

图 20-4　黄疸患者

22 急性梗阻性化脓性胆管炎的辅助检查有哪些?

1）实验室检查　血常规检查可见白细胞计数和嗜酸性粒细胞比例升高,肝功能出现不同程度损害,凝血酶原时间延长。

2）影像学检查　B 超、CT、MRCP 检查对明确胆道梗阻的原因、部位及性质有帮助,可酌情选用。

23 诊断急性梗阻性化脓性胆管炎的标准是什么?

胆道梗阻的基础上出现休克,或有以下 2 项者:①精神症状;②脉搏大于 120 次/分;③白细胞计数大于 20×10^9/L;④体温大于 39 ℃,⑤血培养阳性。结合影像学检查确定梗阻原因,注意了解全身重要脏器功能状况。

24 急性梗阻性化脓性胆管炎如何治疗?

治疗的关键是及时进行胆道引流,降低胆管内压力。

1）非手术治疗　及时改善全身状况，为进一步诊治创造条件。①抗休克治疗：补液扩容，恢复有效循环血量。休克者使用多巴胺维持血压。②抗感染治疗：按要求使用抗生素，联合、足量用药。③纠正水、电解质及酸碱平衡：常见为等渗或低渗性脱水、代谢性酸中毒。④对症治疗：包括降温、解痉、镇痛、营养支持等。⑤其他治疗：禁食、胃肠减压。治疗后 12～24 h 病情无明显改善，应即进行手术。

2）手术治疗　主要目的是解除梗阻、降低胆道压力，挽救患者生命。手术力求简单、有效，多采用胆总管切开减压术、T 形管引流术、胆总管空肠 Roux-Y 吻合术。在病情允许的情况下，也可采用经内镜鼻胆管引流术（ENBD）或经皮肝穿刺胆道引流（PTCD）治疗。急诊手术常不能完全去除病因，待患者一般情况恢复，1～3 个月后再针对病因选择彻底治疗。

25 急性化脓性胆管炎术前护理措施有哪些？

1）病情观察　密切观察患者病情变化，注意观察患者神志、生命体征、腹部体征及皮肤黏膜情况，监测血常规、电解质、血气分析等结果的变化。

2）缓解疼痛　在诊断明确后可给予止痛解痉药，如肌内注射阿托品、山莨菪碱或哌替啶等。

3）抗休克　首先尽快补充血容量，静脉输液、输血。若血压仍偏低，可选用多巴胺等升压药治疗。准确记录 24 h 出入液量及每小时尿量，观察有无肾功能衰竭。

4）抗感染　联合、及时、准确使用敏感抗生素，注意观察药物疗效。当出现寒战、高热时使用糖皮质激素缓解症状，减轻中毒症状。

5）给予氧气吸入　维持血氧饱和度在正常范围。

6）心理护理　观察和了解患者及家属的心理状况，有无烦躁不安、焦虑、恐惧。耐心倾听诉说，做好解释，消除其顾虑，使其正确面对疾病，积极配合治疗。

7）积极术前准备　完善相关检查、备血、留置胃管和导尿管、皮肤准备等。

26 术后病情观察的重点是什么?

(1) 严密监测生命体征变化,尤其是心率和心律。术后患者意识恢复慢时,注意有无因肝功能损害、低血糖、脑缺氧、休克等所致的意识障碍。

(2) 观察、记录有无出血和胆汁渗出:包括量、速度,有无休克征象。胆道手术后易发生出血。量小时,表现为柏油样便或大便隐血;量大时,可导致出血性休克。若有发热和严重腹痛,可能为胆汁渗漏引起的胆汁性腹膜炎,需立即报告处理。

(3) 观察黄疸程度、消退情况:观察和记录大便的颜色,检查胆红素含量,了解胆汁是否流入十二指肠。若黄疸加重,可能有胆汁引流不畅。

27 术后可能出现哪些并发症? 如何护理?

(1) 出血　可能发生在腹腔或胆管内。腹腔内出血,多发生于术后 24～48 h 内,可能与术中血管结扎线脱落、凝血功能障碍有关。胆管内出血,术后早期或后期均可发生。需要在工作中做到:①严密观察生命体征及腹部体征,若腹腔引流管引流大量血性液体超过 200 mL/h,持续 3 h 以上伴有心率增快、血压波动时,提示腹腔内出血。胆管内出血表现为 T 形管引流出血性胆汁或鲜血,粪便呈柏油样,可伴有心率增快、血压下降等休克表现。及时报告医生,防止发生低血容量性休克。②纠正凝血功能障碍,必要时输注凝血因子及新鲜血浆。

(2) 胆瘘　胆管损伤、胆总管下段梗阻、T 形管脱出所致。若患者出现发热、腹胀和腹痛等腹膜炎表现,或腹腔引流液呈黄绿色胆汁样,每小时 50 mL 以上者,应疑有胆瘘。需要在工作中:①保持引流胆汁通畅,将漏出的胆汁充分引流至体外是治疗胆瘘最重要的原则。②维持水、电解质平衡。③防止胆汁刺激和损伤皮肤,及时更换引流管周围被胆汁浸湿的敷料,给予氧化锌软膏涂敷局部皮肤。④能进食时指导进低脂、高蛋白质、高维生素饮食,少食多餐。

(3) 黄疸　若术前有较重的肝功能损害,胆管狭窄或术中损伤胆管,术后出现黄疸时间较长。护理上应注意:密切观察血清胆红

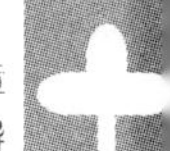

素浓度，遵医嘱肌内注射维生素 K_1。用温水擦洗皮肤，保持清洁。避免皮肤瘙痒时抓破皮肤。

28 何谓 T 形管？放置 T 形管的目的是什么？

（1）T 形管是乳胶制品，全长约为 40 cm，有双臂伸出，形似“T”字（图 20-5）。胆道手术患者，无论是行胆总管切开探查，还是胆道成形或重建手术，在手术结束时，要在胆总管内放一根“T”形橡皮管，引流胆汁。放置部位一端通向肝管，另一端通向十二指肠，由腹壁（戳口）穿出体外，接引流袋。

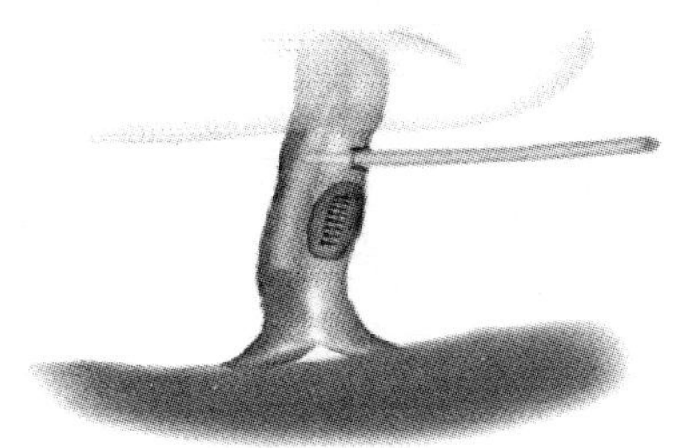

图 20-5　T 形管

（2）放置 T 形管的目的是：①引流胆汁，降低胆道压力，防止胆汁渗漏、感染。②支撑胆道，避免胆道狭窄。③引流残余结石，也可经 T 形管溶石、胆道镜取石、造影等。

29 T 形管应如何护理？

（1）加强宣教：向胆道手术中放 T 形管引流患者讲解 T 形管放置的重要性，置管时间大约为 2 周或更长时间，以便患者能主动配合管理好 T 形管。

（2）妥善固定：将 T 形管妥善固定于腹壁，不可固定于床单，卧床患者翻身和在床上活动时，应注意保护好引流管，谨防牵拉导致 T 形管脱出。

（3）活动要求：术后患者身体逐渐恢复，在下床活动时，不要将引流袋提得过高，以免胆汁倒流，引起胆道内逆行感染，要将引流袋放置在低于患者腹部切口水平。

（4）引流通畅：T 形管不可受压、扭曲、折叠，应经常挤捏。定时更换体位，防止引流管斜面紧贴组织造成引流不畅。血块及小结

石堵塞管腔时，应反复挤压引流管或用生理盐水低压缓慢冲洗或用 50 mL 注射器负压抽吸，用力要适宜，以防引起胆管出血。

（5）加强观察：观察并记录 T 形管引流出胆汁的颜色、量和性状。正常成人每天分泌胆汁 600～1000 mL，呈黄绿色、清亮、无沉渣，有一定的黏性。术后 24 h 内引流量为 300～500 mL，恢复饮食后可增加至每天 600～700 mL，以后逐渐减少至每天 200 mL 左右。术后 1～2 天胆汁呈浑浊的淡红色或淡黄色，以后逐渐加深，呈黄色。引流液如为血性，应考虑胆道出血；若胆汁突然减少甚至无胆汁流出，则可能有管道受压、扭曲、折叠、脱出或肝功能衰竭；术后如胆汁过多，提示胆道下段有梗阻的可能；如胆汁浑浊，应考虑结石残留或胆管炎症未被控制。

30 何时拔除 T 形管？拔管后应注意什么？

1）拔管指征

（1）在术后两周以后，患者无腹痛、发热，黄疸消退，血象、血清胆红素正常。

（2）胆汁引流量减少，每天少于 200 mL，色清。

（3）胆道造影显示胆管通畅或胆道镜证实胆管无狭窄、结石、异物。

（4）夹管试验阴性：试行夹闭 1～2 天无不适，符合以上条件，可考虑拔管。

（5）拔管前先行 T 形管造影，如显示胆道通畅，再开放引流 2～3 天，使造影剂完全排出。继续夹管 2～3 天，仍无症状后给予拔管。

（6）用于支撑胆道狭窄的引流管，必须在半年或更长时间后方可拔除。

2）拔管后护理

（1）拔管后用凡士林纱布压迫瘘口，并用蝶形胶布固定，一般 1～3天自行愈合。

（2）拔管 1 周内，观察患者体温、有无黄疸及腹部症状，警惕胆汁外漏甚至胆汁性腹膜炎的发生。

31 出院后应注意哪些方面？

1）合理饮食　选择低脂肪、高蛋白质、高维生素、易消化食物。

定时进餐可减少胆汁在胆囊中储存的时间并促进胆汁酸循环，预防结石形成。

2）做好自我监测　出现腹痛、发热、黄疸时及时就诊。

3）带管出院者掌握T形管自我护理

（1）每天在同一时间更换引流袋，并记录引流液的颜色、量和性状。

（2）引流管及引流袋始终保持在出口以下平面，防止引流液反流。

（3）保持引流管口敷料的清洁、干燥，定期换药，若敷料渗湿，应立即更换。

（4）在T形管上标明记号，以便观察其是否脱出。

（5）避免提举重物或过度活动，以免牵拉T形管而致其脱出。

（6）尽量穿宽松、柔软的衣服，以防引流管受压。

（7）沐浴时采用淋浴，用塑料薄膜覆盖引流管处，以防增加感染的机会。

（8）定期复查，若发现引流液异常或身体不适等，应及时就诊。

（吴改平　汤运红）

（三）细菌性肝脓肿患者的健康指导

32 何谓肝脓肿？

肝脓肿是肝脏继发性疾病，肝脏被某种病原微生物或寄生虫感染后，未得到及时、合适的处理即形成肝脓肿，根据病原菌不同可分为细菌性肝脓肿和阿米巴性肝脓肿，其中以前者最为常见。

33 何谓细菌性肝脓肿？

细菌性肝脓肿是指化脓性细菌引起的肝内化脓性感染。最常见的致病菌为大肠杆菌和金黄色葡萄球菌，其次为链球菌等。以男性多见，中年患者约占70%。

34 细菌如何侵入肝形成肝脓肿？

1）胆道系统　最主要的入侵途径和最常见的病因。胆管结石、胆道蛔虫病等并发急性化脓性胆管炎累及胆总管时，细菌沿胆总管上行，感染肝而形成肝脓肿。近年来，胆道结石和癌性胆道梗阻成为细菌性肝脓肿最主要的致病原因，发病率已超过半数。胆道疾病所致肝脓肿常为多发性，以左外叶最多见。

2）肝动脉　体内任何部位的化脓性病变，如化脓性骨髓炎、肺炎、中耳炎、亚急性心内膜炎、痈等并发菌血症时，细菌随肝动脉入侵而在肝内形成多发性脓肿，多见于右肝或累及全肝。

3）门静脉系统　化脓性或坏疽性阑尾炎、化脓性盆腔炎等腹腔感染，细菌性痢疾、溃疡性结肠炎等肠道感染及痔核感染等可引起门静脉属支血栓性静脉炎及脓毒栓子脱落经门静脉系统入肝引起肝脓肿。

4）淋巴系统　肝毗邻部位化脓性感染，如胆囊炎、膈下脓肿或肾周脓肿，以及化脓性腹膜炎等，细菌可经淋巴系统入侵肝。

5）直接入侵　肝开放性损伤时，细菌直接从伤口入侵；肝闭合性损伤伴有肝内小胆管破裂或肝内血肿形成均可使细菌入侵而引起肝脓肿。

6）隐匿性感染　由于抗生素的广泛应用和耐药性，隐匿性肝脓肿的发病率呈上升趋势。该类患者常伴有免疫力功能低下和全身代谢性疾病，如目前大部分细菌性肝脓肿常伴有糖尿病。

35 细菌性肝脓肿的临床表现有哪些？

一般起病较急，由于肝血供丰富，一旦发生化脓性感染后，大量毒素进入血液循环，可引起全身脓毒血症。主要临床表现如下。

1）寒战和高热　最常见的早期症状，往往反复发作。体温可高达 39～40 ℃，多为弛张热，伴大量出汗，脉率增快。

2）肝区疼痛　炎症引起肝大，导致肝包膜急性膨胀和炎性渗出物的局部刺激而引起。多数患者出现肝区持续性胀痛或钝痛，有时可伴有右肩牵涉痛。

3）消化道及全身症状　因脓毒血症及全身消耗引起，患者常有乏力、食欲减退、恶心、呕吐；少数患者可有腹泻、腹胀、呃逆等症状；炎症累及胸部可致刺激性咳嗽或呼吸困难等。

4）体征　患者呈急性面容。最常见体征为肝区压痛、肝大伴触痛、右下胸部和肝区叩击痛。若脓肿位于右肝前缘比较表浅部位，可伴有右上腹肌紧张和局部明显触痛。巨大肝脓肿，可使右季肋区呈饱满状态，出现压痛甚至局限性隆起和凹陷性水肿。严重者可并发胆道梗阻或出现黄疸。病程较长者，常有贫血、消瘦、恶病质等表现。

36 细菌性肝脓肿的转归如何?

(1) 化脓性细菌侵入肝后，引起肝的炎症反应，有的自愈，有的形成许多小脓肿。在合理治疗下小脓肿多能吸收，但当抵抗力低下或治疗不及时，炎症加重，随着肝组织的感染和破坏可形成单发或多发脓肿。多发小脓肿也可逐渐扩大并相互融合成为较大脓肿。因此，细菌性肝脓肿可以是单发性的，也可以是多发性的，以后者多见。

(2) 由于肝血供丰富，一旦脓肿形成，大量毒素被吸收入血，临床出现严重的毒血症表现。当脓肿进入慢性期，脓肿壁肉芽组织生长及纤维化形成，临床症状便逐渐减轻或消失。肝脓肿如未能得到适当控制，感染可向周围扩散引起严重并发症。因此要加强对生命体征和腹部体征的观察。

37 细菌性肝脓肿的并发症有哪些?

(1) 引起急性化脓性腹膜炎。

(2) 右肝脓肿向上穿破可形成膈下脓肿，向右胸内破溃时形成脓胸。

(3) 左肝脓肿偶尔可穿破心包，发生化脓性心包炎，严重者致心包填塞。

(4) 少数肝脓肿可穿破血管壁引起上消化道大出血。

38 细菌性肝脓肿需要做哪些检查?

1) 实验室检查　血白细胞计数明显升高，常大于 $20\times10^9/L$，中性粒细胞比例可高达 90%以上，有核左移现象和中毒颗粒。血清转氨酶升高。

2) 影像学检查

(1) X 线检查　肝阴影增大；右肝脓肿显示右膈肌抬高、局限性隆起和活动受限；又显示胸腔积液；X线钡餐造影有时可见胃小弯受压和推移。

（2）B超检查　首选方法，能分辨肝内直径1～2 cm的液体病灶，并明确其部位和大小。

（3）CT、MRI、放射性核素扫描　对肝脓肿的定位与定性有很大诊断价值。

（4）诊断性肝穿刺　必要时可在B超定位下或肝区压痛最剧烈处行诊断性穿刺（图20-6），抽出脓液即可证实，脓液送细菌培养。

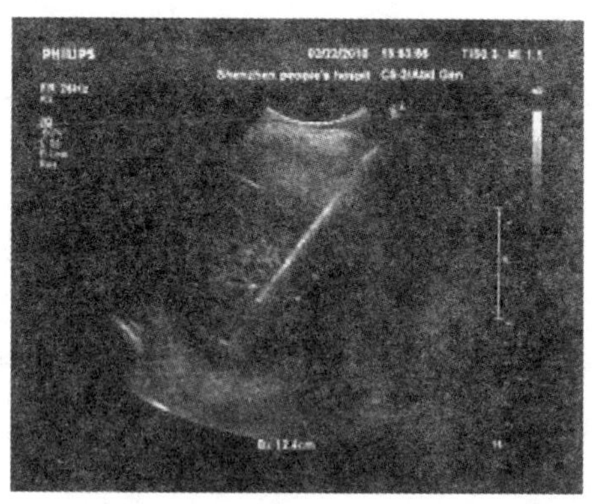

图20-6　肝脓肿B超引导下诊断性穿刺

39 细菌性肝脓肿处理原则是什么？

细菌性肝脓肿的处理原则是早诊断，积极治疗，包括处理原发病，防治并发症。分为非手术治疗和手术治疗两种治疗方式。

40 什么情况适合非手术治疗？非手术治疗方法是什么？

1）非手术治疗适用范围　适用于急性期肝局限性炎症、脓肿尚未形成及多发性小脓肿、较大脓肿的基础治疗。

2）非手术治疗方法

（1）全身支持治疗　①肠内、外营养支持，积极补液，纠正水、电解质紊乱和酸碱平衡失调；补充B族维生素、维生素C、维生素K；必要时反复多次输白蛋白或血浆，纠正低蛋白血症；②护肝治疗。

（2）抗感染　大剂量、联合应用抗生素。在未确定病原菌以

前，可首选对大肠杆菌、金黄色葡萄球菌等敏感的抗生素，如青霉素或氨苄西林＋氨基糖苷类抗生素、头孢菌素类＋甲硝唑或替硝唑等药物，或根据脓液或血液细菌培养、药敏试验结果选用有效抗生素。中毒感染者，应用亚胺培南等新型强有力的广谱抗生素。

(3) 积极处理原发病灶　尽早处理胆道结石与感染、阑尾炎等腹腔感染。

(4) 经皮肝穿刺抽脓(图 20-7)或脓肿穿刺置管引流术　单个较大的脓肿如已经液化，可在 B 超定位下诊断性穿刺抽脓，抽脓后可向脓腔内注射抗生素或行脓肿穿刺置管引流术。

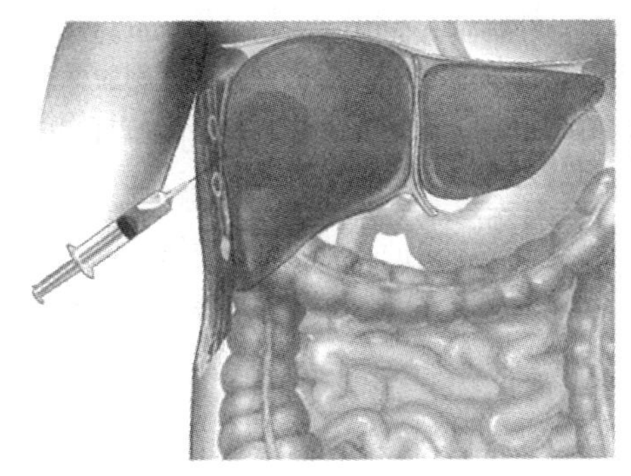

图 20-7　经皮肝穿刺抽脓

41 细菌性肝脓肿非手术治疗及术前护理要点有哪些?

1) 高热护理

(1) 保持室内温度和湿度适宜，定时通风，保持空气新鲜，维持室内温度在 18～22 ℃，湿度在 50%～70%。

(2) 保持舒适：患者衣着适量，及时更换汗湿的衣裤和床单，保持清洁和舒适。当体温高于 39.5 ℃时首先给予物理降温；如无效则遵医嘱给予药物降温。降温过程中注意观察出汗情况，注意保暖等。

(3) 加强观察　动态观察体温，特别是当患者发生寒战后或体温高于 39 ℃时，应每 2 h 测量 1 次体温，并适时抽血做血培养。注意观察患者有无因大量出汗引起虚脱或高热惊厥等并发症。

(4) 增加摄入量　除需控制入液量者外，高热患者每天至少摄入 2000 mL 液体，以防高渗性脱水，饮水量不足者应注意加强静脉补液、补钠，纠正体液失衡。

2) 用药护理

(1) 遵医嘱尽早合理使用抗生素，把握给药间隔时间与药物配伍禁忌，并注意观察药物不良反应。

(2) 长期应用抗生素者，应注意观察口腔黏膜，观察有无腹泻、腹胀等，警惕假膜性肠炎及继发双重感染，必要时做咽拭子、大小便等真菌培养。

3) 营养支持　鼓励患者多进高蛋白质、高热量、富含维生素和膳食纤维的食物，保证足够的液体摄入量；贫血、低蛋白血症者应输注血液制品；进食较差、应用不良者，提供肠内、外营养支持。

4) 病情观察　加强生命体征、腹部及胸部症状与体征的观察，特别注意有无脓肿破溃引起的腹膜炎、膈下脓肿、胸腔感染、心包填塞等严重并发症。肝脓肿若继发脓毒血症、急性化脓性胆管炎、心包填塞或中毒性休克时，可危及生命，应立即通知医生并协助抢救。

42 肝脓肿患者做血培养有什么意义？

血培养是将新鲜离体的血液标本接种于营养培养基上，在一定温度、湿度等条件下，使对营养要求较高的细菌生长繁殖并对其进行鉴别，从而确定病原菌的一种人工培养方法。通过血培养发现病原菌，并进行药敏试验，帮助临床正确用药，提高治疗效果，降低死亡率。

43 血培养的注意事项有哪些？

(1) 采血时机的选择：尽量在应用抗生素之前；如果患者已用抗生素，应该在下一次用药之前采集；寒战和发热初期采集（心内膜炎除外）。

(2) 采血量：要求每次采集 2～3 套标本，每套标本包括一个需氧培养瓶，一个厌氧培养瓶，每瓶采血 10 mL。成年患者不能只采 1 瓶血培养标本，采血量不足和只做 1 套血培养所得结果是很难正确解释的。

(3) 从静脉采血,不建议从动脉采血,1 个静脉穿刺点只能采集 1 套血培养标本,第 2 套血培养标本必须选择第 2 个静脉穿刺点。

(4) 血培养瓶常温保存,无须冷藏;接种标本后请立即送到实验室上机检测。

(5) 消毒方法 ①皮肤消毒:首先确定静脉穿刺点,首选 70% 异丙醇消毒并待干,然后用主要消毒剂(碘酊、碘伏)消毒并待干,使之作用足够的时间,整个过程要求严格执行无菌操作。②血培养瓶的消毒方法:弃去瓶顶塑料帽,用 75% 乙醇消毒瓶顶橡皮塞,待干 1 min。

44 脓肿穿刺置管引流后如何护理?

1) 穿刺后护理 除送脓液培养外,穿刺后应注意以下情况。

(1) 严密监测生命体征,胸部与腹部体征,注意观察有无脓液流入游离腹腔和出血等表现。

(2) 位置较高的肝脓肿穿刺后注意呼吸、胸痛和胸部体征,以防发生气胸、脓胸等并发症。

(3) 观察发热、肝区疼痛等肝脓肿症状及改善情况。

(4) 适时复查 B 超,了解脓肿好转情况。

2) 引流管护理

(1) 妥善固定,防止滑脱。

(2) 体位:取半卧位,以利于引流。

(3) 冲洗脓腔:严格遵守无菌原则,每天用生理盐水或含甲硝唑的盐水多次或持续冲洗脓腔,注意出入液量,观察和记录脓腔引流液的颜色、性状和量。

(4) 防止感染:每天更换引流袋并严格执行无菌操作。

(5) 拔管:当脓腔每天引流量少于 10 mL 时,可逐步退出并拔除引流管,适时换药,直至脓腔闭合。

45 细菌性肝脓肿手术方式有哪些?适应证是什么?

1) 脓肿切开引流术 适用于脓肿较大有穿破可能或已并发腹膜炎、脓胸及胆源性肝脓肿或慢性肝脓肿者。在抗生素治疗同时行脓肿切开引流术,放置 2 条引流管以便术后冲洗。常用的手术途径有经腹腔、经前侧腹膜外和经后侧腹膜外脓肿切开引流术。如果脓肿破入腹腔、胸腔或胆源性肝脓肿,应同时行腹腔、胸腔或胆道引流。

2）肝叶切除术　适用于慢性厚壁肝脓肿切开引流术后长期不愈,或肝内胆管结石合并左外叶多发性肝脓肿致肝叶严重破坏者。

46 细菌性肝脓肿患者心理活动及其指导是什么?

患者往往因为了解肝脏对人体的重要作用、反复的高热,担心预后不良,常表现为恐惧、躁动和焦虑。加强沟通与交流,向患者解释病情,使患者能正确认识疾病的发展过程。耐心解释相关检查、治疗及护理的目的、注意事项及手术的必要性,使患者能积极配合。鼓励患者诉说内心的感受,并给予疏导。避免在患者面前谈论病情的严重程度。术前良好的休息及睡眠有利于术后康复,营造良好的作息氛围,保持病房安静、舒适。

47 手术后护理要点有哪些?

1）病情观察　严密监测生命体征变化并准确记录,观察患者腹部及胸部症状与体征,发现异常及时通知医生处理。

2）体位与活动　术后绝对卧床休息,定时翻身,动作轻柔。若肝叶切除术后为防肝断面出血,不宜进行早期活动。

3）饮食　术后禁食,合理补充水、电解质和维生素。肠蠕动恢复后、先进流质饮食,观察有无恶心、呕吐、腹痛、腹胀等不适,如无不适,逐渐过渡至普通饮食,鼓励患者进富含蛋白质、热量、维生素和膳食纤维的食物。禁食期间做好口腔护理。

4）引流管护理　解释引流管的意义,使患者了解引流管的重要性,自觉保护引流管。妥善固定引流管,长短适宜,定时挤捏,保持引流管通畅,避免扭曲、受压、脱出。每天更换引流袋,严格遵守无菌操作原则。患者下床活动时,指导患者妥善固定引流管,不能高于腹部引流口,以免逆流引起感染。观察引流液的性状和量,如发现引流液突然减少,患者伴有腹胀、发热,应及时检查管腔有无堵塞或者引流管是否滑脱。

5）并发症的观察:行脓肿切开引流术或肝叶切除术后要注意

观察有无腹腔创面出血、胆汁瘘等并发症的发生。

48 细菌性肝脓肿患者出院后要注意什么?

(1) 进高热量、高蛋白质、富含维生素和纤维素的食物。

(2) 注意休息,作息规律,避免疲劳。

(3) 防止感染,养成良好的个人卫生习惯。

(4) 若出现黄疸、发热、肝区疼痛等症状,及时就诊。

(黎雪燕　汤运红)

(四) 急性胰腺炎患者的健康指导

49 胰腺的解剖及生理功能是什么?

(1) 胰腺属腹膜后器官,横于上腹部第1～2腰椎前方,长15～20 cm,分头、颈、体、尾四个部分。胰头在十二指肠曲内后方,胰尾部近脾门。胰腺有丰富的血液供应。胃、十二指肠动脉及肠系膜上动脉的胰十二指肠前、后动脉弓提供了胰头的血供,而脾动脉的胰背动脉和胰大动脉则为胰体、尾部供血。胰腺的静脉归属于门静脉系统。

(2) 胰腺是人体第二大消化腺体,具有外分泌和内分泌功能。胰腺外分泌产生胰液,是人体最重要的消化液。在正常情况下,胰液在其腺体组织中含有不活动即无活性的胰蛋白酶原。胰管是胰液的输出通道,也称为主胰管,其近端多与胆总管汇合成Vater壶腹,共同开口于十二指肠乳头,胰液沿胰腺管道不断地经胆总管Oddi括约肌流入十二指肠,由于十二指肠内有胆汁存在,加上十二指肠黏膜分泌一种肠激酶,在二者的作用下,胰蛋白酶原开始转变成活性很强的消化酶。如果流出道受阻,排泄不畅,即可引起胰腺炎。胰腺主要分泌胰岛素和胰高血糖素,维持血糖的稳定。

50 何谓急性胰腺炎?

急性胰腺炎(acute pancreatitis, AP)是指胰腺及其周围组织被胰腺分泌的消化酶自身消化而引起的急性化学性炎症,临床以急性腹痛及血清、尿淀粉酶增高为特点,是常见的消化系统急症之一。

可分为急性水肿性胰腺炎和急性出血坏死性胰腺炎两种。水肿性病变较轻，较常见。出血坏死性病变严重，易发生休克，并发症较多，病死率高，但相对少见。

51 急性胰腺炎的发病原因有哪些?

病因甚多，但与胆道疾病及饮酒关系最为密切。如胆结石、胆道蛔虫、胆囊炎等，占所有病因的50%～60%；其次为大量饮酒及暴饮暴食，其他还有腹部手术或外伤，也可由胰管阻塞、十二指肠乳头周围病变、严重感染、药物及高脂血症等引起。

52 急性胰腺炎的发病机制是什么?

急性胰腺炎的发病机制涉及胰腺自身消化、炎症介质、胰腺微循环障碍、高脂血症等多种因素。胰管梗阻与胆汁反流及乙醇对胰腺腺泡和Oddi括约肌的作用是急性胰腺炎发生的主要诱因。重症急性胰腺炎时损伤的胰腺组织作为炎症刺激物激活巨噬细胞等炎症细胞，释放大量细胞因子，从而触发炎症介质级联反应，使得急性胰腺炎容易从局部病变迅速发展成为全身炎症反应综合征和多器官功能衰竭。

53 急性胰腺炎病程如何分期?

根据病程进展可分为3个阶段，但不是所有的患者都会经历3期病程，有的只有1期，有的只有2期，有的经历3期。

1）急性反应期　发病的最初阶段，自发病到2周左右。主要临床表现为休克、呼吸衰竭、急性肾功能衰竭，也是早期患者死亡的主要原因。

2）全身性感染期　发病2周至2个月左右，以全身细菌感染及后期的深部真菌感染或双重感染为主要临床表现。还有其他一些并发症，如胃肠道出血、胰瘘、肠瘘等。

3）残余感染期　为发病2～3个月以后。主要表现为严重的全身营养不良。存在后腹膜感染或腹腔内残腔，引流不畅，伴有胰瘘、肠瘘等，部分患者形成胰腺假性囊肿、慢性胰腺炎等。

54 急性胰腺炎的临床表现有哪些?

1）腹痛　位于上腹正中或偏左，呈持续性刀割样剧痛、阵发性加重，有时呈束带状放射至腰背部；与体位、饮食有关（屈曲位减轻、进食后加重）；止痛药物不易缓解。

2）恶心、呕吐　早期为反射性；晚期为溢出性、持续性。吐后疼痛不缓解。

3）腹胀　腹胀进行性加重是本病特征之一，也是病情加重的征兆。

4）腹膜炎体征　全腹压痛、反跳痛、肌紧张。以中上腹或左上腹为甚，患者可有移动性浊音，肠鸣音减弱或消失。

5）水、电解质紊乱和酸碱平衡失调　患者可有不同程度的脱水、代谢性酸（碱）中毒、血钙下降、血糖升高等。

6）休克　表现为脉搏加快、血压下降、呼吸加快、皮肤湿冷、面色苍白、神志冷漠、尿少等，见于急性坏死性胰腺炎。

7）发热　体温常超过 39 ℃，提示胰腺坏死感染或肺部感染。

8）黄疸　胆道结石或胰头增大压迫胆总管可引起黄疸。

9）皮下出血　在腰部、季肋部和腹部皮肤出现大片淤斑，称为雷格特纳征（Grey-Turner 征）。

55 如何判断急性胰腺炎的轻重？

临床上根据急性胰腺炎的病变程度及临床表现的不同，将急性胰腺炎分为轻症急性胰腺炎和重症急性胰腺炎。轻症急性胰腺炎临床表现较轻微，主要为急性发作的上腹部疼痛、恶心、呕吐，体征较轻，腹膜炎多局限于上腹部，血、尿淀粉酶增高，仅引起极轻微的脏器功能紊乱，经及时的抗炎、补液等对症支持治疗，临床症状和体征及实验室检查均在短期内可恢复正常，此时的急性胰腺炎病变轻，病程短，死亡率很低。而重症急性胰腺炎表现除了有腹痛、腹胀、恶心、呕吐等症状外，还有明显的腹部压痛、反跳痛及腹肌紧张，发热，体温大于 38.5 ℃，腹胀明显，肠鸣音减弱或消失，出现腹腔积液及腹部包块，腰部会出现青紫色斑或出现脐周围蓝色改变，同时出现休克症状，甚至发生一个或多个脏器功能障碍和严重的代谢功能障碍。实验室检查：如有血糖大于 11.1 mmol/L，血钙小于 1.87 mmol/L，血尿素氮和肌酐升高，出现酸中毒，甚至出现急性呼吸窘迫综合征、弥散性血管内凝血（DIC）、急性肾功能衰竭、胰性脑病的

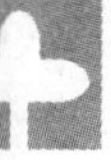

症状和体征，此时急性胰腺炎的病情凶险，并发症多，临床上死亡率高达30%。

56 急性胰腺炎患者为什么会出现ARDS?

急性呼吸窘迫综合征(ARDS)是指严重感染、创伤、休克等肺内、外疾病侵袭后出现的以肺泡毛细血管损伤为主要表现的临床综合征，属于急性肺损伤的严重阶段或类型。其临床特征为进行性呼吸困难和难以纠正的低氧血症，X线呈现肺泡弥漫性炎性浸润。ARDS是急性胰腺炎最为常见且病死率高的并发症之一。急性胰腺炎发作时，胰腺分泌大量的胰酶，这些胰酶被异常激活，进入血管后造成血管功能损伤和紊乱，大量体液进入第三间隙，患者发生低血容量性休克和肺血容量灌注不足；大量的胰酶激活凝血、纤维溶血、补体和激肽等多个系统，肺微血栓形成后栓塞肺血管，血管活性物质进一步损伤肺血管，导致肺灌注不足、肺血管壁破坏、血管通透性增加、肺表面活性物质减少，最终出现肺间质和肺泡水肿、肺出血、肺泡透明膜形成、肺不张等病变，患者发生呼吸困难和低氧血症，导致ARDS。

57 急性胰腺炎为什么会导致急性肾功能衰竭?

急性肾功能衰竭是急性胰腺炎，特别是重症急性胰腺炎的最常见的严重并发症，它的发生增加了临床上的治疗难度，导致重症胰腺炎病死率升高。现在一般认为：急性胰腺炎发作时，胰腺分泌大量的胰酶，这些胰酶被异常激活后，进入血管，引起血管功能的损伤和紊乱，致使血管壁被破坏、内膜损伤、血管通透性增加，人体体液大量进入第三间隙形成腹腔积液、胸腔积液等，导致患者发生低血容量性休克，肾血流灌注不足，引起急性肾功能衰竭；另外，急性胰腺炎发作时大量的毒性物质进入血管内，需要通过肾脏的代谢排出体外，而这些毒性物质同时也对肾脏本身产生副作用，引起急性肾功能衰竭。

58 急性胰腺炎患者为什么会出现高血糖?

胰腺本身具有外分泌和内分泌功能。胰腺外分泌产生胰液，每天分泌量为750～1500 mL，胰腺的内分泌功能来源于胰岛内的多种细胞作用，其中以B细胞最多，分泌胰岛素；A细胞分泌胰高血糖素，正常情况下，胰腺的代谢调节使得血糖维持在正常范围内，急性或重症胰腺炎时胰腺受到破坏，胰岛素分泌紊乱导致血糖升高。

急性胰腺炎，发生暂时性血糖升高，会不会发展成糖尿病，关键看病情的发展趋势。如果胰腺炎得到及时、有效的治疗，没有发生胰腺坏死或者坏死很少，那么不会发生糖尿病，反之，由于胰腺组织坏死较多，可能发生继发性糖尿病。

59 急性胰腺炎患者为什么会出现血钙下降?

血钙下降主要与脂肪坏死后释放的脂肪酸与钙离子结合形成皂化斑有关。

60 急性出血性坏死性胰腺炎为什么会出现蓝棕色斑或脐周皮下淤斑?

主要是由于外溢的胰液沿组织间隙到达皮下，溶解皮下脂肪使毛细血管破裂出血所致。

61 急性胰腺炎的并发症有哪些?

1）局部并发症　胰腺脓肿和胰腺假性囊肿。

2）全身并发症　多脏器功能衰竭、感染，少数演变为慢性胰腺炎。

62 如何防治多器官功能衰竭?

若患者出现低血压、末梢血液循环不良，平均动脉压为70 mmHg及心率增快等循环衰竭症状，应在补足血容量的基础上，正确使用血管活性药物，监测血流动力学变化，保持其平稳。当患者出现呼吸困难，动脉血氧分压为60 mmHg，应警惕急性呼吸衰竭的发生，给予吸氧，必要时用呼吸机辅助呼吸。若患者出现少尿甚至无尿，并出现尿毒症的症状，血肌酐为445 μmol/L，应按肾功能衰竭抢救，必要时行透析治疗。

63 急性重症胰腺炎患者预后如何?

急性重症胰腺炎属于急性胰腺炎的特殊类型，病情凶险、并发症多、病死率较高。对于急性重症胰腺炎的治疗，如果经过积极的保守治疗，患者症状和体征没有明显改善，病情进一步恶化，甚至发生多器官功能障碍,需及时进行手术治疗,但手术效果一般并不尽如人意,且术后会出现感染、出血、消化道瘘、胰瘘、胰腺脓肿以及胰腺假性囊肿等并发症,使得急性重症胰腺炎预后效果不好。在20世纪80年代,多数患者死于重症胰腺炎的发病早期,病死率高达40%。但近年来,随着急性重症胰腺炎个体化差异治疗的开展,治愈率不断提高,总体死亡率已经降至10%以内。

64 急性胰腺炎需要做哪些辅助检查?

1) 实验室检查

(1) 胰酶测定　血清、尿淀粉酶测定最常用。血清淀粉酶在发病后3~12 h开始升高,24~48 h达高峰,2~5天后恢复正常;尿淀粉酶升高发生在发病后12~24 h,48 h达到高峰,1~2周恢复正常。血清淀粉酶大于5000 U/L(正常值为400~1800 U/L),或尿淀粉酶超过3000 U/L,即提示本病发生的可能。但严重的坏死性胰腺炎,由于腺泡严重被破坏,淀粉酶生成减少,淀粉酶值反而不升高。

(2) C反应蛋白　是组织损伤和炎症的非特异性标志物,在胰腺坏死时明显升高,有助于判断急性胰腺炎的严重程度。

(3) 其他检查　可出现白细胞计数升高,血钙降低,血糖升高,肝功能异常,动脉血气分析异常及DIC的检测指标异常等。

2) 影像学检查

(1) B超检查　为首选检查方法,可发现胰腺肿胀、腹腔积液及结石病等。水肿性胰腺炎胰腺呈均匀性肿大,而出血坏死性胰腺炎胰腺组织回声不均匀。

(2) CT检查　增强CT检查对急性胰腺炎有重要诊断价值,不仅能诊断胰腺炎,而且能为水肿性和出血性胰腺炎提供鉴别依据。可见胰腺弥漫性肿大,密度不均匀,边界模糊,胰周脂肪间隙消失,胰内、胰周积液等。对明确坏死部位,胰外侵犯程度及有无胰腺脓肿或囊肿等均有重要意义。

(3) X线检查　可见横结肠,胃、十二指肠充气扩张,左侧膈肌升高,左侧胸腔积液等。

3) 腹腔穿刺检查　穿刺液外观呈血性浑浊,可见脂肪小滴,并发感染时呈脓性。穿刺液淀粉酶测定值增高，若明显高于血清淀粉酶水平，表示胰腺炎严重。

65 急性胰腺炎是否都需要手术?

一般说来，急性胰腺炎根据病情程度可分为轻症和重症两种，前者占胰腺炎总数的80%以上，对于这一部分患者，基本上不需要外科手术，单纯的禁食及内科药物治疗就可使病情缓解。对于另外20%的重症胰腺炎患者，一般发病 4 周内不适合手术治疗，除非患者早期出现暴发性胰腺炎或并发腹腔室间隔综合征，前者表现为发病 72 h 内药物无法控制的多器官功能衰竭，后者表现为腹内压明显增高，需要急诊手术减压。大多数患者都在炎症控制后，也就是发病 4 周后进行手术治疗。

66 急性胰腺炎非手术治疗的措施有哪些?

(1) 禁食、持续胃肠减压：通过减少食物对胃肠道的刺激，减少胰腺中胰液的分泌，达到减轻胰液对胰腺组织的“自身消化”。

(2) 补充液体，防治休克：经静脉补充液体、电解质和热量，以维持循环稳定和水、电解质平衡。预防出现低血压，改善微循环。

(3) 解痉止痛：诊断明确者，发病早期可对症给予镇痛剂。但宜同时给予解痉药。禁用吗啡，以免引起 Oddi 括约肌痉挛。

(4) 抑制胰腺外分泌及胰酶：胃肠减压，H_2受体阻滞剂、抗胆碱能药、生长抑素等一般用于病情比较严重的患者。

(5) 营养支持：早期禁食，主要靠全肠外营养(TPN)。当腹痛、压痛和肠梗阻症状减轻后可恢复饮食。

(6) 抗生素的应用：早期给予抗生素治疗，在重症胰腺炎合并胰腺或胰周坏死时，经静脉应用广谱抗生素或选择性经肠道应用抗生素可预防因肠道菌群移位造成的细菌感染。

(7) 中医中药治疗。

(8) 全身支持对症疗法。

(9) 各器官功能维持，防止并发症。

67 急性胰腺炎患者早期为什么要禁食? 禁食多长时间?

(1) 急性胰腺炎时，由于胰腺组织的水肿、充血、变性、坏死，以及代谢产物刺激，常使胰管痉挛，胰液外流不畅，胰管压力增高，这时若进食，必然使胰液分泌量增多，胰管压力进一步增高；使胰腺损伤加重，病情恶化。因此急性胰腺炎患者早期要禁食。

（2）一般说来，轻、中度急性胰腺炎患者，在禁食3～5天，腹痛、恶心、呕吐基本消失后，可开始进少量流质饮食，以清淡米汤为宜；重症患者，则需长时间禁食，等到血清、尿淀粉酶恢复正常，恶心、呕吐停止，腹痛消失后再酌情进少量无脂肪流质饮食。临床上由于病情多种多样，很难确定进食的确切时间，要根据具体情况，因人而定，患者一定要听从医生安排，不要提前进食，以免病情恶化或复发。

68 急性胰腺炎的手术方式有哪些?

急性胰腺炎最主要的手术方式是胰腺坏死组织清除加腹腔引流术，但是对于不同的人，不同的病程时期，手术的方式又有所不同，无论何种手术方式，都必须仔细探查腹膜后间隙和引流。对于急性坏死性胰腺炎手术方式可以归纳为3大类：①胰腺引流术。②胰腺切除术。③胰腺坏死组织清除加腹腔引流。主要是清除胰周和腹膜后的渗液、脓液以及坏死组织，彻底冲洗后放置多根引流管。同时行胃造瘘、空肠造瘘及胆道引流术。对于胆源性胰腺炎的处理：伴有胆道下段梗阻或胆道感染的重症患者，应该尽快行急诊手术。取出结石，去除梗阻，确保引流通畅。若以胆道疾病表现为主，急性胰腺炎的表现较轻，可在手术解除胆道梗阻后，切除胆囊，行胆道引流。若条件允许，可行ERCP。如果患者经非手术治疗病情得到控制，可在急性胰腺炎治愈后2～4周再行胆道手术，去除病因，以防再次发病。

69 如何缓解急性胰腺炎患者的焦虑、恐惧感?

急性胰腺炎发病凶险，症状严重，给患者带来了极大的焦虑和恐惧感，患者的心理负担重，这对患者是一种严重的心理应激源，直接影响患者正常的心理活动，并对手术后的恢复产生影响。所以在患者入院后，医护人员及家属应加强和患者沟通，使其了解疾病相关知识、治疗方式、相关检查的目的及护理措施，消除患者忧虑、怀疑心理，提高患者的心理承受能力，增强患者战胜疾病的信心。对

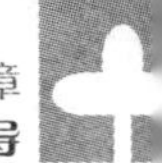

担心预后的患者，向其介绍主治医生的业务水平和以往成功的病例，并邀请恢复期的患者现身说法，增加患者对医护人员的信赖感，帮助患者树立信心。医护人员及家属应加强与患者的沟通，尊重患者，运用同理心的沟通技巧，以谨慎、尊重的态度对患者主动关怀、询问与积极倾听，及时了解患者每天的情绪状态，并鼓励患者积极配合治疗和护理，给予患者关怀，帮助患者树立战胜病魔的信心。

70 急性胰腺炎术后护理措施有哪些？

1）病情观察　持续吸氧、持续心电监护，观察意识、生命体征变化，详细记录，监测血糖、电解质、血氧饱和度的变化，及时发现休克、呼吸功能不全、肾功能不全等征象。观察伤口有无渗血、渗液，保持伤口敷料干燥。观察患者伤口疼痛情况，酌情使用镇痛剂。

2）维持有效呼吸形态　观察患者呼吸情况，根据病情，检查血气分析，保持呼吸道通畅，协助患者翻身叩背，鼓励患者深呼吸、有效咳痰，酌情雾化吸入，3～4 次/天，患者出现严重缺氧及呼吸困难时改行面罩吸氧，不能纠正者应立即行气管插管，应用呼吸机辅助呼吸。

3）营养支持　术后早期患者禁饮、禁食，完全由静脉输注营养，称为全肠外营养（TPN）；待病情稳定，肠功能恢复后尽早实施肠内营养，即 PN＋EN；当血清淀粉酶恢复正常，症状和体征消失后，可逐渐过渡到经口进食。开始进少量米汤或藕粉，再逐步增加营养素，限制高脂肪饮食。

4）维持水、电解质及酸碱平衡　准确记录 24 h 出入液量。注意合理补液及钾、钙、钠等电解质的补充，遵医嘱正确使用胰岛素。每 1～2 天复查电解质 1 次，特别注意血糖、血钙的水平，如出现抽搐，应及时补钙。

5）管道护理　胰腺炎患者手术后，可带有胃管、T 形管、空肠造瘘管、胰腺引流管、腹腔双套管、导尿管等，应区分每根导管放置的部位及其作用，并为导管贴上标签与相应的引流装置，正确连接和固定，以防滑脱；保持各个引流管引流通畅，取半卧位利于引流；定时更换引流装置，注意无菌操作；观察和记录各引流液的性状和量。

6）预防感染　监测体温和血常规变化，遵医嘱应用抗生素，当出现体温高于 38.5 ℃时，应补充液体，给予物理降温，必要时药物降温。出汗多时应及时更换衣被，注意保暖。

7）做好基础护理　定时协助并指导患者翻身，动作轻柔。保持皮肤清洁、干燥，保持床单干燥、平整、清洁，预防压疮的发生。根据病情选用适合的漱口液，口腔护理 1～2 次/天。

71 急性胰腺炎术后并发症有哪些？

1）出血　术后出血在手术后 24 h 以内为急性出血，超过 24 h 为延迟出血，可出现消化道应激性溃疡出血，腹内创面或创口出血等。一旦发生，除积极补液、输血、应用止血药外，还应协助医生做好介入止血术前准备。

2）胰瘘　患者引流管周围或引流管中会流出无色透明的引流液，合并感染时引流液呈脓性。护理上注意保持引流通畅，保持伤口周围皮肤清洁、干燥，并涂氧化锌软膏，以防胰液对皮肤造成腐蚀。加强营养，维持水、电解质平衡。合理使用药物，以减少胰液分泌，促进瘘口愈合。

3）肠瘘　观察发现从引流管中引流出含粪汁的引流物或有明显腹膜刺激征。护理上应注意保持局部引流通畅，做好局部皮肤护理，加强营养支持，应用抗生素等。

4）感染　可分为局部残余感染、全身性感染及真菌感染。对于感染患者，应观察患者体温，根据药敏试验结果针对性使用抗生素，合理用药，做好基础护理。腹腔或胰腺脓肿，一般发生在术后 2 周左右，遵医嘱给予抗感染、营养支持等治疗，必要时配合手术引流。

72 给予患者肠内营养期间需要注意些什么？

（1）鼻肠管或者空肠造瘘管要妥善固定，防止滑脱。

（2）每次输注前后需要用 20 mL 生理盐水冲洗管道，以防止营养液残留堵塞管腔。

（3）输注肠内营养液前应先输注生理盐水或葡萄糖水，如无不适症状后再输注肠内营养液，如肠内营养制剂、鱼汤、豆浆等，以补充一部分的机体营养消耗。

(4) 肠内营养液输注温度不宜过高。输注速度，由慢到快，一般初始速度为 20～30 mL/h，逐渐增加速度，最大速度可为 100～125 mL/h。

(5) 在输注过程中，应注意提醒患者不能随意调节输注速度，同时观察有无腹痛、腹胀、腹泻等反应，护理人员及时调整输注速度和饮食的浓度和温度以适应肠道功能。

73 急性胰腺炎患者出院指导有哪些？

1) 饮食　调整饮食习惯，禁止饮酒。为避免胰腺炎复发，饮食原则是低盐、低脂、低糖，少糖、少辣、少酸。多吃绿色蔬菜。少食多餐、避免暴饮暴食。

2) 活动　注意休息，适当锻炼，不可剧烈活动，可以饭后慢走 30 min，有利于调节血糖，疏通血管，降低血压。根据患者病情恢复情况，一般半年内不从事体力劳动，半年后逐渐恢复工作。

3) 用药指导　指导患者遵医嘱服药，强调勿乱服药，了解服药须知。

4) 血糖监测　因胰腺内分泌功能不足而出现糖尿病的患者，应遵医嘱服用降糖药物或者注射胰岛素。要注意定时监测血糖，进行饮食控制。

6) 随访　胰腺炎渗出物需要 3～6 个月才能完全被吸收，在此期间可能会出现胰腺囊肿、胰瘘等并发症。如果发现腹部肿块不断增大，并出现腹痛、腹胀、发热、呕吐等症状，应及时就诊。

(汤运红　张　琴　左晓艳)

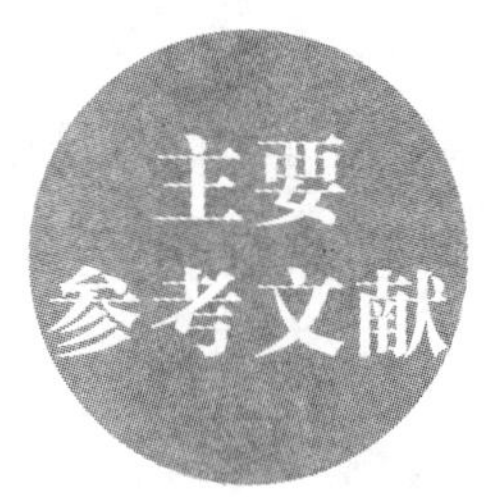

[1] 周秀华.急救护理学[M].北京:人民卫生出版社,2001.
[2] 曹伟新.外科护理学[M].3版.北京:人民卫生出版社,2005.
[3] 黄子通.急诊医学[M].北京:人民卫生出版社,2008.
[4] 潘凯.腹部外科急症学[M].北京:人民卫生出版社,2013.
[5] 张波,桂莉.急危重症护理学[M].3版.北京:人民卫生出版社,2012.
[6] 王正国.创伤学——基础与临床(上册)[M].武汉:湖北科学技术出版社,2007.
[7] 王正国.创伤学——基础与临床(下册)[M].武汉:湖北科学技术出版社,2007.
[8] 曹伟新,李乐之.外科护理学[M].4版.北京:人民卫生出版社,2006.
[9] 刘晓虹.护理心理学[M].3版.上海:上海科学技术出版社,2015.
[10] 阮满真,黄海燕.危重症护理监护技术[M].北京:人民军医出版社,2013.
[11] 杨晓霞,赵光红.临床管道护理学[M].北京:人民卫生出版社,2006.
[12] 吴在德,吴肇汉.外科学[M].6版.北京:人民卫生出版社,2006.
[13] 娄湘红,杨晓霞.实用骨科用护理学[M].北京:科学出版社,2006.
[14] 曹伟新,李乐之.外科护理学学习指导及习题集[M].北京:人民卫生出版社,2006.

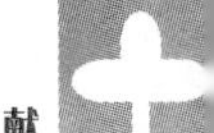

[15] 王泽娟,王晓杰.外科护士一本通[M].北京:化学工业出版社,2009.

[16] 王丽芹,李丽,宋楠.肝胆外科护理知识问答[M].北京:人民军医出版社,2015.

[17] 田敏,丁洪琼,刘义兰.肝胆胰外科护理[M].北京:中国协和医科大学出版社,2005.

[18] 喻姣花,谭翠莲,杨春.临床护士"三基"自测外科护理分册[M].北京:人民军医出版社,2008.

[19] 胡德英,刘义兰,周文娟,等.护理管理心理学[M].武汉:湖北科学技术出版社,2015.

[20] 高居忠.外科学[M].北京:高等教育出版社,2004.

[21] 郑树森.外科学[M].2版.北京:高等教育出版社,2011.

[21] 王前新.外科护理学[M].北京:高等教育出版社,2004.

[22] 李乐之,路潜.外科护理学[M].5版.北京:人民卫生出版社,2012.

[23] 杨丽娟.实用心血管疾病护理[M].北京:人民卫生出版社,2009.

[24] 陆一鸣.急症与急救[M].北京:人民卫生出版社,2006.

[25] 杨跃进,华伟.阜外心血管内科手册[M].2版.北京:人民卫生出版社,2013.

[26] 唐家荣,陈义发,章汉旺.临床基本技能与操作[M].北京:人民卫生出版社,2010.

[27] 李庆功.临床风险管理[M].北京:人民卫生出版社,2009.

[28] 李明凤,成翼娟.急诊护理常规[M].北京:人民卫生出版社,2006.

[29] 易利华,唐维新.医院科室管理学[M].北京:人民卫生出版社,2009.

[30] 苏兰若,李丹.临床专科护理培训指导[M].北京:人民卫生出版社,2009.

[31] 叶文琴.急救护理[M].北京:人民卫生出版社,2012.

[32] 杨述华.骨科学教程[M].北京:人民卫生出版社,2014.

[33] 公茂琪,蒋协远.创伤骨科[M].北京:中国医药科技出版社,2013.

[34] 李增春,陈峥嵘,严力生,等.现代骨科学·创伤骨科卷[M].2版.北京:科学出版社,2014.

[35] 姜平,姜丽华.急诊护理学[M].北京:中国协和医科大学出版社,2015.

[36] 刘玉馥,张庆玲.临床护理应用指南[M].北京:人民军医出版社,2012.

[37] 王凤荣.护理心理学[M].北京:北京大学医学出版社,2013.

[38] 林红,顾珊菱,赫子懿,等.循证护理在骨盆骨折患者护理实践中的应用与思考[J].中国组织工程研究,2014(b05):31.

[39] 王果花,张丽娟.骨盆骨折护理体会[J].中国伤残医学,2013(12):243-244.

[40] 王玲.舒适护理在腰椎骨折护理中的应用[J].国际护理学杂志,2010,29(9):1389-1391.

[41] 张雪芬.协和钢板内固定治疗胸腰椎骨折的整体护理[J].首届《中华护理杂志》论文写作知识专题讲座暨研讨会论文汇编,2001.

[42] 贾健.骨盆骨折的分类及内固定治疗[J].中华骨科杂志,2002,22(11):695-698.